现代骨科疾病
诊疗与创伤救治

袁昌振 富 勇 梁 敏 主编

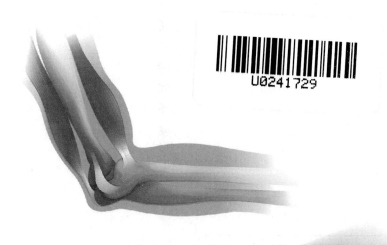

U0241729

中国纺织出版社有限公司

图书在版编目（CIP）数据

现代骨科疾病诊疗与创伤救治 / 袁昌振，富勇，梁敏主编. -- 北京 : 中国纺织出版社有限公司, 2023.12
　　ISBN 978-7-5229-1257-8

　　Ⅰ.①现…　Ⅱ.①袁…②富…③梁…　Ⅲ.①骨疾病—诊疗　Ⅳ.①R68

中国国家版本馆CIP数据核字（2023）第237903号

责任编辑：傅保娣　　责任校对：高　涵　　责任印制：王艳丽
中国纺织出版社有限公司出版发行
地址：北京市朝阳区百子湾东里A407号楼　邮政编码：100124
销售电话：010—67004422　传真：010—87155801
http://www.c-textilep.com
中国纺织出版社天猫旗舰店
官方微博 http://weibo.com/2119887771
三河市宏盛印务有限公司印刷　各地新华书店经销
2023年12月第1版第1次印刷
开本：787×1092　1/16　印张：14
字数：330千字　定价：88.00元

编 委 会

前　言

　　随着医学、生命科学与现代科学技术的发展，骨科学的基础诊断与临床治疗日趋成熟，并且随着骨科损伤的增多，康复也日益成为人们对医学领域的新要求，骨科手术后的恢复情况，直接影响人们的生活质量。在此背景下，我们精心编写《现代骨科疾病诊疗与创伤救治》，以期进一步提高骨科疾病诊断水平与骨科手术后患者的功能恢复，同时也给广大医师提供更多专业参考书籍的选择。

　　本书主要包括骨科的基础理论、上肢损伤、下肢损伤、膝部损伤、脊柱创伤及中医骨科等内容，论述详尽，内容新颖，理论联系实际，重点突出临床治疗方法，较为全面地阐述了骨科疾病现代诊疗学的研究进展，可供各级医院的骨科专科医师或外科医师参考使用。

　　鉴于医学的快速发展，随时间推移，本书一定存在需要更新的地方，望广大读者取其精华。由于参编人数较多，文笔不尽一致，书中难免有一些疏漏和不足之处，希望广大读者提出宝贵意见，以便再版时加以修订。

编　者

2023 年 10 月

目　录

第一章

骨科治疗的一般原则

骨的血供是骨折愈合的基础。早在 1932 年，Girdlestone 曾警示："我们现在治疗骨折的方法在机械效能方面有其固有的危险，这种危险就是术者忘记了骨折愈合只能被促进而不能被强制进行。骨骼就像一株植物，它扎根于软组织中，一旦血供受到破坏，其通常所需要的不是细木工的技术，而是园丁的呵护和理解。"

现在，骨科医师正在深切体会着 Girdlestone 的预言的巨大冲击。在决定所需外科治疗的时机和方式时，处理创伤的骨科医师必须能够理解创伤对全身的影响，包括免疫系统损害、营养不良、肺部和胃肠道功能障碍及神经系统损伤。由于选择众多，骨折治疗的方法不易确定。每种方法均有其优点和潜在的并发症。因此，要想在恰当的时间进行合适的治疗，就必须对下面这些治疗原则有全面的了解。

骨折治疗的目的是要在解剖位置上获得骨性愈合，使患肢恢复最大的功能。外科手术不可避免地会对肢体造成进一步的损伤，所以必须选择对软组织及骨组织损伤最小的手术。为求得解剖学复位而付出完全破坏骨折段血供的代价的手术，无论从计划还是从实施的角度来讲都不可取。另外，应考虑作用于患肢和固定物上的机械应力。最后，对患者的全身情况和手术风险必须加以权衡，以确定最佳的治疗方法。

任何形式的固定物充其量都是有一定寿命的夹板装置。因此，在固定物失效和骨折愈合之间存在一场持续的赛跑。关键是找到合适的治疗方法，在达到最可预期和接受的骨折愈合的同时发生最少的并发症。在尝试复杂的切开复位内固定手术之前，外科医师必须考虑自己所接受的专业训练和所掌握的手术技能，必须熟悉相应的术式。实施手术的场所也必须加以考虑。手术间应具有良好的环境。参加手术的人员应熟悉术式和器械，全套器械和内植物应齐备并保养良好。出色的麻醉和术中监护是手术安全的必要保障。患者应被充分告知所选外科治疗方法的利弊，并愿意配合术后所需的康复锻炼，这一点对于任何治疗方法的成功都至关重要。

骨折治疗的成功取决于对患者的全面评估（不仅仅限于受伤部分），以及针对不同患者的特殊需要制订治疗计划。应选择最有可能使软组织和骨愈合且并发症最少的治疗方法。

第一节　骨折的分类

在综合评估外科医师的能力、设备、物力及患者具体情况的基础上，对骨折及伴随软组织损伤的范围和类型进行分类，可以让医师确定最佳的治疗方案。分析骨折类型能揭示肢体所遭受的创伤能量的大小和骨折复位后的稳定性，使外科医师对高危损伤类型有所警惕。分类也可使外科医师能够观察手术结果，并将自己的治疗结果与其他外科医师及研究者的治疗结果进行比较；同时，分类也可为评估新的治疗方法提供基础。

骨科创伤协会扩展的分类法已将骨折的编码与扩展的国际疾病分类（第 11 版）码对应起来，以利于诊断和治疗。该分类法已尽可能地将普遍认可的分类系统并入其中，如髋臼骨折的 Judet 和 Letournel 分类以及肱骨近端骨折的 Neer 分类。已制定了标准的随诊评估格式以进行一致的术后评估。2007 年版的矫形创伤学会骨科创伤协会（OTA）分类法包含了国际内固定研究协会（AO）分类法。AO 字母数字式分类法是一项国际性合作的结果，由许多学者根据"AO 文献中心"的信息和每个人自己的临床经验完成。该分类系统是根据骨折的形态特征和位置制定的。AO 分类系统已被用于 2 700 例与此系统观念相对应的、经手术治疗的骨干骨折上，并在 400 例胫骨或腓骨骨干骨折病例中进行了专门的评估。随着骨折类型严重程度的增加，所造成的损伤类型和组别也在相应提高。

（富　勇）

第二节　创伤治疗的原则

多发性创伤患者的处理需要更多的医疗资源，在小的社区医院里通常缺乏这些资源。按照目前的创伤中心治疗方案，可能无法提供对长骨、骨盆和脊柱骨折进行紧急固定所需的设施以及医师和护理辅助人员。在 1 级或 2 级创伤中心的治疗目前已被证实可以提高多发创伤患者的治疗水平和存活率。另外，最初就在创伤中心治疗的患者其住院时间和治疗费用都比先在另一地方治疗后再转移到创伤中心的患者明显低。从医疗质量和经济角度来讲，对多发性创伤患者的最佳处理方法就是尽快将其转送到专门的创伤救治中心。

自 20 世纪 90 年代初以来，救治重点已经放在对多发性损伤患者的早期全面救治上，包括骨折固定。肺部并发症的发生率，包括急性呼吸窘迫综合征（ARDS）、脂肪栓塞综合征、肺炎等，与长骨骨折的治疗时机和方式有关。据统计，如果大骨折延迟固定，肺部并发症的发生率和住院时间在统计学上都显著增加。一项大规模多中心的研究也报道，采用早期全面救治可减少病死率。

50% 以上的多发性创伤患者有骨折或脱位，或两者兼有，因此，骨科医师在创伤救治中起着关键性的作用。骨科损伤的处理对患者最后的功能恢复可能会产生深远的影响，甚至可能影响到其生命或肢体保存，如果早期即积极补液或输血后，患者仍出现血流动力学不稳定的骨盆开放性损伤，应使用骨盆带固定。对于开放性骨折、伴有泌尿生殖系损伤的骨盆或髋臼损伤及伴有血管损伤的肢体骨折，治疗组内成员的交流和合作是非常必要的。

早期固定脊柱、骨盆、髋臼骨折和其他大关节的骨折可减少肺部并发症和其他被迫卧床所引起的疾患，但对这类骨折的治疗需要较复杂的外科技术、设备，经常需要神经系统的监护。"骨科损伤控制"即在对肢体进行全面评估的同时，用外固定架迅速稳定骨折，使骨折获得稳定的固定，并恢复肢体长度，这是目前治疗的标准模式。如果尚未获得血流动力学的稳定，危及生命的潜在因素尚未解决，或化验及放射检查结果尚不足以制订出一个令人满意的外科手术计划，就不应进行手术治疗。

在特殊情况下，骨科损伤控制可在急诊室或复苏区进行。对于长骨骨折不稳定的患者，进行急诊外固定架固定可能是必要的，但是这会带来针道感染或更少见的深静脉血栓等并发症。对于有些患者，外固定可以一直保留到骨折愈合。与髓内钉固定相比，使用外固定架治疗股骨骨折，可使急性呼吸窘迫综合征的发病率明显下降。在一项前瞻性的、随机的、多中心的研究中，在用髓内钉和外固定架治疗的股骨骨折患者中检测到了炎症因子。研究发现，髓内钉固定能引起炎症反应，而外固定则不会。由于样本量较小，没有发现临床并发症的差异。创伤外科中损伤控制的概念目前正在进行深入的评估。这一理念被发现有助于在紧急情况下处理复杂的骨折。并发症多出现于因临床情况无法改善又不能进行最终固定的患者。

多发伤及其复苏过程可激活伤员的细胞因子而产生全身反应，包括由细胞因子介导产生的炎症因子、免疫因子和血流动力学因子。细胞因子的增加与器官功能的减退密切相关。多发伤还与系统免疫综合征有关，是广泛损伤产生的细胞因子和其他化学物质介导的一种弥漫性的炎症反应。骨科损伤控制是一种处理双重损伤的方法，即在处理外伤的同时又兼顾处理手术加重的损伤。

因为有以下一些因素存在，如患者有意识状态的改变，血流动力学不稳定妨碍了全面的骨科检查，同一肢体上有另一处较明显的损伤，以及早期的 X 线检查不充分等，5% ~20% 的多发性创伤患者在初次检查时会有一些损伤被漏诊。当较危急的损伤稳定后，应重复进行骨科检查，找出所有漏诊的损伤并进行早期治疗。研究表明，骨盆和颈椎的 CT 扫描比 X 线透视和 X 线平片检查能更多地发现损伤。

对多发伤患者的治疗要求进行特殊和可靠的评估及治疗。美国外科医师协会制定的高级创伤生命支持系统（ATLS）是应用最广泛的创伤患者评估系统。该评估系统可基于 ABCDE 助记。

A（气道）：气道应该保持通畅。

B（呼吸）：在正常给氧的情况下，呼吸应该尽可能保持正常。

C（循环）：包括中央循环和外周循环，所有肢体有良好的毛细血管充盈反应并维持正常血压。

D（功能障碍）：包括神经系统、骨骼肌肉系统、泌尿生殖系统损伤，尽管很少危及生命，但可以导致严重的长期功能障碍。

E（环境）：很多损伤并非发生在隔离的环境中，由此可能造成污染，使医护人员染病。

从骨科学角度来看，骨骼肌肉系统和神经系统的评估方案在决定损伤的类型和程度方面极为重要。危及生命和肢体的骨骼肌肉损伤包括：伤口和骨折的出血，开放性骨折的感染，血管损毁和筋膜间室综合征造成的肢体丧失，脊柱和周围神经损伤导致的功能丧失。隐性出血、原因不明的多部位失血以及伴发的血流动力学不稳定，是血液循环评估的主要方面。多发骨折，特别是骨盆和长骨骨折引发的出血，要求早期固定，减少失血。

处置时应首先考虑患者的全身情况。急诊措施必须包括治疗疼痛、出血和休克。出血应该以加压的方式来控制。为避免进一步损伤神经、血管，极少推荐使用止血带。由于有损伤邻近的周围神经的风险，建议不要在伤口内盲目使用止血钳钳夹止血。从患者受伤到清理伤口、准备手术这段时间内，应用无菌敷料保护伤口，用夹板固定肢体，以防止锐利骨折块移动造成软组织的额外损伤。

病史应包括受伤的时间和地点。体检应包括确定软组织伤口的范围和类型及是否存在血管、神经损伤。应紧急处理血管损伤或筋膜间室综合征，以避免组织缺血，如果这些损伤超过 8 小时，将造成不可逆转的肌肉和神经损伤。一项对犬的实验研究发现，当组织压低于舒张压 10 mmHg 或平均动脉压在 30 mmHg 之内时将发生不可逆转的肌肉损伤。该研究强调，组织压和舒张压之间 10～20 mmHg 的差距是急性筋膜切开的指征，而非绝对的组织压数值。

X 线摄像可用来显示骨骼损伤的程度和类型。有时软组织损伤的程度只有在手术探查时才能确定。距离受伤的时间及软组织损伤的类型和范围对治疗的选择有指导意义。与低速率、低能量的创伤相比，高速率、高能量的创伤可以对软组织和骨骼造成更广泛的损伤，同时可以带来更不确定的预后。患者的全身情况、有无相关损伤及众多的其他因素都会影响最终结果，并且对治疗产生影响。

一、开放性骨折

开放性骨折属于外科急症，也许应当被看作不全离断伤。Tscherne 描述了开放性骨折治疗的 4 个阶段：挽救生命、保全肢体、防止感染、保存功能。第 1 个阶段或清创前阶段一直持续到 20 世纪。第 2 个阶段（保全肢体阶段）跨越了两次世界大战，其特点是截肢率高，引起了对人工假肢研究的兴趣。第 3 个阶段持续至 20 世纪 60 年代中期，在这一时代，人们的注意力集中在防止感染和应用抗生素上。第 4 个阶段，即保存功能时代，其特征是积极的伤口清创、用内固定或外固定确实地制动骨折及延期闭合创口。目前的第 5 个阶段是快速、高效的创伤救治的结果。研究证实，大多数开放性骨折（GustiLo - Anderson Ⅲ A 类以下）都可以闭合创口，这样做并没有明显的风险，而且并发症发生率和住院时间都有所降低。另外，预防性应用抗生素的需求也遭到了质疑。一篇有关预防性应用抗生素的文献综述揭示，有些支持预防性应用抗生素的研究文章质量低劣，其结论值得怀疑。有些文章的作者对开放性骨折患者入院 2 小时内迅速预防性应用抗生素的做法和所用抗生素的剂量及给药时间都提出了疑问。许多研究也表明，至少对于 Gustilo - Anderson Ⅰ 类、Ⅱ 类和Ⅲ A 类开放性骨折来说，对于严格的正规清创术及入院 6 小时内冲洗所有创口给予预防性应用抗生素并不是必需的。

（一）火器所致的开放性骨折

对火器所致的开放性骨折患者的评估应包括受伤部位的正、侧位 X 线平片，包括上、下关节。可能需要关节造影来判明是否存在关节的子弹贯通伤。如果损伤涉及脊柱或骨盆，CT 可用于确定子弹的精确位置，并可有助于评估关节损伤。如果怀疑血管损伤，可能需要血管造影或动脉造影明确诊断。

在和平时期遇到的火器伤有 3 种不同类型：①低速手枪或步枪伤口；②高速步枪伤口；③近距离的猎枪伤口。在低速手枪或步枪伤口中，软组织损伤较小，故不需广泛清创。伤口的进出口小，常不需缝合，而只需对皮肤边缘进行清创。在低速枪伤伤口的治疗中，冲洗、局部清创、预防破伤风及肌内注射单次剂量的长效头孢菌素与 48 小时静脉应用抗生素的疗效相同，而且口服和静脉输注抗生素对于预防感染有同等的疗效。在这类伤口中，感染很少见。有学者推荐了一套关节内骨折的治疗方案，即对于子弹穿过清洁皮肤或衣物的损伤预防性使用抗生素 1～2 日；对于子弹穿过肺、肠道、严重污染的皮肤或衣物的损伤，使用广谱抗生素 1～2 周。民间枪伤的分类方法包括创伤能量、是否累及致命性的组织结构、伤口特征、骨折和伤口的污染程度。然而，这种复杂的分类方法并没有被广泛认同，对治疗也缺乏指导作用。

　　某些枪伤可以在静脉注射单次剂量的头孢菌素后在院外口服抗生素治疗。Dickson 等报道，用以下方法院外治疗 41 例患者（44 处骨折）低速枪伤所致的 Gustilo Ⅰ型、Ⅱ型开放性骨折，仅有 1 例发生了浅表感染，予以如下治疗：破伤风抗毒素 0.5 mL 肌内注射冲洗和局部伤口清创，闭合复位（必要时），放置敷料或夹板，静脉注射头孢唑林 1 g，口服头孢氨苄 500 mg，每日 4 次，共 7 日。

　　在高速步枪和猎枪伤口中，软组织和骨损伤是大量的，组织坏死是广泛的。对这类伤口，最好采用类似战伤的治疗方式。需要广泛地显露并清除所有失活的软组织。这类伤口应敞开，根据伤口本身情况再做延迟一期或二期缝合。在近距离猎枪伤口中，骨和软组织有广泛的损伤。除非伤口是贯通的，否则弹壳填料常存留在伤口内，可引起严重的异物反应。因此，应找到并去除所有填料，同时切除失活的软组织。没有必要清除所有的铅弹散粒，因铅弹似乎很少引起反应，而企图去除它们时会对软组织造成更多的损伤。然而，应从关节内或滑囊内清除子弹和子弹碎片，因为它们可能造成机械磨损、铅滑囊炎和全身性铅中毒等并发症。据报道，关节内枪伤后全身性铅中毒的发生早可至伤后 2 日，晚可至伤后 40 年。这类伤口也应敞开，择期再关闭。

　　虽然延期和急诊应用扩髓交锁髓内钉都可成功地治疗股骨开放性骨折，但对于因枪伤引起的股骨骨折，与延期髓内钉固定相比，即刻髓内钉固定可缩短住院日，明显降低住院费用，对临床结果也没有不利影响。目前，我们倾向于使用静力型交锁髓内钉治疗低速和中速股骨干骨折，包括多数粗隆下和髁上骨折。高速股骨骨折应以外固定架做临时固定，直至创面愈合满意；在伤后 2 周左右行髓内钉固定。有些高速骨折可以即刻行不扩髓髓内钉固定。如果有严重的软组织损伤，包括血管神经损伤，可能需要一期截肢。

　　外固定可能适合于严重损伤（Gustilo Ⅲ型）。有报道认为，延迟一期闭合伤口和 Ilizarov 外固定架在治疗这些复杂骨折时的总并发症发生率和感染率较低。

　　在一篇髋部枪伤治疗的报道中，发现检查关节是否被穿透的最好的诊断性试验为髋关节穿刺抽吸和随后做关节造影。虽然所选择的病例都未做关节切开，而以抗生素治疗获得了成功，但对所有穿透关节腔的损伤病例来讲，都需要立即做关节切开，因子弹继续接触关节液可导致关节损坏或感染。由于所有用内固定治疗的移位性股骨颈骨折的结果都不佳，所以，该报道建议用髋关节成形术或关节融合术作为这类损伤的最终治疗方法。

（二）截肢与保肢

　　随着复杂的开放性骨折处理方案的出现，设计了相应的治疗手段，挽救了许多没有功能的肢体。然而，学者们注意到了“只重技术而忽视合理性”的问题，并指出，如此保肢的最终结果不仅是留下了一个无用的肢体，而且也使患者在身体、心理、经济和社交上都受到了影响。不可避免的截肢常被拖延太久而增加了财政、个人和社会的花费，更重要的是，增加了伴随而来的后遗症发生率和可能的病死率。在一项对开放性胫骨骨折的研究中，与早期行膝下截肢患者相比，保肢患者的并发症更多，手术次数更多，住院时间更长，住院费用也更高。与早期截肢患者相比，更多的保肢患者认为自身有残疾。

　　为了更好地评估损伤和更好地确定采用早期截肢治疗的损伤类型，人们进行了几种尝试。Mangled 肢体创伤严重程度评分（MESS）从 4 个方面进行评分：骨骼和软组织损伤、休克、局部缺血及年龄。在一些研究中，MESS 分数达到 1~12 分的患者的肢体最终都需要截肢，而 MESS 评分为 3~6 分的患者的肢体能够存活。然而，在其他研究中均未发现

MESS、LSI（保肢指数）或 PSI（预测保肢指数）有预测价值。评分系统的高特异性证实，低分可以预测保肢的可能性，但其低敏感性却不能证明其作为截肢预测指标的有效性。这些评分系统似乎用途有限，不能作为判断是否应该截肢的唯一标准。而位于或高于截肢阈值的下肢创伤严重程度评分在决定能否保留遭受高能量创伤的下肢时应该谨慎使用。

最近，Rajasekaran 等为了评估开放性胫骨 Gustilo Ⅲ A、Ⅲ B 骨折，提出了一种新的评分系统，包括皮肤覆盖、骨骼结构、肌腱和神经损伤以及并存病情况。他们使用该系统，将 109 例Ⅲ型开放性胫骨骨折分成 4 组，以评估保肢的可能性。第 1 组分数为 5 分或更低；第 2 组分数为 6～10 分；第 3 组分数为 11～15 分；第 4 组分数为 16 分或更高。分数为 14 分或更高的作为截肢指标，敏感性为 98%，特异性为 100%，阳性预测值为 100%，阴性预测值为 70%。这些结果与 MESS 分析的 99% 敏感性及 97% 的阳性预测值相似，但是优于 MESS 分析的 17% 的特异性和 50% 的阴性预测值。这个新的评分系统的高特异性可能成为更好的截肢预测方法。然而，目前所有的评分系统的预测能力都维持在低水平。

（三）抗生素治疗

开放性骨折的治疗实际上是应用微生物学的一次临床实践。一旦皮肤屏障遭破坏，细菌就从局部进入伤口并企图附着和繁殖。损伤区域越广，坏死组织越多，对细菌的营养支持潜力就愈大。由于损伤部位的循环遭到损坏，机体免疫系统利用细胞防御和体液防御的能力也都遭到破坏，于是在细菌造成感染和机体动员足够的免疫机制克服感染之间就展开了一场竞赛。

感染细菌的毒力取决于：细菌对宿主基质如坏死的皮肤、筋膜、肌肉和骨的黏附能力，细菌的致病力，以及由细菌本身的体液和机械因素所决定的中和宿主防卫的攻击力。目前已认识到，异物反应是保护细菌免受吞噬细胞吞噬的细菌糖蛋白的一种复杂的相互作用。细菌侵入机体后黏附在宿主的细胞基质上并分泌体液和糖蛋白保护罩，于是它们就能进行细胞复制，形成临床感染。细菌的繁殖会以对数形式进行，直至耗尽可获得的营养物质、宿主死亡或宿主的防御成功地抵抗了感染为止。如果发生了后者且宿主仍存活，则细菌或被消灭，或被抑制和孤立，形成慢性骨髓炎。

一般来说，开放性损伤的治疗包括术后全身使用抗生素。2004 年，Cochrane 的系统性综述确立了抗生素对开放性骨折患者的益处。这篇综述表明，开放性骨折使用抗生素后可将感染风险降低 59%。数据支持这样的结论：伤后迅速短期使用第一代头孢菌素并结合骨折伤口及时处理的先进方法，可以显著降低感染风险。其他常用的治疗方法尚缺乏足够的数据证明其有效性，例如，延长抗生素的使用时间或重复短程使用抗生素，扩大抗生素的抗菌谱至革兰阴性杆菌或梭状芽孢杆菌，或者局部使用抗生素，如 PMNA 链珠。

多数方案建议使用广谱抗生素，通常是第一代头孢菌素，而对于有革兰阴性细菌污染风险的严重污染的 Gustilo Ⅲ型损伤的伤口，则需另加氨基糖苷类抗生素，如妥布霉素或庆大霉素。如果有厌氧菌感染的可能性，如梭状菌，则推荐使用大剂量青霉素。多数情况下病原菌是医源性的，所以抗生素治疗的时间应加以限制。Gustilo 建议，对于 Gustilo Ⅰ型和Ⅱ型开放性骨折，在入院时给予头孢孟多 2 g，然后每 8 小时 1 g，持续 3 日。对 Gustilo Ⅲ型开放性骨折，每日给予氨基糖苷类抗生素 3～5 mg/kg，而对于田间损伤，则需每日另加青霉素 1 000 万～1 200 万 U。Gustilo 仅持续应用 3 日双抗生素治疗，并在闭合伤口、行内固定和植骨手术时重复此疗法。近来，Okike 和 Bhattacharyya 推荐使用头孢唑林 1 g 静脉注射，每 8

小时 1 次，直至创口闭合后 24 小时。对于 Ⅲ 型骨折，加用静脉注射庆大霉素（根据体重调整剂量）或左氧氟沙星（每 24 小时 500 mg）。由于喹诺酮类对骨折愈合有不良反应，所以不应该作为开放性骨折患者的预防性抗生素应用。

尽管医师一致认为应用抗生素治疗开放性骨折有效，但对持续时间、给药方式和抗生素的种类还存在争议。一项前瞻性双盲研究发现，使用头孢菌素者感染率为 2.3%，与之相比，不使用抗生素者感染率则为 13.9%，但有学者对该结果提出了质疑，而关于这个问题目前还缺乏足够数量的可靠研究。另一项研究发现，每日 1 次大剂量抗生素和低剂量分次给药的效果是一样的。

对于何时对开放性伤口做细菌培养尚存争议。学者们认为，清创前仅有很少量的细菌最终造成感染，这说明清创术前或术后进行细菌培养基本没有价值。最常见的感染细菌是革兰阴性菌和甲氧西林耐药金黄色葡萄球菌（MRSA），多数可能是在院内获得的。建议对第二次清创时存在明显临床感染表现的患者进行培养。虽然可能增加二次手术率，但最近学者们还是提到一种显著改善感染率的方法，即根据清创术和创口冲洗后获得的细菌培养结果来决定是否需要重复进行正规的清创术和冲洗。根据伤口的具体情况，早期、快速按经验使用抗生素是预防开放性骨折感染的最有效的方法。

二、软组织损伤的治疗

在将开放性损伤患者送往医疗机构前，初步处理应包括伤口压迫、骨折夹板固定、无菌敷料覆盖。组织暴露于空气可以导致细菌进一步污染，因此，必须将患者迅速转移至合适的医疗中心。有学者发现，受伤 20 分钟内在创伤中心接受治疗的患者的感染率约为 3.5%，而受伤 10 小时内由其他医院转至创伤中心的患者的感染率约为 22.0%。

在急诊室，有必要对患者的状况进行快速评估，并即刻对伤口进行清创和冲洗。清创和冲洗自第一次世界大战后才开始用于防止创伤后感染。比利时外科医师 DePag 基于伤口的细菌学评估引入了清除失活组织和延迟闭合伤口的概念。从那时起，清创连同冲洗就成为治疗开放性损伤的主要治疗方式，尤其是伴有骨折的开放性损伤。

推荐采取以下步骤治疗开放性损伤。

（1）将开放性骨折当作急诊处理。

（2）进行全面的初期评估，诊断危及生命和肢体的损伤。

（3）在急诊室或最迟于手术室开始给予合适的抗生素治疗，仅持续 2 ~ 3 日。

（4）即刻清除伤口内污染和失活的组织，广泛冲洗，并于 24 ~ 72 小时重复清创。

（5）按照初期评估时确定的方法固定骨折。

（6）敞开伤口（尚存争议）。

（7）早期进行自体松质骨移植。

（8）积极进行患肢的康复锻炼。

总体来说，文献报道的伤口感染率在 Ⅰ 型骨折为 0 ~ 2%；在 Ⅱ 型骨折为 2% ~ 7%；在全部 Ⅲ 型骨折为 10% ~ 25%，其中在 Ⅲ A 型骨折为 7%，在 Ⅲ B 型骨折为 10% ~ 50%，在 Ⅲ C 型骨折为 25% ~ 50%。在 Ⅲ C 型骨折截肢率高达 50% 以上。

伴随闭合性骨折的软组织损伤尽管不如开放性骨折明显，但可能更加严重。如果没有发现这些损伤并在治疗中加以考虑，可能会导致严重的并发症，从延迟愈合到部分或全部组织坏死和严重感染。此型损伤中最常遗漏的是皮肤与筋膜分离时发生的 Morel-Lavallee 综合征，其将产生间隙并有大量出血。通常会形成皮下血肿，血肿过大时将危及表面皮肤的活力。此综合征常发生于骨盆骨折的患者，特别是遭受剪力损伤的肥胖患者。建议使用 MRI 和超声检查确定诊断。许多治疗方法可以用于 Morel-Lavallee 综合征的治疗，包括：根治性切开术，这一方法经常留有巨大的伤口；微创方法，如伤口引流。

Tseng 和 Tornetta 描述了 19 例有 Morel-Lvallee 损伤的患者，这些患者在入院后的 3 日内使用经皮引流技术治疗取得了良好效果。在 6 例髋臼手术和 2 例骨盆环手术中，保留引流至少 24 小时。9 例患者中只有 3 例在引流时培养出了细菌。随访 6 个月没有发生深部感染。

三、清创术

在决定清创所需的准确范围时，应考虑每例患者的特点，一般来说，皮肤应清创至边缘出血为止。清创时不应上止血带，以免不能分辨皮肤的活力。

肌肉清创应将没有收缩或明显污染的失活肌肉全部清除。严重污染、完全断裂的肌腱断端也应切除，尽管这点在肌肉肌腱单位完整时存在很大争议。清除污染的同时保留肌腱是可能的。必须注意保持肌腱湿润，肌腱一旦干燥，将发生坏死，就必须切除。早期皮瓣或敷料覆盖可以防止这些脆弱组织干燥。处理肌肉时，必须观察"4C 征"，即韧性（consistency）、颜色（color）、收缩性（contraction）和循环（circulation）。夹持或电刺激时应该能看到肌肉的正常收缩。肌肉的质地应该正常，不能是苍白的或水煮样的。肌肉应该是正常的红色，而不是褐色。应该在组织边缘看到良好的出血点。

及时清创的经验性标准为"6 小时原则"，但是只有少数研究表明 6 小时内清创可以减少感染率，许多研究对这个标准的可靠性提出了质疑。有些学者认为，手术清创对于低级别的开放性骨折可能是不必要的。尽管如此，我们认为，伤后尽快进行彻底的手术清创是对所有开放性骨折的治疗标准。有研究者质疑，手术医师是否清除了正常的肌肉。此研究中，手术医师根据"4C"原则来判断肌肉的活性，同时做组织学检查进行比较。在 60% 的样本中，组织学显示为正常肌肉和轻度间质性炎症的组织，而手术医师认为是坏死或即将坏死的组织。如果这类肌肉组织未被清除，其预后不得而知。在没有更好的方法在术中判断肌肉活性之前，清除可疑的组织是谨慎的做法（否则还得回到手术室进行二次清创）。

在清除失活污染的坏死组织后，应进行大量冲洗。一些实验研究对冲洗的效果进行了评价，但这方面的临床研究很少。最常用生理盐水进行冲洗，可以通过球状注射器、倾倒、低压或高压灌洗的方式进行。每一种方法都有其各自的优缺点。高压灌洗较球状注射器能够清除更多的细菌和坏死组织，如果有大量污染或处理延迟，可能更加有效。然而，有学者注意到，高压灌洗后第 1 周新骨形成较对照部位减少，而且脉冲灌洗后伤口外 1~4 cm 受到污染，污染可以沿骨髓腔扩散。另外，灌洗器尖端接近组织的位置可以影响清洁的程度。Draeger 和 Dhaners 在体外实验模型中发现，高压冲洗枪（HPPL）比球形注射器冲洗对软组织的损伤更大。高压冲洗比其他清创方法清除的污染物少，并由此推断可能是由于高压使污染物进入更深层的组织内所致。其他学者也发现，高压冲洗较低压冲洗增加了组织损伤。目前一致认为，高容量、低压力、反复足够次数冲洗可以最好地促进愈合和预防感染。

大多数病例的处理方式是采用 9 L 液体重力自流动冲洗，对于污染较重的骨折需要另外增加冲洗液，而对于污染较轻的上肢损伤用较少的冲洗液（5~6 L）即可有效冲洗。以前的方案是将泌尿生殖系冲洗液作为添加剂，然而，目前已不再在冲洗液中加入添加剂。无论使用什么冲洗方法，伤口清创最重要的是手术清除坏死和污染组织。

围绕灌洗后是否闭合伤口仍存在争议。以往建议保持伤口开放，不过随着强效抗生素和早期积极清创技术的发展，越来越多的医疗机构有了松弛闭合伤口、留置或不留置引流获得成功的报道。如果清创不能获得清洁的伤口，则不应闭合伤口。另外，为防止皮肤进一步缺血坏死，也不应在有张力的情况下闭合伤口。用2-0尼龙缝线关闭创口并保持不裂开时所产生的张力较为适当。局部的组织结构应用吸水敷料保持湿润。有学者报道，用含有万古霉素或妥布霉素等抗生素粉末浸染的甲基丙烯酸甲酯制成链珠，由线穿在一起放置于伤口内，对于深部感染的控制率较高。

早期闭合伤口可以减少感染、畸形愈合和不愈合的发生率。闭合切口的方法很多，包括直接缝合、皮片移植、游离或带蒂肌瓣。方法的选择取决于以下几个因素，即缺损的大小、部位及相关的损伤。一项需要皮瓣覆盖的195例胫骨干骨折的多中心研究发现，对于ASIF/OTA分类的C型损伤，行旋转皮瓣后发生伤口并发症而需要手术处理的概率为游离皮瓣的4.3倍。

真空辅助闭合伤口装置是一项近期的创新方式，它可以减轻慢性水肿，增加局部血液循环，促进肉芽组织形成，有利于伤口愈合。一些有关真空辅助闭合伤口装置在骨创伤治疗方面的报道得到普遍认同，但其有效性尚未明确。真空辅助闭合装置一般在灌洗和清创后使用，并使用到伤口清洁前。

四、骨损伤的治疗

对完全失去软组织附着而无血供的小骨折块可以摘除。由于很难清洁干净，被异物严重污染的小骨折块也应被摘除。对是否摘除无血供的大骨折块尚存争议。一般来说，最好摘除所有无血供的骨折块，并计划行二期自体骨移植。保留无血供的骨折块是一个细菌黏附的根源，而且可能是开放性骨折发生持续感染的最常见原因。曾经有使用聚乙烯吡咯烷酮—碘、高压灭菌和氯己定—葡糖酸盐抗生素溶液对脱出的大段骨皮质进行实验性灭菌的报道。应用Ilizarov牵伸组织生长技术治疗大段骨缺损也有报道。对于开放性骨折的这类处置，必须用心判断。对有完整骨膜和软组织附着的小片骨折应该保留，以便作为小块植骨刺激骨折愈合。

除污染外，开放性骨折时骨膜的撕裂减少了骨骼的血供和活力，因此，较闭合性骨折更难处理。通常软组织撕脱越严重，骨折越不稳定，骨折固定就越困难。

一般来说，应该以对损伤区域的血供及其周围软组织损伤最小的方法来固定开放性骨折。对于Ⅰ型损伤，任何适合闭合性骨折的方法均可取得满意的结果。对Ⅱ型和Ⅲ型损伤的处理则存在争议，可以使用牵引、外固定、不扩髓髓内钉，偶尔采用钢板和螺丝钉。对于干骺端—骨干骨折，更倾向于用外固定，偶尔用螺丝钉行有限的内固定。对于上肢，石膏、外固定、钢板和螺丝钉固定是常用的方法。对于下肢，已经应用髓内钉成功治疗了开放性股骨干和胫骨干骨折，结果显示，对于Gustilo Ⅰ型、Ⅱ型和ⅢA型骨折，应使用不扩髓髓内钉。

对125例开放性股骨干骨折行扩髓或不扩髓髓内钉治疗，所有骨折均愈合，仅有5例（4%）发生感染。而对50例开放性胫骨骨折（Gustilo Ⅰ型3例、Ⅱ型13例、ⅢA型22例和ⅢB型12例），48例（96%）获得愈合，4例（8%）发生感染，2例（4%）发生畸形愈合。其中，18 例（36%）骨折需要动力加压和（或）植骨以获得愈合。对于可以救治的 Gustilo ⅢB 型和ⅢC 型损伤，外固定仍然是首选的方法。外科医师对所选择的外科固定技术的熟练程度与减少血供的进一步破坏同等重要。

骨折复位和固定的方法取决于骨折部位、类型，清创的效果和患者的一般状况。如果期望限制进一步的手术损伤且骨折稳定，闭合性骨折可以采用类似闭合性骨折的复位和石膏外固定技术予以治疗。石膏必须分为两半或开窗，以便观察伤口。用外固定架可以方便地评估皮肤和软组织，甚至适合于存在不稳定软组织的稳定骨折，如 Pilon 骨折（累及胫距关节面的胫骨远端骨折）。涉及肱骨、胫骨、腓骨或小骨骼的开放性骨折可以通过这种方式复位和制动。如果没有可以使用的成熟技术，骨牵引可以提供足够的稳定，对多数伤口允许足够的显露。骨折越不稳定，手术固定或分期固定就越具合理性。

涉及关节或骨骺的骨折可能需要内固定以维持关节面和骨骺的对线。通常，克氏针或有限内固定，伴或不伴外固定可以达到此目的，同时又不使用过多的内固定物。如果可能，我们先治疗软组织损伤并处理伤口，待软组织愈合后，再通过清洁切口行关节内骨折的切开复位和内固定。骨折固定的具体方法在本章的后面部分进行讨论。

（富　勇）

第三节　骨折愈合（骨再生）

尽管已有大量的临床、生物力学和实验研究探讨了众多影响骨折愈合的因素，但还没有最终定论。我们对控制骨折愈合的细胞和分子途径的理解正在深入，但尚不完全。骨折愈合可以从生物学、生物化学、力学和临床等角度加以考虑。

骨折愈合是一个复杂的过程，需要在正确的时间和地点募集合适的细胞（成纤维细胞、巨噬细胞、成软骨细胞、成骨细胞和破骨细胞）和相关基因（控制基质的生成和有机化、生长因子和表达因子）的继发表达。骨折可激发一系列炎症、修复和重塑反应，如果这一复杂的相互影响的过程的每一阶段都进展顺利，则患骨将在数月内恢复其初始状态。随着矿化进程而逐渐增加的刚度和强度使骨折部位获得稳定并使疼痛消失时，骨折即达到临床愈合。当 X 线摄片显示骨小梁或骨皮质穿越骨折线时，骨折即达到愈合。放射性核素研究显示，在恢复无痛性功能活动和获得 X 线检查愈合以后的很长时间内，骨折部位仍有浓聚，提示重塑过程需持续数年。

在骨折愈合的炎症阶段，因创伤造成的血管破裂将形成血肿。随后，炎症细胞浸润血肿并激活坏死组织的酶解。Bolander 认为，血肿是信号分子来源，如转化生长因子-β（TGF-β）、血小板衍化生长因子（PDGF），可以激发和调控一系列导致骨折愈合的细胞反应。在创伤后 4~5 日开始的修复阶段，其特征是多潜能间质细胞浸润，此细胞可以分化为成纤维细胞、成软骨细胞、成骨细胞，并形成软骨痂。骨膜和髓腔内血管增生（血管生成）有助于引导相应的细胞进入骨折部位并促使肉芽组织床的形成。而骨痂转变为编织骨及矿化的过程可使新生骨质的刚度和强度增加，这标志着将持续数月甚至数年的重塑阶段的开始。最终编织骨被板层骨替代，髓腔重建，骨骼恢复至正常或接近正常的形态和力学强度。骨折愈合是一个连续的过程，每一个阶段均与后续阶段重叠。

Einhorn 描述了以部位为特征的 4 个不同的愈合反应：骨髓、骨皮质、骨膜和外周软组织。他认为，骨折愈合最重要的部位是骨膜，在骨膜中定向骨原细胞和未定向的未分化间质细胞通过重演胚胎时期的膜内骨和软骨内成骨过程促使骨折愈合。骨膜反应能够迅速桥接骨骼半径长度的缝隙；此过程可被运动加强而被坚强固定抑制。同样，外周软组织反应也非常依赖于力学因素，可被坚强制动抑制。这一反应涉及快速的细胞反应和稳定骨折块的早期桥接骨痂的形成。组织形成的方式是软骨内成骨，通过未分化间质细胞募集、吸附、增殖并最终分化为软骨形成细胞来完成。

在骨折愈合的复杂过程中，新骨形成的 4 种形式为：骨软骨骨化、膜内成骨、相对的新骨形成和骨单位迁移（爬行替代）。新生骨的类型、数量和部位受骨折类型、间隙状况、固定强度、负荷和生物学环境的影响。研究发现，承受压力和低氧张力的细胞向成软骨细胞和软骨分化，而承受牵张应力和高氧张力的细胞则向成纤维细胞分化并产生纤维组织，表明对不成熟或未分化组织施加的应力类型可以决定新生骨的类型。

Uthoff 列举了大量影响骨折愈合的全身和局部因素，并将其分为创伤当时存在的因素、创伤造成的因素、依赖于治疗的因素和并发症相关的因素。人们发现，下列因素是骨折愈合并发症（特别是感染）的最好的预测指标，包括 AO 骨折分类中软组织情况和创伤能量水平、体重指数 ≥ 40、并存疾病因素的存在，如年龄在 80 岁以上、吸烟、糖尿病、恶性疾病、肺功能不全和全身免疫缺陷。存在上述 3 个或以上因素的患者发生感染的概率几乎是只存在一个因素患者的 8 倍。

患者的健康状况、生活习惯、社会经济地位、神经精神病史是开放性骨折后并发症较好的预测指标。综合考虑患者的几种变量，学者们制订了非常实用的群体分类法。在对 87 例开放性胫骨骨折病例进行的回顾性分析中发现，并发症的发生率在 C 型人群中为 48%，在 B 型中为 32%，在 A 型中为 19%。特别是感染发生率在 C 型中为 32%，在 B 型中为 17%，在 A 型中为 11%。群体分类法能在初期评估并发症，因此，它对并发症的预测早于 Gustilo 分类法（常需要清创时才能最后确定）。作为 Gustilo 系统的补充，群体分类还能在初次评估时决定清创后是否能够闭合创口。

一、自体骨移植

自体骨移植包含骨形成所需要的 3 个要素：骨传导性、成骨性及骨诱导性。骨传导性是指能够让骨长入的支架。骨诱导性是指诱导产生成骨细胞的能力。成骨细胞的形成也需要原始的骨细胞。

自体骨移植物可从身体多部分获取。关节融合术时移除的骨，去除所有软组织且碎成更小的小骨块后可再次使用。可以用一个碎骨机来将骨弄碎，这样就会为骨诱导增加活细胞和蛋白质的数量。

髂嵴是自体骨移植的第二常用部位。髂骨的后方能比前方提供更多的骨质，可作为碎骨或结构性骨，如三皮质骨移植。但是，从髂嵴处取骨常造成下列并发症：取骨区疼痛、神经瘤、骨折及异位成骨。

腓骨可以用作结构性植骨，肋骨可以用作结构性植骨或碎骨移植。胫骨也可以用作长的皮髓质结构移植，然而，由于坚强内固定及可靠的同种异体骨移植的出现，这些结构移植的应用范围正在逐渐缩小。

使用股骨钉及一个特制的钻孔/冲洗/抽吸器（RIA）来获取大量股骨内部的骨髓是一种

常用的方法。开发 RIA 就是为了降低髓内压，减少钻孔时造成的脂肪栓塞。有文献报道了使用 RIA 能使髓内压明显降低及股静脉内的脂肪明显减少。在该过程中，钻出物和流出物均可获得，可以抽吸出数量可观的骨髓用来移植。根据患者及来源骨的不同，可以获取 25～90 mL 的骨质。这些骨性的碎片富含间充质干细胞。另外，上清液内也含有成纤维细胞生长因子（FGF）-2、胰岛素样生长因子（IGF）-β_1 以及隐性的转化生长因子（TGF）-β_1，但不含有骨形态生成蛋白-2（BMP-2）。因此，RIA 是自体骨、间充质干细胞和骨生长因子的一个潜在来源。在不同位置的脊柱手术之前，采用这项技术获得的自体骨也可以用作椎骨移植物。

这项技术也有一些并发症。曾有报道在供骨部位有骨折发生，一些需要额外的固定；也有报道，骨皮质钻孔的地方需要预防性地置入髓内固定装置；还有因为误吸出现明显的出血。为了避免这些问题或使这些问题降到最低，我们需要采取如下一些措施。

（1）术前对取骨区进行 X 线摄像，评估骨的变形情况，对峡部进行测量，来决定钻孔的最大值。

（2）进行输血来替代被吸取的血和骨髓。

（3）当进行钻孔而无法避免不必要的出血时，抽吸装置应该被关闭。

（4）钻孔后，对取骨区应进行详细评估，检查孔眼，如果发现一个孔眼，应该预防性地置入髓内固定装置。

（5）术后活动时应采取一些保护措施，避免取骨区的骨折。

（6）手术最后应该检查患者的血容量，接下来的 24 小时检查有无明显出血。

（7）有代谢性骨病的患者，如骨质疏松症甚或骨量减少者都不太适合行此手术。

二、骨移植替代物

尽管自体骨如髂嵴骨移植依然是填充创伤、感染、肿瘤及手术所造成的骨缺损的"金标准"，但是，使用自体骨常造成下列并发症增多，增加手术过程，增加手术时间和失血量及常存在术后供区并发症（疼痛、美容上的缺陷、疲劳骨折及异位成骨）。此外，可以用于骨移植的自体骨也十分有限。正是由于这些限制，骨移植替代物有了大的发展。

Laurencin 等将这些替代材料划分为 5 种主要的类型：同种异体材料、以因子为基础的材料、以细胞为基础的材料、以陶瓷为基础的材料以及以多聚体为基础的材料。同种异体替代物使用同种异体骨，单用或复合其他元素，能被用作结构移植物或填充移植物。以因子为基础的移植材料不仅包括天然的生长因子，也包括重组的生长因子，能单独使用或结合其他材料使用。以细胞为基础的替代物是使用细胞产生新骨。以陶瓷为基础的替代物是使用各种类型陶瓷来作为骨生长的支架。以多聚体为基础的替代物可以单独使用生物可降解多聚体，也可以复合其他材料使用。其各种各样的材料还包括来自海洋的材料，如珊瑚和海绵骨架。

（一）基于同种异体的骨移植替代物

同种异体移植物可以以很多形式存在，可以通过很多方法制备，包括冻干、辐照（电子束和 γ 射线）和脱钙。经冻干和辐照处理的材料能用作皮质骨的结构支撑。一些材料可以磨碎用作特殊的用途，如椎间融合器。脱钙骨是同种异体移植物脱钙后的产物，包含骨诱导蛋白，能刺激骨形成，可做成油状、可注射凝胶状、糊状、粉状、敷贴状及其混合。这些不同类型的材料可以与骨髓混合在一块以增加成骨多能细胞。不同脱钙骨基质（DBM）产品在刺激骨愈合方面有很大的差异，这可能受多种因素影响，包括移植物的来源［骨库和（或）捐赠者］、处理方法、形态和载体类型。矿化的同种异体移植物通常与载体混合在一起使用，如甘油、硫酸钙粉、玻璃酸钠和明胶。通过 γ 射线和环氧乙烷灭菌的 DBM 可减少疾病传播的风险，但也可减少产品的骨诱导活性。所有这些因素在骨活化的有效性上有明显差异。

DBM 在合并严重血管或神经疾病、发热、不可控的糖尿病、严重骨退变性疾病、孕妇、高钙血症、肾衰竭、脊柱结核、手术部位有骨髓炎或脓毒血症的患者中禁忌使用。

来自供体的疾病传播是非常少见的，但是有潜在的风险。同种异基因骨移植并发症还有骨诱导能力不确定、移植物的感染。即使经过严格的筛查和无菌消毒，完全清除病毒及污染的细菌也是不可能的。大的结构性异基因骨移植也增加了疾病传播的风险。细菌感染和乙型肝炎、丙型肝炎的感染在接受移植患者中也有文献报道。DBM 传播感染的可能性更小。

（二）基于生长因子的骨移植替代物

1965 年 Urist 发现了骨形态生成蛋白（BMP）。同时他发现，BMP 有诱导软骨内成骨的能力。此后，很多蛋白质从这组中分离出来。它们是一个非常大的细胞因子族团的一部分，对多种组织的生长发育有帮助。目前使用的 BMP 中很多被归类为骨转化生长因子家族（TGF-β）。这个家族包括抑制/激活家族、米勒管抑制物质家族和生存因子蛋白家族。TGF-β 家族的很多蛋白质对成骨没有帮助，但是对其他组织的生长、调节有作用。目前，仅仅有两种蛋白质被分离、生产并运用于人类。通过重组产生的蛋白质被命名为 thBMP-2 和 thBMP-7。其他 BMP 家族中被发现有成骨性能的是 BMP-4、BMP-6 和 BMP-9。美国食品药品监督管理局（FDA）已经允许 thBMP-2 在用钛融合器进行腰椎前路融合时使用。FDA 限制 thBMP-7 和 OP-1 仅用于人道主义装置豁免下的脊柱融合翻修术。

BMP-2 和 BMP-7 是水溶性的，需要一种载体，以使其在手术位置发挥更有效的作用。它们可以由载体提供，也可以添加到载体上。选择一种具有骨传导性的载体，骨诱导的作用会显著增强。选择载体时一定要谨慎，以防 BMP 的丢失。

其他蛋白质可能对骨的生长有作用，包括血小板源性生长因子（PDGF）和血管内皮生长因子（VEGF）。

（三）基于细胞的骨移植替代物

细胞可以刺激种子细胞产生新生组织。目前，最常使用的以细胞为基础的移植物是自体骨髓。未来，成熟干细胞和胚胎干细胞、成体干细胞将随着移植物的使用不断发展，如骨髓间质细胞、表皮干细胞和脐带血细胞。

变性的胶原是一种骨诱导材料。这种材料的常用形式是牛（异种移植物）和人 I 型胶原，常被用作 BMP 的载体。thBMP-2 和 thBMP-7 复合骨胶原在形成肌腱和韧带胶原时可避免 BMP 的压缩和潜在丢失。

（四）以陶瓷为基础的骨移植替代物

陶瓷和胶原骨替代物能提供骨传导的性能，没有疾病传播的风险。可利用的陶瓷包括硫酸钙、磷酸钙和生物活性玻璃。此外，它们产生骨传导的同时可保持骨的完整性并与组织产生紧密的黏合。这种产品易碎，需要作为一种载体或保护装置（如笼），与其他材料联合使用。磷酸钙陶瓷以多种形式存在，包括磷酸钙和人工羟基磷灰石。这些产品可以做成固体基质、油状、颗粒状。生物活性玻璃是以硅酸盐为基础的玻璃，具有生物活性，目前与聚甲基丙烯酸甲酯一起使用，可提高黏合性。如果这个产品没有进行改良或没有与强度更高的产品联合，单用此产品，不被推荐在负重区使用，这个产品应该与 DBM 一块使用或作为 BMP 的载体使用。

（五）基于聚合物的骨移植替代物

可以用于骨移植替代物的聚合物包括天然和人工合成的聚合物，可以是降解的或非降解的。一些不能降解的天然和人工合成的聚合物由聚合物和陶瓷构成，可以用于负重区的填充。生物可降解的天然和人工合成的材料包括 PLA 和 PLGA。这些材料的可吸收性限制了其在负重区的应用。

（六）其他骨移植替代物

珊瑚羟基磷灰石是最早作为骨移植替代物使用的物质之一。它吸收缓慢，并且可以用作 BMP 的载体。这种材料具有抗压性强、抗剪切力弱的特性，这些限制了其在脊柱外科的应用。当用作填充物时，由于其吸收缓慢，骨的加压可能会导致置入物的移位。

壳聚糖和海绵状骨骼是一种非常有潜力的骨移植替代物，已经证明它们有可靠的疗效，但是需紧密接触宿主骨组织获得骨传导的作用。

三、电刺激与超声波刺激

从 20 世纪 70 年代早期起，电磁刺激就已被用来治疗骨折延迟愈合和不愈合，报道的成功率分别为 64% 和 85%，但在新鲜骨折的治疗中却未被证明其有效。前瞻性双盲研究显示，电磁刺激对股和胫骨截骨术后的愈合具有促进作用，但是对其促进骨折愈合作用的细胞机制目前还不清楚。将成骨细胞暴露于电磁场中培养发现，多种生长子的分泌增加，包括 BMP-2、BMP-4、TGF-4 和 IGF-2。

尽管动物实验和临床研究已经证实超声能够促进骨折愈合，但其确切的物理机制尚未明确。低强度超声可以增加钙离子与培养的软骨和骨细胞的结合，并刺激大量参与骨折愈合过程的基因表达，包括 IGF 和 TGF-β。在鼠模型动物实验中，超声能够增加软骨痂的形成，导致软骨内化骨的早期启动。对大鼠和兔的动物实验显示，应用超声治疗新鲜骨折可平均加速骨折愈合达 1.5 倍。临床研究发现，超声可以使胫骨和桡骨骨折愈合时间缩短约 40%。另外，低强度超声对伴有糖尿病、供血不足、骨质疏松等疾病及服用激素、非甾体消炎药或钙离子通道阻滞药等药物的患者的骨折愈合也有促进作用。

四、影响骨愈合的不利因素

许多因素不利于骨的愈合。吸烟是这些因素中最值得注意的。临床和动物实验均已经证明，吸烟、曾经吸烟、咀嚼碎烟末均会导致骨的延迟愈合。吸烟也会导致一般伤口的延迟愈合。吸烟可使骨折愈合时间加倍并明显增加骨折不愈合的风险。非甾体抗炎药（环氧化酶-1 或环氧化酶-2），如布洛芬，可以延迟甚至阻滞骨的愈合过程，其影响随个体使用药物的不同而不同。喹诺酮家族抗生素也会减慢骨的愈合，尽管这些药物对深部骨感染有效。其他影响骨折愈合的因素包括缺乏负重，骨折部位肌肉收缩的刺激减少，以及患有糖尿病等合并症等。

（富　勇）

第四节　手术治疗的原则

一、手术复位与固定的适应证

以前骨科学者的学术思想分为两派。第一派主张采用非手术疗法（如闭合复位、石膏固定和牵引技术）的学者被认为是"保守疗法"的支持者。第二派学者主张对所有的骨折都采用手术治疗。这种区分方法都已经过时，如今所有骨科医师均已成为"稳妥骨科观点"的成员，治疗的目标是尽可能地保留损伤肢体的潜在功能。

在某些情况下，如果对于一例粉碎性关节内骨折患者采用复杂的切开复位和内固定，可能是患者重获功能性肢体的唯一机会，那么手术治疗就是稳妥的治疗。相比之下，对于一例孤立、单纯且稳定的胫骨干、腓骨干中部的闭合性骨折患者，可以采用石膏、钢板、髓内钉或外固定来治疗，但当今的大多数外科医师都愿意采用长腿行走石膏固定，随后再采用某种类型的石膏支架固定，以此作为最稳妥的治疗。但是，对于同样的胫腓骨骨折，当伴有同侧股骨骨折、胫骨平台骨折或踝部骨折时，则应考虑采用髓内钉、外固定或钢板螺钉进行手术修复，具体方法根据软组织损伤情况、患者创伤程度评分、伴有的上肢及全身损伤、与邻近骨折的距离及对邻近关节活动和恢复的影响而定。在这种情况下，对胫骨干骨折的稳妥处理方法很可能是手术方法。

（一）手术复位及固定的绝对适应证

（1）移位的关节内骨折，适合手术复位和固定。

（2）经适当的非手术治疗后失败的不稳定骨折。

（3）伴有重要肌肉—肌腱单元或韧带断裂并已证明非手术治疗效果不佳的大的撕脱骨折。

（4）非临终患者的移位性病理骨折。

（5）已知经非手术治疗功能会很差的骨折，如股骨颈骨折、Galeazzi 骨折—脱位及 Monteggia 骨折—脱位。

（6）具有阻碍生长倾向的移位的骨骺损伤（Salter-Harris Ⅲ、Ⅳ型）。

（7）伴有筋膜间室综合征需行筋膜切开术的骨折。

（8）非手术治疗或手术治疗失败后的骨折不愈合，尤其是复位不佳者。

（二）经手术复位和固定后能有中等程度的可能性改善功能的骨折

（1）不稳定的脊柱损伤、长骨骨折和不稳定的骨盆骨折，特别是多发创伤者。

（2）适当地试用非手术治疗后发生的延迟愈合。

（3）即将发生的病理性骨折。

（4）不稳定的开放性骨折。

（5）伴有复杂软组织损伤的骨折（Gustilo ⅢB 型开放性骨折、骨折表面有烧伤或先前存在皮炎）。

（6）患者经长期制动会导致全身并发症增加的骨折，如老年患者的髋部和股骨骨折，患者严重程度评分 <18 的多发骨折。

（7）不稳定的感染性骨折或不稳定的感染性骨不愈合。

（8）伴有需要手术修补的血管或神经损伤的骨折，包括合并有脊髓、圆锥或近端神经根损伤的长骨骨折。

（三）手术后功能改善可能性较低的情况

（1）为不影响功能的骨折畸形做整形。

（2）因经济上的考虑而进行手术固定，让患者尽快离开急救护理病房，但在功能上与非手术疗法相比并没有明显的改善。

二、手术复位与固定的禁忌证

好的手术判断来源于经验，而经验则来源于错误的手术判定。正如骨折手术治疗没有绝对的适应证一样，也同样没有绝对的禁忌证。因此，当手术发生并发症和失败的概率超过了成功的可能性时，就建议采用非手术治疗。手术治疗有较高的失败概率的情况如下。

（1）骨质疏松骨太脆弱而不能承受内或外固定。

（2）由于瘢痕、烧伤、活动性感染或皮炎导致骨折或计划手术部位的软组织覆盖太差，此时行手术内固定将破坏软组织覆盖或使感染恶化，这种情况适于外固定。

（3）活动性感染或骨髓炎：对于这类情况，目前最流行的治疗方法是外固定，同时结合生物学方法控制感染。偶尔采用髓内钉固定并结合生物学措施控制感染，也能成功地获得骨折的稳定。对于这类感染性骨折，由专家采用髓内钉进行固定可以作为最后的手段，但建议不要常规使用。

（4）已不能成功地进行重建的粉碎性骨折。这种情况最常见于由冲击暴力破坏了关节面的严重关节内骨折。

（5）一般来说，如果患者的全身情况不能耐受麻醉，那么骨折的手术治疗也是禁忌证。

（6）无移位骨折或稳定的嵌入骨折其位置可以接受时，不需做手术探查或复位。但在特殊情况下（如嵌插的或无移位的股骨颈骨折），行预防性固定会有好处。

（7）当没有足够的设备、人力、训练和经验时。

三、手术复位与固定的缺点

对任何外伤来说，采用手术治疗都会增加进一步的创伤，此时外科医师所面临的挑战是如何改善损伤的整体结局。如果需要切开复位，所采用的技术应尽量减少感染和伤区血管遭到进一步损坏的风险，减少骨折修复生物学过程中止的可能性，否则会导致延迟愈合或不愈合。虽然术中的任何解剖均会产生瘢痕使切口愈合，但解剖本身也会造成与肢体恢复功能有关的肌肉—肌腱单位的削弱和挛缩。手术入路应当沿着神经间的界面进入，并应避免横断肌肉—肌腱单位。对于任何手术入路来说，损伤神经、血管的可能性始终是存在的。外科治疗也涉及麻醉的应用及与之相伴的风险。

患者及手术人员发生血源性感染的风险日益受到重视。输血可带来肝炎、获得性免疫缺陷综合征（艾滋病）和免疫反应等风险。手术人员必须尽力减少术中失血和血液污染。美国骨科医师学会曾发表在骨科手术实践中防止人免疫缺陷病毒（HIV）传播的建议，专门小组建议所有的保健人员均应定期进行自愿检查，经适当的商讨和患者知情同意后了解每例患者的 HIV 感染状况。他们指出，"理论上讲，如患者有晚期的 HIV 感染，免疫状况会遭到严重损害，如果进行外科手术，就有增加医院内感染的风险"。

内植物或外固定系统经常需要去除，从而伴随有第二次手术可能出现的风险。曾有去除内植物和外固定后发生再骨折的报道。

四、手术治疗的时机

损伤后最好的手术治疗时机取决于几种因素。手术可分为 3 类：急诊手术、限期手术和择期手术。需要急诊处理的损伤包括开放性骨折、无法复位的大关节脱位、伴有手术区撕裂伤或全层皮肤脱落的骨折、神经障碍正在加重的脊柱损伤、危及肢体或局部软组织血供的骨折—脱位以及并发筋膜间室综合征的骨折。在这些情况下，延迟手术将导致感染、神经损伤、截肢，并可能危及生命。限期手术是指在损伤后 24 ~ 72 小时应当进行的手术，如严重开放性骨折的再清创及多发性创伤患者、髋部骨折和不稳定骨折—脱位的长骨固定。创伤外科中的择期手术是指能延迟 3 ~ 4 日甚至 3 ~ 4 周的手术。能采用择期手术治疗的创伤包括：开始时用非手术方法做了复位和固定，但用手术治疗可以获得更好结果的孤立性骨骼损伤，如前臂双骨折、计划的手术入路处有软组织损伤或有骨折水疱的骨折、需要进一步做 X 线检查以便制订合适的术前计划的关节内骨折。

如切开复位延迟 4 周以上，肌肉—肌腱单元的短缩、损伤区失去清楚明确的组织界面以及骨折断面的吸收等都会使外科手术更加困难。在延迟手术时，如同治疗骨折不愈合一样，可行自体骨移植。

五、骨折手术治疗的 Lambotte 原则

时至今日，骨折手术治疗的 Lambotte 四项原则仍与 18 世纪时一样适用。AO/ASIF 根据这些原则列出了骨折治疗的四项准则：①骨折端的解剖复位，特别是关节内骨折；②用牢固的内固定满足局部生物力学的要求；③保留肢体损伤区的血液供应；④使骨折附近的肌肉和关节能够进行无疼痛的自主活动，以防止发生骨折病。这些原则随着时间的推移都得到了确认，但对应用此原则的具体方法则有了更进一步的改进。

（一）骨折的显露

手术切开时应尽可能采用沿神经间可延伸界面。应用有限解剖、韧带整复、撑开器、带复位装置的骨折手术台，这些都有助于手术的显露和减轻骨折部位的破坏。带有影像存储功能的透视设备通常可以使手术在不切开骨折处软组织的情况下进行，如闭合的髓内钉技术。然而，充分显露可以看到骨折形态与软组织的附着及多平面移位程度的三维轮廓。充分的术前计划可协助显露。

（二）骨折的复位

一旦明白了骨折的解剖和力学因素，通过牵引重新施加致畸作用力而使骨折对线通常能复位，这是骨折脱位闭合治疗的理论基础所在。但是，此方法的成功依赖于附着在骨折段上的相关肌肉和韧带的功能。当肌肉、韧带的整体作用丧失时，则必须行切开复位。对器械及机械撑开器的放置和应用应当仔细计划，以便使用最小的力，尽可能少地破坏骨折处损伤的软组织。在评估复位的适合度时，必须考虑骨折的解剖位置和对畸形复位的耐受能力。股骨髁负重部位的关节内骨折需要解剖复位，而股骨中段的闭合性粉碎性骨折，如采用交锁髓内

钉固定，可允许中间碎片有明显的移位。通过下列 4 个重要性依次减低的标准衡量骨干及干骺端骨折复位的适合度。

（1）应在前—后面和内—外侧平面矫正骨的轴向对线。对线的过度偏斜将导致负重关节出现异常的负荷形变，这可能会引起创伤后骨关节炎或步态改变，进而有可能改变传导到另一关节或脊柱上的力。

（2）应尽可能将骨的轴向旋转畸形纠正到与对侧正常肢体接近的程度。上肢旋转畸形较下肢更易耐受，这是因为与髋关节相比，肩关节有较大的活动范围。下肢外旋畸形似乎比内旋畸形能更好地被耐受。虽然对畸形复位的容受尺度没有具体的标准，但 5°～10° 的成角畸形和 10°～15° 的旋转畸形可作为功能上的容受度。

（3）如果有骨缺损，纠正长度是困难的，如果不妨碍骨折的再生生物学，缩短或延长 1 cm 是能够很好耐受的。

（4）如果对线、旋转和长度均已恢复，骨折断端的错位能被很好地耐受，骨折经闭合治疗或采用闭合髓内钉等间接复位技术治疗后，即可发生所谓的"继发性愈合"。

（三）骨折的临时性固定

骨折一旦达到可接受的复位，常用克氏针或螺丝钉做临时固定，以便用 X 线确定复位情况，选择确定性固定或决定是否需要植骨加强。如不做临时性固定，那么在进行确定性固定时，复位可能丢失。对临时固定的放置需要做仔细的术前设计，使其不干扰确定性固定的安放。

（四）骨折的确定性固定

确定性固定必须能获得手术前计划中所要求的力学稳定性，以便能够促进所选择的骨折愈合方式。机械构造（钉、钢板和螺钉或者外固定器）必须有足够的疲劳寿命来支撑受伤肢体，直到骨再生过程能承担逐渐增大的负荷为止。固定最好能使邻近的关节和肌肉—肌腱群有一定的无疼痛的活动范围，这样可以避免或减少继发性挛缩和僵硬。在不损害固定稳定性或损坏骨再生生物学的情况下，固定应允许骨折端分担一些负荷。

（富　勇）

第二章

上肢损伤

第一节　掌骨骨折

第二至第五掌骨与其基底及颈部相连，如果有损伤，则局部明显肿胀、疼痛及活动受限。20 世纪 40 年代以前，几乎所有掌骨骨折治疗主要是将手部缠于一绷带卷上，基本不尝试复位。掌骨骨折治疗已有很大发展。目前的治疗方案需依据骨折部位、有无成角畸形或移位、内在稳定性、相关软组织损伤情况及患者功能要求来制定。

掌骨治疗时需恢复手的纵弓及横弓的完整，预防旋转畸形，因其可导致手指相互重叠现象。掌骨干 5° 的旋转可导致手指重叠约 1.5 cm。掌骨短缩不超过 3 mm 时，此时仅在掌指关节屈曲时掌骨头轮廓消失。如超过此限度，会导致内在肌及外在肌肌力的不平衡。因掌指关节代偿不同，第二、第三掌骨背侧成角不应超过 10°，环指不超过 20°，小指不超过 30°。第五掌骨颈所能允许的背侧成角畸形角度，目前尚有争论。一些学者认为畸形达 70° 也能接受。屈曲畸形越严重，手掌部掌骨头越突出。

掌骨骨折可简便地按解剖位置分类：基底、掌骨骨干、掌骨颈及掌骨头。Dobyns 及其同事在其统计的 1 621 例手及腕部骨折脱位病例中，报道了 421 例掌骨骨折。

这些骨折需拍摄标准的 X 线前后位、侧位及斜位片。因骨骼的重叠，有时判定屈曲畸形很困难。在这种情况下可多照几张斜位片、侧位片或用 CT 平扫来鉴别。但评估手部畸形，特别是旋转畸形时，X 线摄片绝不能替代仔细的手部物理检查。

一、关节外骨折

（一）关节外基底骨损伤

一般来说，因掌腕关节强有力的关节囊和骨间韧带，使掌骨基底关节外骨折比较稳定。如果为直接外力所伤，关节外骨折常为嵌插性，且多为稳定骨折。对这些病例，使用支持夹板即可。如创伤力加大，可引起复杂的软组织损伤，应使用克氏针内固定，如用 2.0 mm 或 2.7 mm 的髁钢板则稳定性更好。

（二）腕掌关节（CMC）部骨折脱位

腕掌关节骨折、脱位在治疗上要比关节外基底骨折困难。这种损伤常为高能量损伤的后遗症，周围软组织肿胀明显。

如果检查发现局部严重肿胀、疼痛、骨擦音，检查者应注意 CMC 损伤的可能。因邻近 CMC 重叠，阅读 X 线前后位及侧位片时，CMC 损伤有时看不清，必须拍两个 30°斜位片，即前臂旋前位及旋后位，这样可突出第二、第五 CMC。CT 在诊断 CMC 骨折脱位中很有帮助，并可显示关节损伤范围。

第五 CMC 骨折脱位对关节恢复的要求高于第四 CMC。钩骨远端被分成两个关节面，分别与第四、第五掌骨部关节面相关节。第五腕掌关节面呈"鞍"状，与拇指 CMC 类似，此关节可使第五腕掌关节屈 20°、伸 30°，也可以轻度旋转以利于对掌。钩骨的桡侧关节面较平坦，仅允许第四掌骨 10°~15°的活动范围。

这两个关节的损伤常是复合力作用的结果，纵向力可导致粉碎骨折。止于第五掌骨基底的尺侧伸腕肌，在关节损伤后可导致畸形，造成一定程度的"反 Bennett"骨折的不稳定。尺神经深支经过钩骨钩附近，如发生骨折，可引起深支损伤。

与第一掌骨基底骨折类似，这些骨折可分为 4 种：基底骨折、两部分骨折（反 Bennett 骨折）、三部分骨折、粉碎性骨折。移位的基底上骨折及两部分骨折脱位，在充分麻醉下，经第五掌骨的纵向牵引，再用手挤压掌骨基底，即可复位。拍片时，充分的麻醉是必要的，应用手部牵引装置以维持复位。因为此骨折不稳定，复位后需经皮打入两根 0.045 英寸（1 英寸 = 2.54 cm）的克氏针。一针要经过掌钩关节，另一针要进入第四掌骨基底。在打克氏针时，可用一粗皮针作为导针，针尾留在皮外，用尺侧槽形石膏固定 6 周。

对于三部分或粉碎性骨折来说，单纯纵向牵引复位困难。在高能量损伤时，粉碎性骨折很常见。因单纯牵引不易完全复位，所以 CT 对明确损伤情况很关键。对于以手维生的患者来说，如果骨折未经治疗，有症状的创伤后关节炎将带来无尽的烦恼。

关节内骨折块很小，且很难复位和固定。因此，尝试用外固定器固定于掌骨干及钩骨，通过韧带拉力复位是可行的。如果拍片证实骨折仍未复位，可于尺背侧小切口复位或结合内侧及掌侧入路，并用 0.028 英寸或 0.035 英寸克氏针固定。嵌插性骨折复位后常有骨缺损，此时可用少量桡骨远端松质骨来填塞。外固定器再固定 6 周，并用尺侧槽形石膏或夹板予以保护。

多发腕掌关节骨折脱位：如果检查发现多发腕掌关节骨折脱位，早期很好复位。但对大多数病例来说，复位后并不稳定，需用 0.045 英寸克氏针斜行经腕掌关节到近排腕骨加以固定。软组织常有肿胀。肿胀开始消退时，应用石膏管型进行保护。如果 5~7 日后才发现此种复合腕掌关节骨折脱位，就不适于闭合复位了，可行纵向切口切开复位，这样对静脉及淋巴回流影响小。复位多发腕掌关节骨折脱位的关键是先复位第三腕掌关节。复位后可用克氏针制动。需告知患者关节可自发融合，或者如果出现创伤性关节炎，则可行关节融合术。

在多发腕掌关节骨折脱位时，如为粉碎性，可早期选择关节融合。对开放伤及复合伤来说，为使手部功能康复，早期融合可提供最大的稳定性。第二、三掌骨的腕掌关节本身活动很小，即使融合也对功能影响不大，但对环、小指的腕掌关节来说，则要尽量保护此关节。

二、骨干骨折

闭合的单一掌骨干骨折，移位常很有限。这主要是因为 4 根掌骨被骨间肌包绕，近端及远端都被骨间韧带所连接。在掌骨远端，掌深横韧带将掌骨颈连接在一起。因骨间肌牵拉，横断骨折常向背侧成角，掌骨头由于骨间肌的作用向掌侧移位。掌骨头向掌侧移位会影响抓握力，成角畸形可导致掌指关节过伸及近指间关节伸直受限。第四及第五腕掌关节可允许一定程度的背侧成角，但相对比较固定的第二、第三掌骨则不允许向背侧成角。第四、第五掌骨可允许 20°背侧成角，第二、第三掌骨不能超过 10°。如第四、第五掌骨骨折接近掌骨颈，则允许的成角还可稍大些。

斜形骨折可导致短缩畸形，螺旋形骨折可导致旋转。如掌骨缩短不超过 3 mm，还可接受，只是在掌指关节屈曲时，掌骨头的轮廓变小。旋转畸形必须矫正。总之，第二、第五掌骨骨折不如第三、第四掌骨骨折稳定，因为后者有更多的骨性支撑。

（一）单一的掌骨干骨折

如果骨干骨折为闭合性横形骨折，无或仅有很小移位，此种骨折比较稳定，可用石膏夹板或管型固定 3~4 周。石膏管型固定于掌指关节屈曲 60°~70°，要仔细塑形，以使三点与石膏接触：一点是骨折线背侧，两点在骨折近、远端掌侧。Debnath 等报道了对于小指掌骨骨折在成角小的畸形时，使用一短手石膏管型固定，掌指关节及腕关节不固定的效果非常好。

如果骨折移位大或石膏管型固定时发生移位，可考虑经皮穿针固定。穿针的方法有几种，可选用 0.045 英寸的克氏针。第一种技术特别适用于第二、第五掌骨，即将骨折远、近端各横穿一根克氏针，固定于邻近掌骨上。此种方法最早被 Massengill 及其同事报道，经生物力学检测，固定很可靠。第二种技术是经掌骨头结节纵行穿针，将掌指关节固定以屈曲位。但此方法可带来一潜在问题，即影响掌指关节的活动。Hall 描述了第三种技术，他将此技术命名为"弹性髓内针"。此种技术采用的针的直径为 0.8 mm，长度为 10 cm，有一圆尖。于掌骨基底做一 1.0 cm 切口，用一 0.045 英寸克氏针打几个孔，注意只穿透一层皮质。在 X 线下复位，将髓内针穿过预先打好的孔，经骨折线到远端软骨下骨。术中注意拍片证实骨折未再移位。髓腔尽量填满髓内针，将针剪短，剩余 1~2 mm 露出骨外。Hall 提醒，针的入口尽量离骨折线远一些，以减少再移位的发生。此技术也可用于脱位的掌骨颈骨折。这3 种穿针技术，都需用石膏管型固定 3~4 周，去除针后开始主动及被动活动。

单一闭合的斜形或螺旋形掌骨干骨折，如对位差，即使尝试手法复位也不稳定。尽管闭合经皮穿针技术有其优点，但要固定可靠且无旋转常很困难。在这种情况下，如又有成角及旋转移位，应该考虑切开复位。

（二）多发掌骨干骨折

多发掌骨干骨折，特别是伴有软组织损伤时，是切开复位内固定的一个指征。

于手背行纵行切口，常不用横行或"S"形切口。第二、第五掌骨的显露可于第二、第三或第四、第五掌骨间做切口。第三、第四掌骨显露可在二者之间切开，近远端显露不清楚时可做"Y"形延长。4 根掌骨都需显露时，可做两个切口，即于第二、第三掌骨间及第四、第五掌骨间切口。

指总伸肌腱间的腱联合，可在显露时劈开，闭合伤口前再修复。纵向切开骨膜，显露骨折端。手术时尽量减少对骨间肌起点的剥离，只要切口能完成固定即可，不要盲目增加显露范围。为减少软组织损伤，应用小拉钩及尖锐的固定钳。骨膜在完成固定后尽量缝合。

多发掌骨骨折内固定方法主要取决于术者的选择及经验。使用内固定的基本原则就是固定稳定，以利于术后早期恢复功能锻炼，避免石膏固定。

螺旋形掌骨骨折可用拉力螺钉固定。在使用小螺钉时关键要注意一些细节。在成人，粗大的掌骨用 2.7 mm 螺钉，在较小的掌骨，可用 2.0 mm 螺钉。单用螺钉固定适用于骨折线至少是骨干直径的 2 倍，而且螺旋骨折至少需要两个螺钉。螺钉放置的位置取决于骨折面。如果用两枚螺钉，要阻止剪力及扭转力，一枚必须垂直于骨折线，另一枚必须垂直于掌骨干。固定稳定后，只要患者感觉舒适，就可开始主动活动。

如果术中发现用螺钉内固定稳定性不好，则可用 Belsole 及 Greene 提倡的张力带固定技术，因为此种固定很稳，术后不用石膏管型固定就可开始功能锻炼。采用环形钢丝固定也可获得成功。

用螺钉固定短斜形骨折时，必须用一钢板来中和剪力及旋转力。钢板的选择取决于骨折的位置。但使用钢板的一般原则是，在骨折远、近端各拧入两枚螺钉，螺钉需穿过对侧皮质。大多数成人在掌骨干中部常用 1/4 管状钢板并采用 2.7 mm 螺钉，或用 2.0 mm 螺钉（使用加压钢板）。如果骨折位于掌骨近端 1/3，应使用"T"形或"L"形钢板。先拧入"T"形或"L"形钢板短轴部分，再固定长轴部分。如果此过程弄反了，则在拧紧螺钉时，易导致旋转畸形。用一枚拉力螺钉时，可穿过钢板，也可不经过钢板。使用钢板时，应仔细将钢板塑形，以使"T"形或"L"形钢板螺钉拧紧时无扭转力，从而避免导致骨折移位。

在多发骨折中常伴有软组织损伤，此时是钢板固定很好的适应证。如无粉碎骨折且掌侧骨皮质完整，可用 2.7 mm 螺钉的钢板或 2.0 mm 的加压钢板。如果将钢板放于掌骨背侧，此时钢板类似于张力带。拧紧螺钉时，可对掌侧皮质加压，这样可以防止屈曲。

当骨折为粉碎性骨折时，尽量减少软组织损伤，不破坏骨片血运。此时可应用生物力学钢板或间接复位。钢板只固定远端及近端，可作为骨块间的桥梁。骨折块被周围软组织牵拉而贴近钢板并复位。另外可用几枚螺钉经钢板固定骨片，选择这种方法，可用 2.4 mm 或 2.7 mm 加压钢板固定。如果骨折有一个或两个蝶形骨块，也可用张力带钢丝技术，将骨块组装成一完整骨干。此技术也很有效，但要特别注意细节。单用克氏针固定不能防止旋转，并且需石膏制动。特别强调的最后一点是，因为此种损伤的软组织损伤广泛，除非万不得已，才可用克氏针固定。

Fusetti 和 Della Santa 回顾了 104 例掌骨干骨折，都采用了钢板固定。他们发现骨折类型、患者的职业与固定不良之间有明显相关性。12 例患者出现固定不稳，其中 8 例患者为横形骨折。

（三）伴骨缺损的掌骨骨折

伴有骨缺损的掌骨干骨折通常只是骨与软组织复合损伤的一部分。传统方法是先用外固定架或克氏针维持骨骼长度，修复软组织损伤，软组织愈合后再次手术，以恢复骨的连续性，而且远端指间关节会有一定的活动度。

随着骨折固定技术及软组织修复技术的发展，人们逐渐意识到早期修复缺损可加速功能恢复，减少制动时间。Freeland 及其同事报道，在损伤 10 日内修复掌骨缺损，效果令人非常满意。他们的主要方法是，彻底清创，去除失活组织，用一系列技术保持骨的长度及排列，包括用克氏针作支架及使用外固定器等，3~7 日后做二次清创。如果伤口很干净，可用自体髂骨移植，并做坚强内固定，同时做软组织重建。据 Freeland 等报道，不伴有感染的骨折愈合率很高。此方法在处理严重复合伤时有明显优点，骨长度及外形容易保证，而不像传统方法那样周围软组织已挛缩，顺应性很低。将移植骨块置于血运好的环境下并做坚强内固定，很容易愈合。早期修复骨缺损可以使患者早期开始功能锻炼，并减少关节挛缩及肌腱粘连的机会。

三、掌骨颈骨折

手部掌骨颈骨折比较常见，常见的损伤是手握拳时掌骨头受力所致。第五掌骨颈骨折最常见，被称为"拳击手骨折"。但这是一种误解，因职业拳击手常见的是第二、第三掌骨颈骨折。

掌骨颈骨折时，常发生背侧成角，掌骨头向掌侧移位。这可导致内在肌力不平衡，出现爪形指畸形。查体时应确保无旋转，如果成角明显，则突出的掌骨头会使抓握受限，特别是在使用螺丝刀及锤子时更明显。

测量移位角度时需拍摄 X 线侧位片。第四、第五掌骨掌腕关节在一定范围内成角是允许的。一些学者认为，向掌侧 30° 成角可以接受；另一些学者则认为，只要不超过 50° 成角，即不考虑复位。

因第二、第三腕掌关节基本无活动度，所以在其治疗上没有什么异议。只要成角超过 10° 即可引起症状。评估第二、第三掌骨骨折时侧位片用处很大。不需要复位的掌骨颈骨折，可用槽形石膏固定 2 周，掌指关节屈曲 60°。

如掌骨头向掌侧移位超过限度，可在腕部阻滞或直接于骨折处阻滞后，将掌指关节屈曲 90° 位，行手法闭合复位。握住近节指骨牵引，纠正旋转及向掌侧成角，然后纵向推挤掌骨头。复位后用一短石膏管型或槽形夹板固定 3 周，固定位置为掌指关节屈曲 90°，指间关节伸直位。复位后 7~10 日拍摄 X 线片复查。目前人们已经接受了 Jahss 的观点，即近指间关节不能屈曲位固定，否则可导致严重的屈曲挛缩，甚至因关节处皮肤受压、坏死而致皮肤缺损。

目前市场上推广的支架，使用三点固定的原理维持复位，有一定的价值。尽管支架比较小巧、舒服，构思很合理，但使用时会出现一定的问题。常见的并发症是支架接触点因受压而导致皮肤坏死，这方面已有报道。因此，我们建议使用支架时要仔细观察，以防止此类问题的发生。

Poolman 等的一篇综述发现没有任何一种非手术治疗方法的最终结果优于其他的手术方法。

如果掌骨颈骨折成角超过 50°，或 5~7 日后才发现骨折，则闭合复位后石膏固定就不太有效了。在这种情况下，可经皮穿针固定。我们的观点是尽量避免将针通过或接近掌骨头的滑行结构。在这种情况下，可采用 Hall 提倡的多针固定技术。术后掌骨需要制动 2~3 周，再用可除去的夹板固定 1 周。

掌骨颈骨折很少需要行切开复位。如果患者受伤 3~4 周后才发现骨折，且闭合复位不成功，在这种情况下，可于手背侧纵向皮肤切口暴露骨折线。通过伸肌行纵向切口也可暴露骨折线。我们的内固定方式选择两枚克氏针固定后再行张力带钢丝固定。此时其他的选择是在手背侧放置"T"形或髁钢板，效果也很好。已形成的骨痂在复位时必须去除，然后作为局部植骨以加速愈合。

在此区域使用钢板固定，最好只限于合并软组织及骨缺损的复杂损伤。如果行带松质骨的骨移植，最常见的钢板是 2.4 mm 的"T"形或"L"形钢板。伸肌腱下的这些内固定对功能恢复影响很大。但随着 2.0 mm 及 2.4 mm 髁钢板的出现，因其可放置于掌骨颈或掌骨干（有骨移植）侧面，则上述问题得到很大改善。

这些病例还可应用外固定器。Pritsch 等采用此技术，将一根斯氏针固定于掌骨头，另一根斯氏针固定于掌骨干，即使该方法对闭合骨折效果也很好，但针松动及影响肌腱滑动是其缺点。

四、掌骨头骨折

损伤中累及掌骨头的关节内骨折不常见。Hastirigs 及 Carroll 在统计 250 例开放及闭合关节骨折时，发现仅 16 例累及掌骨头，5 例为闭合性骨折。McElfresh 及 Dobyns 统计了 103 例这样的骨折，骨折形式从侧副韧带撕脱骨折到伴骨缺损的粉碎性骨折。McElfresh 及 Dobyns 将掌骨头两部分骨折分为 3 种：①纵斜形（矢状面）骨折（从掌骨干劈裂至掌骨头）；②垂直（冠状面）骨折；③横形骨折（水平面）。最常见的是掌骨头粉碎骨折，在 103 例骨折中，有 31 例掌骨头粉碎骨折。第二掌骨最常见受累，一些学者推测，这主要是第二掌骨位于手掌边缘，且掌腕关节活动度小的原因。而掌腕关节活动度较大的第五掌骨，在纵轴向力作用时可有一定程度屈曲，但这使掌骨颈骨折在所有掌骨中最常见。

这些损伤的常规 X 线摄片不好阅读，尤其是侧位片因邻近掌指关节重叠而更不易看清。而 Brewerton 体位拍片对这些损伤比较好识别。具体位置就是手指背侧平贴 X 线胶片盒，掌指关节屈曲 60°~70°，球管从尺侧，与胶片盒成 15°角投照。前后位及侧位片不仅可证实骨折的存在，也可区别骨折类型。厚度为 1 mm 的 CT 扫描在确定骨折时用处很大。

掌骨头近端的小横伤口常提示为人的牙齿所伤。在处理打架伤时，如未认识到此问题，很易感染。急诊处理时须冲洗、清创、引流，并静脉应用抗生素。

对大多数无移位的掌骨头骨折，都可采用非手术制动的方法。

对有移位的骨折，需特殊考虑。治疗这些关节内骨折的目的就是解剖复位，并行牢固固定，以利于手术后功能锻炼。如术前考虑达不到目标，就不要手术。对于手术成功机会不大的粉碎骨折，可采用牵引或外固定架牵引治疗或单纯制动。

手术采取背侧切口，于伸肌腱与矢状束间显露。手术操作应轻柔，以免影响小骨块的血运。Hastings 及 Carroll 曾报道用克氏针固定这些小骨块。这些克氏针虽可固定骨块，但稳定性不足以允许早期活动。另外，针尾可刺激周围的软组织，也限制了活动。因此，如果骨块足够大，可以用微型螺钉或自动加压 Herbert 螺钉，螺钉的头可埋于软骨面下，对一些这样的骨折很有效。将螺钉头放在背侧，埋头后可不影响肌腱活动。解剖复位后，如将骨片加压固定可增加愈合率。掌骨干或掌骨头骨折如有较多游离骨块，可用钢板固定。微型髁钢板可作为支持结构，其对关节骨块支持性及稳定性都很好。当将关节骨折复位时，常需在软骨下移植松质骨，松质骨可取自桡骨下端，也可取自尺骨近端。

在打架中，贯通伤引起的掌骨头骨折应被视为高度污染的伤口。彻底冲洗、清创很关键。一些医生会将伤口开放 24 小时，以后再二次清创，内固定后再关闭伤口。

此种骨折最严重的后遗症是虽经细心手术，但关节运动丧失。早期损伤及手术操作都可引起缺血坏死。据 Hastings 及 Carroll 统计，16 例掌骨头骨折屈曲幅度为 1°~83°；在 Buechler 及 Fischer 统计中，17 例关节内掌骨头剪切骨折，掌骨远端内固定后有 3 例缺血坏死。

五、第一掌骨骨折

第一掌骨骨折发病率仅次于第五掌骨骨折，占所有掌骨骨折的 25%。在第一掌骨骨折中，约 80% 为基底骨折。此种骨折分为 4 型，与第五掌骨基底骨折分类相似：关节外基底骨折、Bennett 骨折、Rolando 骨折及粉碎性骨折。4 型骨折损伤机制都差不多，大多为掌骨干部分屈曲时轴向暴力的结果。

（一）基底上部骨折

在第一掌骨基底上部不影响关节的骨折中，横形骨折比斜形骨折多见。此段的骨折如成角小于 30°，对第一腕掌关节活动和力量无明显影响。大多数横形骨折比较稳定，可将拇指用人字形绷带固定 4~6 周。如成角大于 30°，可手法复位后经皮克氏针固定。克氏针可纵行穿入大多角骨，也可用两根克氏针横行穿入第二掌骨。

基底上斜形骨折 X 线摄片有时会与 Bennett 骨折相混，用薄断层 CT 可以明确有无关节受累。如果骨折有移位，应考虑闭合复位后克氏针固定。

（二）Bennett（两部分）骨折

在拇指骨折中，累及第一腕掌关节的骨折最常见。自从 Bennett 在 1882 年描述此骨折后，治疗方案花样百出，结论多种多样，但没一种治疗方案对所有病例都理想。

第一腕掌骨关节由两个相互对应的鞍状关节面组成，分别允许屈、伸、内收及外展。Cooney 及其同事将拇指腕掌关节定性为多向关节，可做屈、伸、收、展及旋转运动，但活动受关节囊、韧带及外在肌腱限制。掌斜韧带在关节稳定中起关键作用，其起于大多角骨结节，向尺侧斜行，止于第一掌骨基底掌尺侧结节。此韧带在第一掌骨屈曲、外展、旋后位时张力最大。在 Bennett 骨折时，掌骨内前结节被撕脱，限制此骨块的就是掌斜韧带。结果是因拇长展肌牵引，而使掌骨基底旋前并向背侧脱位，掌骨头也因拇收肌牵拉向掌侧移位。

Bennett 骨折与其他骨折类似，是第一掌骨部分屈曲时轴向作用力的结果。男女比例约为 10：1，其中约 2/3 发生于优势手。在 Gedda 的详细研究中，发现近半数 Bennett 骨折患者年龄小于 30 岁。

因为第一掌骨与手掌不在同一平面上，常规 X 线摄片常不能显示真实的骨折形状以及掌骨半脱位。Roberts 描述了用以下方法可获得第一掌骨真正的前后位片：将前臂最大限度旋前，将拇指背面贴于胶片盒上。Billing 及 Gedda 描述的侧位片价值更大，即前臂平放于桌子上，手约旋前 20°，以使拇指平放于胶片盒上，X 线球管从正上方倾斜约 10° 投照。这种投照可准确评估：①骨折移位情况；②掌侧骨块大小及位置；③骨块与掌骨基底间隙。当提示有嵌插骨折时，通常考虑断层扫描。

治疗 Bennett 骨折的方法多种多样，很多医生报道用其方法取得很好的效果，因此目前尚未确定哪种方法最好。治疗此种骨折缺少共识的根本原因是对关节解剖及后期疗效评估缺乏共识。Gedda 的数据显示了骨折未复位与形成关节炎的逐步 X 线变化的关系，但在其他统计中未显示有此因果关系。Pellegrini 及 Burton 发现，在有拇指掌骨基底骨折病史的患者中，仅约 2.8% 需二次手术治疗有症状的关节炎。据这些学者解释，解剖复位与好的愈合关系不大。其主要原因是功能恢复取决于关节活动是否受限。但他们也推荐对移位小于 3 mm 的骨折使用闭合穿针，克氏针固定；对移位大于 3 mm 的骨折使用切开复位内固定。Lutz 等对 32

例 Bennett 骨折采用切开复位内固定经皮克氏针固定进行了比较，平均随访了 74 年。尽管结果似乎相同，但克氏针组有较高的内收畸形。

1954 年的 Gedda 及最近的 Buechler 描述了出现此问题的原因。Gedda 注意到尺掌侧骨折块的大小有很大变异，他描述了一些关节内嵌插骨折的例子。Buechler 用 3 种方法来区别骨折：①骨折部位及移位情况；②掌骨基底压缩或嵌插范围；③大多角骨桡侧关节面是否有剪切伤或嵌入伤。

Buechler 将掌骨基底分为三区，中部区域为负荷区。如果损伤发生于其他两个区域，不会出现什么后遗症。即使损伤发生于中部区域，如果掌骨半脱位被矫正，关节面无嵌插，则预后也相当好。只有当 Bennett 骨折中关节面有嵌插时，才会导致对大多角骨较大的剪力，日后会发展成创伤后的一系列病变。

目前，治疗移位性 Bennett 骨折的方法，主要取决于骨折类型。Bennett 骨折发生在 1 区、3 区及无嵌插的 2 区骨折，可闭合复位后经皮穿针固定。治疗目的就是，复位后将掌骨基底与未移位骨块固定。因闭合操作大多效果不错，故切开复位常无必要。复位方法：牵引拇指末端，将第一掌骨置于伸直外展位，再将拇指旋前，即可复位。一根克氏针经掌骨基底固定于大多角骨，另一根克氏针固定于第二掌骨近端。第二根克氏针可控制拇指旋转及外展，没有必要一定穿过小骨块。Geissler 证实在第一掌骨基底存在大块关节骨块时，采用经皮空心钉固定有效。

如果单独应用石膏固定，会出现以下问题：①对第一掌骨进行精确的三点固定很复杂，特别是在软组织消肿后石膏加压点不好保持；②经石膏照相常不能清晰显示骨折情况；③用石膏管型固定 4 日后结果常不好。

Bennett 骨折切开复位内固定的指征：①闭合复位后关节面移位仍超过 2 mm；②X 线摄片证实有嵌插骨折，特别是在 Buechler 2 区（最好用 CT 证实）；③因为社会经济原因。Gedda 及 Moberg 提倡于掌侧切口显露。术中应注意保护桡神经浅支（常绕经第一掌骨基底部）。于掌骨近端骨膜下剥离拇短展肌及拇对掌肌，证实腕掌关节后打开，去除血肿。检查关节内有无游离骨片，注意嵌插部位及大多角骨关节面损伤情况。用牙科凿子去除血肿，牵引复位掌骨，复位后用一根 0.035 英寸克氏针做临时固定。如果尺侧骨块很小，可将第二根克氏针固定于第二掌骨，并用石膏管型固定 6 周。

如果 2 区骨折块较大，可用拉力螺钉固定。大多角骨的关节面如有嵌插，则需复位。如软骨下可见骨缺损，可取桡骨远端松质骨进行骨移植，以支持抬起的软骨面。在决定用什么型号螺钉时，医生需谨记螺钉直径需小于骨块的 30%，否则会使骨块再次骨折。大多数情况下可用 2.7 mm 螺钉，如骨折块很大，可再用一枚 2.0 mm 螺钉。需拍单纯前后位片及侧位片，以证实复位的精确度及螺钉的长度。

松开止血带后，缝合大鱼际肌及伤口。使用术后可去除的夹板固定，一旦患者无不适，即开始主动活动。在术后 1 个月内应禁止做掐捏动作，术后 6~8 周即可恢复正常活动。

像以前描述的一样，对简单的 Bennett 骨折，应用拉力螺钉与应用经皮克氏针相比，其长期疗效无优势。此种技术操作困难，且容易出现并发症。因此，克氏针技术应用较多。

（三）Rolando（三部分）骨折

1910 年，Rolando 描述了这种目前以其名字命名的骨折。他报道了 3 种经第一掌骨基底的 "Y" 形关节内骨折。此种骨折的预后很差。

尽管早先 Rolando 描述的是三部分骨折，但其他学者使用 Rolando 名字命名骨折常指比较粉碎的骨折。我们仍将此种不常见的、真正的三部分的第一掌骨关节内骨折命名为 Rolando 骨折。需拍前后位及侧位片证实 Rolano（三部分）骨折。CT 价值不大，X 线摄片时可在纵向牵引拇指时拍片。

如果拍摄 X 线片时发现一大骨块，最好的治疗就是切开复位内固定。手术路径与 Bennett 骨折相似。纵向牵引复位后，临时用 0.028 英寸或 0.035 英寸克氏针固定，骨块间以一枚 2.0 mm 螺钉固定。然后用一块 2.7 mm 的 T 形或 L 形钢板固定。骨折块偶尔存在嵌插，需撬起后用桡骨远端的松质骨来支撑。术后处理与 Bennett 骨折类似。

另一种可考虑的治疗是牵引治疗。牵引有静态牵引（用外固定器）及动态牵引（用一枚牵引针从掌骨基底穿经虎口，再连于牵引器上）。使用外固定器的牵引（固定于大多角骨干），可与有限的内固定（如螺钉或克氏针）合并使用，牵引器可减轻经关节的轴向负荷，中和移位的各种力量，从而使内固定物发挥其作用。最后，如果对这些小骨块应用内固定困难，这两种方法都是最后的补救措施。

需注意的是，Demir 等通过对 30 例采用手术治疗的第一掌骨基底骨折随访，X 线摄片发现关节面修复质量与主观感觉结果间基本没有关联。

（四）粉碎性骨折

粉碎性骨折处理起来相当困难。Gedda 在对 14 例患者进行了充分的随访后，发现 50% 以上的患者出现创伤性关节炎。与 Rolando 骨折一样，治疗这些骨折时，牵引扮演了一个重要角色。如果关节面碎裂成多块，要解剖复位将很困难。在这种情况下，可行简单的外固定器牵引，克氏针固定于邻近掌骨，或行动力牵引（将一钩形针固定于掌骨，然后弹性固定于远端），这些治疗可能效果最好。动力牵引是由 Spangberg 及 Thoren 提出的，可对抗缩短力及掌骨颈向内成角的力。牵引应用后，韧带轴向力可使大多数骨折复位，只有少部分嵌插骨折未复位。闭合经皮操作（可撬拨），在复位时对软组织损伤最小。如果骨折粉碎不严重，骨折块较大的，则可以切开复位。术中可应用牵引器，通过周围韧带来帮助复位。

手术路径前面已经有描述。针可分别进入大多角骨体及远端掌骨干，然后固定于微型牵开器。经长轴牵引后，骨块可复位，再用 0.028 英寸的克氏针固定，可同时行松质骨移植。牵开器固定 4 周后去除，再用拇指人字形夹板或管型石膏管型固定 2 周。Thoren 描述的另一种方法也可作为一种选择，即将一枚克氏针纵向经过虎口，也很有效。

这些骨折多是高能量损伤的结果，常伴有软组织及其他骨骼的损伤。微型外固定器如用于粉碎关节骨折，也可作为一种牵开器，而且通过连接在外固定器上的第二掌骨，可以有效地维持指蹼的间隙。

（郑晓玲）

第二节　舟骨骨折

舟骨骨折占所有腕骨骨折的 60%～70%，在腕部骨折中其发病率仅次于桡骨远端骨折，居第二位。舟骨骨折几乎全部发生在青壮年，诊断较为困难。通常其治疗过程较长，而且即使在最好的治疗下，也会对患者产生较大的影响，而其中很多人正处于劳动能力最强的年龄。研究表明，舟骨骨折的患者伤后平均 6 个月不能参加劳动。在美国，据估计每年有 345 000 人发生舟骨骨折，而且即使经过正确的治疗，仍有至少5%的患者发生骨不连。这对社会的影响很大。因此，目前对即使无移位的舟骨骨折往往也采用外科治疗。

一、损伤机制

舟骨的功能是靠强有力的韧带在远、近排腕骨之间起连接作用，这使舟骨腰部容易发生骨折。有两种不同的机制能够造成舟骨骨折。到目前为止，较为常见的损伤机制涉及过伸和过屈两方面。为了阐明发病机制，Weber 和 Chao 一直反复试验通过对尸体手掌的桡侧施加轴向应力而造成舟骨骨折，此时尸体的腕关节始终位于 95°～100°背伸位。据估计，在此位置下因为有位于舟骨近、背、桡侧的桡骨，尺侧的头状骨和月骨以及掌侧的桡月长韧带和桡舟头韧带的作用，而使舟骨近端的位置较为固定。与此同时，舟骨远端能够随远排腕骨自由地向背侧移动，然而该骨的掌侧面不能随之伸展，同样其背侧面也不能随之压缩，因此导致骨折常发生于舟骨腰部。Smith 和其同事对尸体标本的腕舟骨实施截骨产生 27°掌侧成角，这样就导致了腕关节塌陷畸形并伴有近排腕骨背伸。这一研究证实了舟骨有连接和稳定近、远排腕骨的功能。而许多研究者也曾经依据舟骨的解剖和临床经验对其功能进行过推测。

Horii 和其同事报道了一种不常见的舟骨腰部骨折的机制，被称为"冲压工舟骨"。在这种机制中，腕关节处于中立或轻度屈曲位，暴力沿第二掌骨传递，通过大多角骨和小多角骨，然后经舟骨远端而形成屈曲剪力。研究者发现，在这些患者中掌骨头开放性骨折的发生率很高。因此，掌骨头开放性骨折的患者伴有腕部疼痛，就应高度怀疑有舟骨骨折。

二、诊断

因为舟骨骨折是临床中的常见病，所以提高警惕是早期诊断的关键。有时舟骨骨折所产生的疼痛、肿胀或活动受限很难发现，因此对于年轻患者有明确手掌着地摔倒病史伴有腕部鼻烟窝区疼痛及压痛，都应考虑到舟骨骨折的诊断，除非明确诊断是其他疾病。个别舟骨近端或远端骨折的患者，压痛点可位于腕背侧或是掌侧的舟骨结节部。

X 线检查仍然是确诊骨折的最好方法。虽然研究者们推荐了不同体位的 X 线检查，但我们和大多数研究者发现，初期诊断较有用的一系列 X 线摄片包括：标准后前位（PA）、尺偏 PA，真正侧位（即桡骨、尺骨和头状骨在同一条线上）以及 45°旋前 PA。侧位片有助于发现腕骨排列异常，这多见于移位型舟骨骨折。在尺偏及 45°旋前位片中，舟骨长轴更加平行于 X 线底片，从而骨折线也更加平行于 X 线。同时尺偏也容易使骨折端分离。以上这两种因素都有助于发现骨折。如果以上这些 X 线摄片检查显示阴性或可疑，而临床表现又非常支持诊断，应进一步做其他斜位片检查。Stecher 推荐做从远端到近端垂直倾斜 20°的 PA 片检查。这种体位检查同样能使 X 线更加平行于骨折线。

据报道，起初的 X 线摄片假阴性率在 2%～25%。如果怀疑舟骨骨折可能性较大，可以进行经验性治疗或者进行其他影像学检查，如 CT、MRI 或者骨扫描。如果选择经验性治疗，拇指人字形石膏固定 2 周并进行复查。虽然当骨折部位发生吸收时，隐性骨折会在接下来的 X 线摄片上变得明显，但是总体看来意义不大。传统认为，骨扫描具有最敏感但特异性最小的成像特征。然而，最近一项研究认为，CT 在发现隐性骨折方面优于骨扫描。而且，如果骨扫描提示舟骨骨折，附加影像学 CT 检查是必要的，可以更好地界定骨折。因此，类似这样的病例我们推荐用 CT 扫描。当行 CT 扫描时，因为腕部横断面扫描时常规检查且阅读这些照片难以说明骨折情况，所以还要请求放射科医师进行舟骨矢状面扫描。换句话说，平片所用的体位同样适用于 CT。为了获得最佳效果，射线一定要平行于可疑骨折线或者垂直于舟骨长轴。图像应有 1 mm 的间隔。另外，在这样的侧位片上也能得到腕骨间排列信息，因为桡骨—尺骨—头状骨的关系以及舟骨成角骨折都能被很好地显示出来。根据我们的实践经验，MRI 适用于那些有关节严重损伤的患者，以除外舟骨骨折。

三、确定治疗方案

很明显，对于舟骨骨折的治疗存在的争议最大。经皮舟骨骨折固定方法的出现，结合早期功能锻炼，使外科治疗受到外科医生和患者的推崇。然而，外科治疗即使无移位舟骨骨折的观点并不新鲜。1954 年，McLaughlin 提倡所有舟骨腰部骨折都采用开放治疗，公开表示对"提倡长时间制动并把舟骨骨折病例归因于需要该项'长时间'治疗的外科医师的反对"。治疗医师一定要权衡这些问题，事实上许多无移位舟骨骨折病例不采用外科手术治疗也可自愈。

虽然没有一种公认的舟骨骨折分类标准，但目前存在一些指导性的分类原则可以帮助医生为患者制定最好的治疗方案。可依据以下几个特征进行骨折分类。

病程：急性骨折指 3 周以内的骨折。Langhoff 和 Anderson 指出，对骨折患者延迟到 4 周后再进行石膏治疗，其骨折愈合率会明显下降。骨折延迟愈合是指 4 ~ 6 个月内骨折仍未愈合。超过 6 个月骨折仍未愈合则可认为是骨折不愈合（骨不连）。当然，这个定义有些武断，因为没有任何人能确定何时算是骨折延迟愈合的开始，而何时又算是结束。

位置：骨折又可以依据解剖位置分为远 1/3（端部）、中 1/3（腰部）和近 1/3（端部）。腰部骨折最常见，大约占所有舟骨骨折的 80%。近端骨折和远端骨折则分别占 15% 和 5%。

这种分类法有助于判断预后。近端骨折比远端骨折愈合率低，可能是因为骨的血供被破坏，进入舟骨的血供位于骨的中 1/3 或以远。Gellberman 和 Menon 指出，舟骨的血供主要来自桡动脉的分支，此分支从舟骨的腰部或以远的背侧嵴进入。整个骨的血供 70% ~ 80% 来自此分支，而近端的血供 100% 来自于此。舟骨近端骨折的骨坏死率达到了 100%。

方向：Russe 和后来的 Herbert 与 Fisher 提出骨折断面的方向很重要，并提出了水平斜形、垂直斜形和横断骨折。他们得出的结论是垂直方向的骨折比较不稳定，因此很少能愈合。

移位：Cooney 和他的同事们以及 Weber 认为，可依据移位来确定骨折的稳定性。有以下任何一种表现可认为是移位性骨折：在任意 X 线摄片上骨折错位超过 1 mm，舟月角超过 60°，月头角大于 15°，或侧位舟骨内角超过 20°。如果对舟骨腰部骨折行保守治疗，移位会显著影响骨折愈合，有报道称骨折不愈合率高达 92%。

粉碎：粉碎性骨折是内在的不稳定因素。

联合损伤：舟骨骨折经常合并月骨周围脱位。对这些不稳定的损伤需要切开复位内固定（ORIF）。这种治疗将在"腕关节脱位"一节中讨论。

约 5% 的桡骨远端骨折伴有舟骨骨折。这种高能暴力损伤通常需要手术治疗。

患者因素：依据个体特征，对于急性舟骨骨折的吸烟者而言，外科医师多多少少倾向于手术治疗。选择石膏制动的患者的潜在经济影响也是一个因素。

我们也认为，相对于骨折断面的方向来说，骨折移位和成角是影响预后的更重要的因素。但是，仅依靠平片可能并不足以说明舟骨骨折是否确实无移位。一些研究者建议对所有腕腰部骨折拍舟骨CT，指出移位性舟骨骨折常发生骨不连、畸形愈合和缺血性骨坏死。他们的理由是，治疗医师有责任证实在非手术治疗前确实为无移位骨折。

总之，使舟骨骨折保守治疗预后较差的因素包括诊断较晚、近端骨折、移位或成角，或许也包括骨折线的倾斜度。舟骨骨折伴月骨周围脱位也不稳定，因而需要内固定。

四、无移位骨折

石膏制动仍然是治疗无移位舟骨骨折的主要手段。然而，石膏的类型却是争论的焦点。腕关节任何位置的固定几乎都有其支持者，包括屈曲位、背伸位、桡偏位、尺偏位、中立位以及各种联合位置。大多数研究者建议石膏固定要包括拇指，而另一些研究者建议包括拇指、示指和中指（三指石膏）。然而其他一些人则认为简单的短臂石膏就已足够。

毫无疑问，石膏制动的争论焦点在于长臂石膏和短臂石膏。在这方面研究最多的是Gellman和他的同事们，他们得出的结论认为，在骨折最初6周用长臂带拇指的"人"字石膏固定可以加速愈合（长、短臂之间愈合时间之比为9.5周：12.7周，$P < 0.05$），并可降低骨不连的发生率（0%：8.7%，差异无统计学意义）。然而，最近一项尸体研究表明，短臂石膏病例在贯穿整体的前臂旋转运动中舟骨骨折端移位仅0.2 mm。而且另一位研究者认为，长臂石膏对舟骨骨折愈合是不利的，因为它们阻碍正常的前臂旋转，并且当患者尝试用患手时，桡腕关节旋转将增加。

一些学者报道了应用石膏固定治疗新鲜无移位的舟骨骨折的成功率，成功率之间的差异可能是因为应用了不同类型的石膏。这说明恰当的石膏类型并不是治疗成功的决定性因素。因此，我们赞成在中立位使用自肘关节至腕关节合适的短臂带拇指"人"字形玻璃纤维石膏。通常要每隔两周更换一次石膏，以保证石膏固定的有效贴紧。固定6周要查X线后前位、侧位及尺偏位片。如果X线摄片不能确定骨折愈合情况，则需再次使用短臂带拇指"人"字形石膏并进行舟骨CT扫描。如果X线摄片显示骨折未愈合，尽管此时疼痛消失，也应再行低肘位石膏固定6周。如果经过总共12周的石膏固定，X线摄片仍不能确定骨折已经愈合，则应进行CT检查。

有些证据显示，石膏固定加电刺激能促进骨折愈合。但依据我们的经验，在这种情况下电刺激的作用有限。

虽然多数外科医生仍认为石膏固定治疗无移位舟骨骨折的效果满意，但目前医生对内固定治疗此类骨折的兴趣越来越大。据Herbert和Fisher报道，非手术治疗的失败率为50%，因而许多患者适于早期内固定，尤其是年轻的手工劳动者和职业运动员，他们不能忍受长期的石膏制动。Rettig和其同事的研究也证实了这一观点。据他们报道，患者经过掌侧入路行舟骨固定，在6周内即恢复了运动。最近，经皮舟骨固定技术使用空心钉从掌背侧或掌侧入路已被广泛使用。几项报道中称，骨折愈合率达100%，而且很快可进行功能活动。在军队中进行的一系列经皮舟骨固定术的患者，康复工作的时间比石膏治疗早1个月。这种方法是否为过度医疗尚存争议。

经掌侧入路可能的优点包括：外科医生感觉更加方便，因为传统对腰部骨折开放手术治疗是从掌侧入路的；更容易获得X线片，因为腕关节必要的伸直位置使舟骨长轴平行于桡骨；一步即可安置导针；骨折移位的可能性更小。掌侧入路可能的缺点包含了皮神经和舟骨——大多角骨的损伤以及生物力学固定可能较差，因为将钉尖端置入近极中央较困难。背侧入路的最大优点是钉进入近极中央较容易。使用螺钉通过掌背入路对近极骨折来说是关键。如果选择关节镜辅助入路，则建议选择掌背入路。掌背入路的缺点包括：对技术要求高于掌侧入路；造成伸肌腱的损伤；对舟骨近极关节面破坏以及钉对桡骨显著破坏；置入导针需要腕关节面极大弯曲，导致骨折移位。在选择舟骨固定术病例中，有学者推荐掌侧入路治疗腰部骨折，为了保护伸肌肌腱和确认合适的螺钉位置，近极骨折做小切口。

（一）经皮掌侧舟骨固定术

我们更喜欢用非黏性绷带包裹腕关节保持伸直位，以这种方式插入导针时，平行于桡骨并向尺侧成近45°角。一枚0.045英寸导针自舟骨远极桡侧进入，至近极中央。从不同角度透视以证实合适的进针点位置。然后将一枚防旋针平行于第一枚针置入。为了测量合适的螺钉长度，在导针进针点位置做1.0 cm切口，第二枚导针平行于前枚导针徒手推进至远极。测量后，在透视下，徒手推进管状锥。然后拧入一枚比测量值短2.5 mm的Acutrak螺钉。在透视下确认骨折复位情况，这恰好是螺钉长度。在最后固定前，将导针退出。皮肤缝合用5-0缝线，并用黏性绷带和夹板固定。随访2周后，拆线治疗并拆除夹板。虽然没有加固，但鼓励患者行腕关节活动。术后6周行X线摄片检查，然后如有必要，可以每月进行一次检查。如果舟骨骨折愈合，可以进行无限制功能活动。

（二）经皮背侧舟骨固定术

行X线摄片检查时，腕关节屈45°，掌心向下至舟骨近远极重叠。确定入口点，行小切口，保护伸肌腱，并打开小关节囊。对于近极骨折，要确认复位满意。将内径0.045英寸导针置入舟骨骨环重叠部分的中央，通过掌侧皮肤至大多角骨附近。然后导针向远端后退，并通过伸腕获得高质量X线片。一旦位置适合且闭合复位，导针向掌背侧推进后再退回，以使尖端在舟骨远极软骨关节面水平。可以测得螺钉长度，选择螺钉小于测量长度4 mm，以使螺钉位于骨内。然后导针再次向掌侧推进，以防遇到破坏时可有补救余地。防旋针可能是必要的。用手持扩髓钻将导针自近端向远端钻入。在透视下确认合适的钻头深度，电钻移开，螺钉通过导针推进至关节软骨下。余下操作过程和术后护理与掌侧入路相同。

五、移位或不稳定性骨折

对于急性移位性舟骨骨折的治疗很少有争议。这种骨折需要手术治疗。手术治疗的选择包括：闭合复位经皮穿针或螺钉固定，关节镜辅助下穿针或螺钉固定，以及切开复位穿针或螺钉固定。我们采取切开复位内固定（ORIF）的方法，用导管螺钉固定骨折。近端骨折常规采用背侧入路。对于腰部或远1/3部骨折采用掌侧入路比较安全，因为舟骨主要的血供位于背侧。如有必要植骨，骨块通常取自桡骨远端。

六、延迟愈合

舟骨骨折的部位明显影响骨折愈合的时间。结节部骨折的平均愈合时间为4~6周，腰部骨折为10~12周，近端骨折为12~20周。因此，普遍认为的4个月为"正常"愈合的时间上限，这一观点应视具体的骨折部位而定。

对于骨折治疗失败者，一些研究者曾建议使用非侵入性电刺激治疗。根据电刺激治疗后的经验，Osterman 和 Mikulics 认为，电刺激治疗最适合于那些事先没有进行植骨、对位良好的腰部骨折，并且不伴有骨折端萎缩、近端没有小的骨折块或没有明显的骨性关节炎。因为缺乏可对照的实验研究证实电刺激治疗有效，所以我们推荐植骨术作为石膏固定治疗失败的下一步措施。

七、骨不连

当患者舟骨骨折骨不连并伴有症状时，决定手术相对容易些。然而，临床上也可见到患者受伤后新发生腕部疼痛而 X 线摄片又证实有长时间的骨不连。对于这种情况，医生或许会仅建议患者腕部夹板固定，期待患者疼痛缓解，恢复到无症状的骨不连状态，而事实并非如此。外科医生所面临的难题是建议无症状的骨不连患者进行手术治疗。据 Mack 和其同事、Ruby 和其同事以及 Lindstrom 和 Nystrom 报道，如果不对骨不连进行治疗，则 5~10 年后会发生腕关节紊乱和关节炎。如果对骨折选择手术治疗，那么应该时刻牢记治疗目的不仅要促进骨折愈合，而且要恢复良好的腕关节与舟骨的排列。手术方法目前包括内固定术、植骨术或二者同时进行。补救性手术有桡骨茎突切除术、Bentzon 手术、植入性关节成形术、近排腕骨切除术、全部或部分关节融合术以及联合术式。

（一）植骨术

对已明确的骨不连和骨折延迟连接，植骨术是最早的治疗方法。自体骨植骨的作用包括以下几个方面。植骨块有骨传导和骨诱导的作用，并且提供了成骨细胞的来源。另外，它还可以作为结构性植骨块塑形后填充骨缺损以及纠正舟骨的畸形。供骨区可选择髂嵴、桡骨远端及尺骨近端。组织形态特征研究显示，取自髂嵴的松质骨的质量优于取自其他部位。Hull 和其同事进行了一次不很严密的临床研究证实，用取自髂嵴的骨块植骨治疗舟骨骨不连优于用桡骨远端的骨块。我们几乎全部采用髂嵴骨块植骨，除了对于舟骨近端缺血性骨不连，我们依据 Zaidemberg 和其同事所报道的方法采用桡骨远端带血运的骨块植骨。

近年来报道了几种不同的植骨方法。目前普遍应用的是皮质—松质骨或松质骨中间嵌入式植骨和前部楔入式植骨。1937 年提出的原始 Matti 植骨法是，从背侧入路将骨折近段和远段中间挖空，把松质骨骨条植入两个空腔中起到内固定装置的作用，同时也作为成骨中心。1960 年，Russe 报道从掌侧入路也用松质骨植骨。后来，他又提出应用双皮质—松质骨条植骨术。因为舟骨的血供主要来自背侧，所以目前最普遍采用的是掌侧入路。Matti-Russe 式植骨术适用于不伴有腕关节背侧嵌插不稳定性（DISI）的骨不连。当存在 DISI 时，继 Fisk、Fernandez、Cooney 和其同事所提出的方法之后，临床上更乐于采用前部楔入式植骨法。Green 指出，当舟骨骨折近端无血运时，即手术中骨断面不出血，Matti-Russe 手术的成功率较低。他所报道的 5 例患者在手术中舟骨近段没有出血，术后失败率为100%。他和其他一些学者指出，X 线摄片显示（骨骼）无血运并不代表实际的血运情况。我们采用 Matti-Russe 手术的结果和大多数研究者一致，患者可有80%~90%的愈合率。

（1）Matti-Russe 手术：在掌侧行 4~5 cm "Z" 形切口，位于舟骨结节桡侧腕屈肌腱的止点上方。仔细分离皮肤，避免损伤掌侧正中神经皮支，它通常位于桡侧腕屈肌腱上方皮内。牵动桡侧腕屈肌腱，将其分向尺侧，将桡动脉分向桡侧。在切口的远端可以看到桡动脉浅支。如果要显露舟—大多角骨关节，可能需要结扎桡动脉浅支，但术中并非必须游离桡动脉。纵向分离桡侧腕屈肌腱鞘后壁，显露其下的关节囊周脂肪。分离脂肪层，用一个双极仪器烧灼脂肪层内的血管丛以达到止血目的。将布卷垫在腕关节下，使腕关节背伸，这样有利于显露关节囊。自桡骨远端向下至舟骨结节锐性分离掌侧腕关节囊和关节囊韧带。术中要求手法细致，尽可能保留腕关节掌侧的囊外韧带复合体。

依此入路，能够显露桡舟关节和舟骨的全部掌侧面。通常骨折部位清楚可见，但偶尔仅可见舟骨关节软骨皱褶，提示此处为骨折部。通过牵引手指和背伸，腕关节能更好地显露骨折部。在骨折部位将舟骨不连续的皮质开窗，分别在骨折两端挖出相对的两个洞。Russe 建议这一步仅用手动工具来做，但我们用带有 2xbit 的 Midas Rex 气动工具完成初步的刮除，然后用直的和弯的手持刮匙完成挖空操作。如果骨折近端太小并且无血运，则需要挖空到软骨下骨。因为关节软骨营养来自滑液，所以骨折近段则变成了一个骨软骨性的植骨块。在操作中要特别注意不能穿通骨折近段。骨折两端挖空要足够大（可见到松质骨出血），从髂嵴取大小和形状合适的松质骨块，然后用力分离骨折两端，将植骨块紧紧塞入挖好的空洞中。术中可能要钻入克氏针作为"调节杆"。用松质骨片填满所有的空隙。被动活动腕关节，使之屈伸、尺偏和桡偏，检查固定的稳定性。如果不稳定，则需要从远端向近端经过植骨块平行穿入两枚直径 0.045 英寸的克氏针。术中用 X 线确认克氏针位置合适以及舟骨和其他腕骨排列位置正常。用 2-0 可吸收缝线水平褥式缝合掌侧关节囊和韧带。然后常规闭合其余部分。

如果术中用克氏针固定，那么要把剪断针尾埋于皮下，因为通常要保留克氏针固定超过6 周。术后用桡侧开槽的夹板（拇指与手掌间分开的夹板）固定 5~7 日。然后更换为包括拇指的短臂"人"字石膏固定，此后每 2~3 周更换一次。术后 6 周去除石膏拍摄 X 线片，然后继续用包括拇指的短臂"人"字石膏再固定 6 周或直至 X 线摄片显示骨折完全愈合。我们几乎对全部患者行舟骨 CT 检查，以证实骨折愈合。

当骨折部有成角伴有背侧嵌插不稳定型 DISI 时，大多采用 Fisk-Fernandez 方法。

（2）Fisk-Fernandez 手术：依照 Fernandez 和 Cooney 及其同事的方法，通过测量正常舟骨来决定切除骨质的多少以及植骨块的大小和形状是有帮助的。采用与 Matti-Russe 法相似的入路。虽然掌侧成角不易发现骨折部位，但通过腕关节背伸和尺偏可以显示骨折。用一个小的板状撑开器伸入到舟骨骨折内并尽可能撑开，以消除腕关节 DISI 畸形。这种方法通常用来使骨折和不稳定的腕骨复位。也可以将直径 0.054 英寸的克氏针分别插入骨折远段和近段作为"控制杆"来引导骨折复位。如果腕关节塌陷严重，则需首先通过腕中关节将月骨移向掌侧以恢复与桡骨的对位。然后自桡骨向月骨穿入一枚直径 0.062 英寸的克氏针作为临时固定。这项操作会导致两个骨折断端移位，必要时植骨。

在骨折部位进行彻底的刮除，直至看到骨折两个断面的松质骨有良好的血运。从髂嵴取一楔形皮质—松质骨块。有的患者舟骨已有短缩，并且骨折向掌侧和尺侧成角。这可能是因为骨折时背侧粉碎，或是因为骨折断端活动的磨损。在这种情况下，骨折复位后在掌侧会有较大的缺损，背尺侧会存在间隙。因此，把双皮质植骨块修成梯形，使之适合掌侧的骨缺损并保证皮质面向前。然后安放骨块，将一枚直径 0.045 英寸的克氏针从舟骨结节部穿入，通过舟骨远段和植骨块直至近段。

如果骨折近段太小或缺血骨质被广泛刮除，我们应尝试用克氏针穿入月骨来改善固定。

另外也可采取背侧入路植骨用克氏针或螺钉固定来治疗舟骨近段骨折。被动活动腕关节，观察骨折部位的稳定性。利用腕部后前位及侧位平片检查骨折对位和内固定的位置。术后用桡侧开槽的夹板固定 7～10 日。然后改用包括拇指的短臂"人"字石膏将腕关节固定于中立位 6 周；每 2～3 周更换一次。此后拍摄 X 线片，必要时行 CT 检查。如有必要，石膏要继续固定 6～9 周或更长，直到拍摄 X 线片显示骨折牢固愈合。同样应每 2～3 周更换一次石膏。

（3）带血运骨移植：近 20 年来，应用带血运骨移植的方法治疗顽固性骨不连受到越来越多的关注。这些方法包括掌侧的旋前肌带蒂植骨，1、2 背侧骨间动脉支带蒂植骨，Fernandez 血管束移植，以及带游离血管的髂嵴骨块植骨。目前，相对于常规的不带血运的游离植骨，这些方法的效果并不确切。梅奥诊所的一项研究认为，1、2 骨间背侧动脉支 Zaidemberg 植骨可能不像想象中的那样矫正舟骨塌陷"驼峰样"愈合，而不带血管蒂松质骨皮质通过掌侧移植效果更好。我们认为：植骨块的作用是提供骨折部位结构的需要，比改善血运更为重要。背侧带蒂植骨治疗对复位良好的近段骨折有明显的作用。

（二）内固定术

内固定的适应证包括：急性移位性骨折、骨折伴随韧带损伤（如经舟骨月骨周围的骨折脱位），以及植骨治疗骨折延迟愈合或不愈合时单纯植骨块固定不够稳定。相对适应证是患者不能忍受长时间石膏制动。已使用的内固定物有克氏针、螺钉及 U 形钉固定，不过 U 形钉并未被广泛应用。其中，克氏针是最简单的，螺钉是最牢固的。

在螺钉固定的方法中，Herbert 螺钉系统应用最广泛。Herbert 螺钉中间平滑，两端有不同螺距的螺纹。随着螺钉的旋入，钉头螺纹的斜度将大于钉尾，这样能在骨折部位产生加压作用，使整个螺钉留于骨内。这枚螺钉可以徒手或用调节加压工具拧入。然而，和克氏针相比，这种方法技术上要求较高。

在舟骨固定术中一项进步是小型空心螺钉的发展。外科医生可以在拧入螺钉位置先置入一枚小导针，对舟骨创伤较小，效果较好。在过去 10 年里，最普遍应用的舟骨螺钉是 Acutrak 螺钉和 AO3.0 空心螺钉。这两种螺钉用不同的方式产生压力。AO 螺钉有钉帽，带有部分螺纹，这样可通过标准的"相位滞后"作用产生压力。带螺纹的垫圈可以用来加强近侧皮质的推力。Acutrak 螺钉无头，呈锥形，空心钉，带有不同的弧度斜面，当螺钉旋进时，可产生压力。不像 AO 螺钉，Acutrak 螺钉压力由螺纹长度、大小和骨折位置决定。较长、标准的空心钉尾部（进入位点）最接近于骨折端将会产生更大压力。

一些研究比较了不同螺钉固定舟骨的效果。Shaw 指出，3.5 mm 的 AO 套管螺钉能产生比 Herbert 螺钉多 2.5 倍的压力。Newport 和其同事认为，Howmedica 通用加压螺钉优于其他的螺钉。而 Toby 和其同事并不支持这种观点，他们认为，较大的通用加压螺钉拧入部位容易产生医源性骨折。在那项研究中，Acutrak、Hebert-Whipple 和 AO 螺钉比 Herbert 螺钉好。

在临床实践中，Trumble 和其同事发现，对于治疗舟骨骨不连 Herbert 螺钉和 AO 套管螺钉结果没有差别。然而他们发现，对于舟骨近端骨折，螺钉的位置非常重要。当螺钉位于舟骨近 1/3 段轴心时，骨折愈合时间会明显缩短。最近关于 Acutrak 螺钉长度生物力学研究中，Slade 和他的同事证明较长空心钉可减少骨折端移动，并认为理想的螺钉长度应该是比舟骨长度短 4 mm。总之，注意技术上的细节（如螺钉的长度和位置）是确保骨折固定的关键。

（1）Acutrak 螺钉经掌侧入路方法：采取类似 Russe 手术的掌侧入路，远端延长至舟——

大多角骨关节。分离并结扎桡动脉浅支，横向打开舟—大多角骨关节。近端应减少剥离以减轻对掌侧关节囊韧带的损伤。然后分开骨折部位，如前所述准备好骨折断端。如果存在大的缺损，从髂嵴外面取楔形皮质—松质骨块并植入。可以由远端至近端方向插入 0.045 英寸 Acutrak 导针。常见错误是导针置入太靠近舟骨结节前方，从而导致结节骨折或者脱离掌侧舟骨腰部。为防止这种情况的发生，我们首先在腕下方置入卷筒状毛巾使腕关节背伸，然后用咬骨钳咬除少量大多角骨桡掌侧角，这样可使导针更靠近远极中央插入。一旦在透视下插入角度效果满意，导针可以推进至近极软骨平面。在不同角度透视下核实合适的导针位置。较理想的导针应穿过近极中央 1/3。不经意刺入桡腕关节的常见位置是近极桡掌侧面。通过舟骨结节桡侧可减少这种情况的发生。满意的螺钉长度可以通过导针测量，注意确认深度可及舟骨。总之，选择比测量长度短 2.5 mm 的螺钉有几个理由：防止舟骨—大多角骨与螺钉插入角度相倾斜而引起螺钉撞击大多角骨；螺钉前端不能刺入桡舟关节，而 Acutrak 螺钉呈锥形，在没有加压固定前不能退回。一枚 0.045 英寸防旋针在导针钻入过多前，可以通过骨折端插入。在透视下，徒手钻至尖端到达想要的螺钉位置。钻孔失败，可能导致在拧螺钉时，骨折端分离。当外科医师检查骨折位置旋转或裂缝时，螺钉可以通过导针拧入。为防止形成箝闭，在拧入螺钉前退回导针。通过移动腕关节和骨折位置来检查稳定性，最后进行 X 线摄片检查。如果对骨折稳定性怀疑，防旋针可以留在原位置并剪除皮下部分，按层次关闭切口并用低肘关节夹板固定。经 10～14 日，拆除缝合线。如果骨折稳定性较好，可以移除腕关节夹板。在最初 1 个月不必使用正规治疗或固定。术后 6 周行 X 线随访检查，对不明确的病例行 CT 扫描。

（2）Acutrak 螺钉背侧入路方法：背侧入路适用于近极骨折和那些伴有舟骨周围掌侧脱位的舟骨骨折。对这些病例行通过腕关节背侧纵行切口。如果损伤仅限于舟骨，切开第四伸肌支持带末端至桡侧，行韧带保留的关节囊切开术。对于经舟骨月骨周围损伤病例，需要采取更长切口。在那些病例中，将拇长伸肌腱韧带切开，切除 Lister 结节，保护关节囊，纵行切开深至第四肌间隔。在背嵴小心剥离以减少对舟骨造成医源性血管损伤。骨折复位时，如有必要，可把克氏针作为操纵杆。对于近极骨折，我们更赞成使用微型 Acutrak 螺钉。导针起始点近于舟骨韧带腱膜。腕关节一定要极度弯曲以保证克氏针位置满意。一旦通过多个角度透视克氏针位置满意，即可测量合适的螺钉长度。导针自远端推进如遇克氏针损坏，它可能退回。选择螺钉比实际测量短 2～4 mm。同掌侧入路，完全钻入是必要的，以减少骨折端分离的可能性。小的防旋针是必要的。认真确保螺钉针尾位于关节软骨下。对微型 Acutrak 螺钉来说，近极有时可能太小。对于这样的病例，2.0 mm 或 2.7 mm 埋头孔的 AO 螺钉是有用的。

（三）补救性手术

如果决定放弃尝试使舟骨愈合，那么还有其他几种选择。应该强调，这些手术的指征通常是经过一期治疗失败的病例。对大多数患者而言，基本治疗是力图获得骨折愈合。假若植骨术有较高的骨折愈合成功率，那么补救性手术只适合于相当少的一部分患者。

（1）桡骨茎突切除术：这种手术可能适合于作为植骨或内固定术的辅助手术，尤其是存在舟骨远端和桡骨茎突关节炎时。切除的骨块可以用于植骨，而且当采用桡侧入路时切除桡骨茎突可以增加舟骨的显露。当然，单纯桡骨茎突切除术本身对舟骨不连并没有治疗作用，而且假若疼痛是由骨不连引起，那么必须采取一些其他的措施。如果医生过分切除桡骨远端，则可能因为桡舟头韧带和桡月长韧带起点被剥离而使腕关节变得不稳定。还没有长时间的随访来评价这一手术的效果，我们也不认为它能作为一种独立的手术而常规应用。

（2）近排腕骨切除术：如果患者不适合长时间腕关节制动，并且对腕关节的功能要求很低，或者经植骨术后骨折不能愈合，也可选择近排腕骨切除术。尽管一些研究显示，这一手术在年轻手工劳动患者中取得良好效果，但我们更愿意将它应用于老年患者。桡月关节或头状骨关节炎是此手术的禁忌证。舟骨骨折长期不愈合，关节炎首先发生在舟骨远端桡侧面，然后是朝向头状骨头部的近端面。

Green 报道了一系列他本人实施的近排腕骨切除病例，这 15 例患者的平均年龄为 34 岁。随访 6 个月至 6 年，平均 30 个月。在 15 例患者中，4 例完全无痛，6 例有轻度不适，3 例中度不适，2 例严重疼痛。12 例患者术后能从事他们先前的，甚至更重的工作。13 例患者腕关节活动度：背伸 39°，掌屈 40°，尺偏 31°，桡偏 5°。7 例优势腕损伤的患者，腕关节力量平均恢复到对侧腕的占 83.5%，6 例非优势腕损伤的患者恢复到对侧的占 41.0%。因此，Green 引用 McLaughlin 和 Baab 的表述得出结论："无论任何时候，腕关节能够活动，即使以无力和不适为代价，也比一个有力量、无痛但僵直的关节要好得多。"近排腕骨切除术可以作为腕关节融合术之外的另一个选择。我们对这一手术的经验有限，因为我们的患者在舟骨不连治疗失败后很少有头状骨关节面正常的，而且我们最先考虑的是减轻患者的腕关节疼痛。

（3）手术方法：以 Lister 结节为中心，在腕背侧纵向切开皮肤。在第 3 间隔切开伸肌支持带，向远端延伸至第 2 间室。把拇长伸肌腱拉向桡侧。纵行切开关节囊，尽可能将关节囊和骨膜剥离向尺侧或桡侧，并完全显露腕关节深部所有其他伸肌腱。术中无须打开第 4 间室。然后用一把 1/4 英寸月牙形骨凿作为刀用来分离腕周韧带，取出月骨和三角骨。然后用一枚带螺纹的克氏针穿入腕骨以便于切除。使头状骨头部置入先前月骨的位置。补充的针固定通常没有必要。逐层闭合伤口，将拇长伸肌腱置于皮下组织。留置引流 24～48 小时。术后夹板固定 1 周，直到肿胀消退，然后用短臂石膏固定 4～6 周。术后即可鼓励患者活动手指。

需要强调以下几点：①如果头状骨头部或桡骨的月骨关节面有明显退变，则是此手术的禁忌证；②如果残留的舟骨远端 1/3 部分与桡骨茎突有撞击，则应将其切除，如果仍有撞击，则应有限切除桡骨茎突；③保留腕掌侧韧带相当重要，以免剩余的腕骨向尺侧移位。

（4）关节融合术：部分或全关节融合术只适用于那些长期存在骨不连、严重关节炎或广泛缺血性骨坏死伴有塌陷的患者。部分关节融合术包括：桡舟月关节、舟头关节或全部腕中关节融合，舟骨远端切除及其舟骨近端—月—头状骨融合术，舟骨切除及其四角关节融合术。硅树脂代舟骨关节成形术已不再提倡。

对于长期的舟骨不连，特别是有严重的关节炎以及先前做过其他手术的患者，我们推荐实施全腕关节融合术。然而，对于某些特定的职业，尤其是水管工，需要腕关节有一定的活动度。另外有些患者愿意以轻度疼痛为代价而保留腕关节部分活动功能，这样就可以选择部分关节融合。当考虑要实行部分腕关节融合时，一定要了解关节炎的严重程度。幸好病程很长的病例，其桡月关节通常也没有被破坏，所以可很好地利用桡月关节，通过有些手术使关节术后能够保留少量的活动。依我们的经验，在这种情况下舟骨切除并行四角关节融合的效果令人满意。

（5）全关节融合术手术方法：以 Lister 结节为中心，做斜行直切口。找出拇长伸肌腱并将其拉向桡侧，切除结节。切开腕关节囊和桡骨远端骨膜，将这两层自骨膜下剥离拉开，避免显露第 4、5 间室的伸肌腱。在此位置用电动磨钻将要融合的关节面去除。手术操作中，我们常规将第 3 腕掌关节、桡腕关节以及除舟—大多角—小多角关节以外的腕中关节包括在内。保留三角骨近端关节面、膜状的月—三角（LT）韧带以及月骨的尺侧半。把取自桡骨远端和髂嵴的松质骨紧紧填塞入关节间隙，然后用预弯的 AO/ASIF 浅弧面腕关节融合接骨板固定。逐层闭合伤口，置引流。术后以夹板固定 1 周，然后改为短臂石膏固定，直至 X 线摄片显示骨质融合。这通常需要 6 周时间。我们对 28 例患者术后平均随访 4 年，其握力恢复到正常的 75%，且不伴有疼痛。

（四）其他补救性手术

（1）舟骨远端切除关节成形术：这种手术通过切除舟骨远端和桡骨茎突，或许能消除因骨折不愈合或桡舟关节撞击造成的疼痛。在他们 19 例患者中均伴有 DISI 畸形。术后 13 例疼痛完全缓解，并且腕关节塌陷不再发展。手术者认为头月关节炎是手术的禁忌。这看来对那些要求低、年长的患者是有意义的。在认同这一手术方法之前，我们希望能有更长时间的随访，尤其是在腕关节塌陷方面。

（2）Bentzon 手术：假关节是由于来自桡背侧关节囊的软组织嵌入骨折部位而造成的。显然，舟骨不连的疼痛可能主要来源于骨不连本身。Boeckstyns 和 Busch 报道了一组长期随访的大样本病例取得了很好的临床效果，不过大多数患者仍有关节塌陷。在我们看来，Bentzon 的手术很好地证明了这一论点，即疼痛从根本上是源于舟骨不连。然而，随着关节炎外观的进展，该手术并不能恢复腕关节的正常动力学，但重要的是它预防了桡腕关节炎。我们对此手术尚无经验。

（五）特殊情况

（1）近极骨折：如前所述，Gelberman 和 Menon 以及 Taleisnik 和 Kelly 通过对血运的研究认为，舟骨近 1/3 的骨折很可能破坏骨折近端血运，因为骨的大部分血供是在此水平以远进入骨质的。舟骨近极几乎全部被软骨覆盖，如果和远端离断则其血运极差。保守治疗近极骨折可能需要 20 周康复，尽管这样，也不能保证骨折愈合。因此，许多外科医生包括我们也支持无移位近极骨折应用内固定。我们处理这些骨折通过先前描述的那样行背侧切口。对于近极骨折不愈合的病例，我们推荐采取 DeMaagd 和 Engber 的方法，从背侧入路进行松质骨植骨及内固定。特别重要的是，骨折部位近极刮除要彻底，直到松质骨有出血，如果没有出血，则要刮至软骨下骨。然后用松质骨植骨块紧紧地填塞，用螺钉或克氏针进行内固定。这种手术同样适用于不伴有塌陷或明显关节炎的舟骨近极缺血性坏死，尽管有些人报道其成功率有限。一些学者推荐采用带血运植骨的方法来治疗缺少或没有血运的近端骨折。Zaidemberg 和其同事报道了采用带血运的桡骨远端植骨方法治疗 11 例患者，桡骨远端血供来自鼻烟窝部的桡动脉升支。X 线摄片证实其成功率达到 100%，而且其中 5 例为先前行 Matti-Russe 手术失败的病历。Chang 等提供了对这种方法的客观评价，他报道了用 Zaidemberg 方法治疗的 25 例近极骨不连患者中仅有 18 例成功愈合。

对于舟骨近极塌陷、明显的关节炎或植骨失败的情况，有几种可行的方法。外科医生可以进行再次植骨，或行近端骨折段切除，可以用也可以不用肌腱或硅胶垫移植替代。Zemel

和其同事报道了21例硅胶移植替代治疗的患者，平均术后5年有20例（95%）获得很好的临床效果，尽管所有患者都显示舟—月角有一定的增加以及腕关节塌陷，但未出现硅胶性滑膜炎的报道。Watson和Ballet曾经建议，切除舟骨后行舟骨置换并且予以头—钩—三—月关节融合。现在他们建议不用舟骨置换。这些报道也表明了疼痛是因为骨不连本身引起的，因此，任何手术只要去除了骨不连的因素，都会在一定程度上有效地缓解疼痛，Bentzon的手术就是一个范例。然而，腕关节结构的改变将不可避免地在以后出现关节炎，并可能出现临床症状。另外必须提到，硅胶有引起滑膜炎的危险。考虑到舟月韧带必定会丧失维持稳定的功能而导致舟月分离，所以我们曾经勉强进行过舟骨近端切除。因此，我们更愿意用部分或完全腕关节融合的方法来治疗植骨失败的舟骨近极骨不连。

（2）远极骨折：远极骨折最常见的情况是关节外结节部撕脱骨折。半旋前位（斜位）的X线摄片能较好地显示小骨折片。通常石膏固定数周就已足够。对有症状的骨不连，可以将骨片切除。舟骨体部远端1/3的新鲜无移位骨折，石膏固定4~8周应该能愈合。还有一种较少见的情况并且通常很难发现，是位于关节内的垂直骨折，这种骨折可能只有通过断层摄影或CT检查才能发现。如果骨折无移位，应给予石膏制动治疗；如果有移位，则应予以切开复位内固定。由于此部位有很好的血运，故很少发生骨不连。

我们对有移位X线摄片应仔细阅读。凭经验，如果在通过骨折区域的标准X线摄片中骨折端可见，那么骨折被认为是有移位的。对不明确的病例，可行舟骨CT扫描以证实骨折有无移位。对于急性无移位骨折，建议短臂石膏固定于腕关节中立位。应用石膏固定6周，每2~3周更换一次。6周时拍摄X线片，如果未显示有坚固的愈合，改为短臂石膏固定，每间隔2~3周更换一次，直至3~4个月。每间隔3~4周拍摄X线片直至坚固愈合，对有疑问的病例采用断层摄影或CT检查证实。对于觉得石膏治疗资金困难的患者或者确诊超过1个月的患者，我们建议行经皮舟骨固定术。对于腰部骨折，我们建议经皮掌侧入路；对于近极骨折，我们选择微小切口掌背入路。

对于急性移位骨折，建议外科治疗。如果骨折移位较小，我们尝试透视下经皮用操纵杆复位和稳定骨折端。如果复位效果不满意，我们予以开放治疗骨折。腰部骨折掌侧入路治疗，而近极骨折背侧入路治疗。腰部骨折用Acutrak螺钉固定，而近极骨折用微小Acutrak螺钉治疗。

对于无移位的骨折延迟愈合或不愈合，采用从前面入路松质骨或皮质—松质骨植骨术。对于移位的骨不连，采用从前面入路切开复位楔形或梯形骨块植骨结合内固定。如果骨折位于舟骨近1/3，要用背侧入路。当骨折近端缺乏血运而整体上腕骨排列正常时，建议采用带血运的桡骨远端骨块植骨结合内固定。

对于植骨失败的，可采取再次植骨、舟骨切除结合四角融合或全部腕中关节融合术。

对于有症状的长期骨不连并伴有明显的骨性关节炎（通常在受伤10年或更长时间后才出现）的患者，如果患者要求较高，首选全腕关节融合手术。如果关节炎的症状不特别明显或患者的要求不太高，可不必施行手术，要么也可以切除部分舟骨。

八、月骨骨折

除去Kienbock病外，急性月骨骨折相当少见，约占总体腕部骨折的1%。Kienbock通常是高动能过伸或轴向损伤造成的，可能伴有桡骨远端、头状骨或腕掌关节的骨折。然而，或许骨折很细微，只有在高度怀疑的情况下，CT 检查才能有所显示。Teisen 和 Hjarbaek 把急性月骨骨折分为五型：掌侧端骨折最为常见，并可能伴有腕关节半脱位；其次为边缘骨折，此型是稳定骨折；背侧端、矢状以及横断骨折相当罕见；移位性体部骨折以及骨折—半脱位是手术指征。

（刘金松）

第三节　Kienbock 病

自从 Kienbock 在 1910 年描述月骨软化以来，其确切的病因学、自然病程以及治疗仍然使竭尽心力的研究者们感到迷惑。从定义上讲，Kienbock 病是指放射学表现出月骨缺血性坏死。目前普遍认为，月骨缺血只是疾病过程的一部分，但它是否为疾病的起因还是创伤或是骨折后的结果，尚未得知。遗憾的是，临床医生在治疗中势必要经常处理它所造成的腕部疼痛以及功能障碍。

一、病因

造成月骨血运丧失的原因有原发性骨折、反复损伤产生的微骨折以及供应月骨血运的韧带损伤。1928 年 Hulten 指出，此疾病与患者腕部后前位 X 线摄片显示的尺骨短于桡骨有统计学关系，这被称为"尺骨的负变异"。如果尺骨远端关节面长于桡骨，则被称为"尺骨的正变异"。"尺骨的中性变异"是指桡骨关节面和尺骨关节面在同一水平。Razemon 认为，月骨桡侧部支撑于桡骨，而余下的尺侧部则适应于三角纤维软骨，如果月骨内存在剪切应力则容易导致骨折。因此，一些学者认为，尺骨的负变异与 Kienbock 病的病因有关。然而，Kienbock 病的病因可能有多种因素，在大部分患者中，应力以及血供的不稳定起了一定的作用。

二、诊断

从定义上讲，诊断来源于影像学的表现。在极早期，月骨可能显示正常，但随着时间进展，会出现典型的硬化、月骨高度的丢失、月骨碎裂，以及最终出现的腕关节塌陷和关节炎。在临床上，如果患者是年轻的成年人，伴有腕背侧中部疼痛、压痛、肿胀、活动受限、握力降低，则应该怀疑此病。如果临床上怀疑但 X 线摄片所见为阴性，那么核素锝扫描或是 MRI 检查将有助于诊断。尺骨的负变异增加了诊断 Kienbock 病的可能性。骨折通常发生于冠状面，断层摄影或 CT 能够清楚地显示骨折线。Reinus 和其同事认为，MRI 是显示腕骨缺血性坏死的特异性检查技术。

三、治疗

Kienbock 病的治疗存在很多方法，尚无任何一种治疗方案被普遍认同。虽然如此，但某些治疗方法会比其他方法更常用，在此对这些方法进行介绍。

石膏制动已不再被认为是一种治疗 Kienbock 病的有效方法。在众多自然病程的研究中，1980 年 Beckenbaugh 等对 36 例手术治疗和 10 例非手术治疗的患者进行了比较。他们发现，非手术治疗患者的 X 线表现仍随时间进展（虽然这些变化并非必定与临床表现的进展有关）。

目前认为，应该按照疾病进程的 X 线分级来选择治疗方案。Stahlc 和 Lichtman 及其同事提出了分级方法。目前公认的分级为：Ⅰ级，表现为轻度硬化或骨折；Ⅱ级，有硬化和骨碎裂但无塌陷；Ⅲ级，有骨碎裂且伴有塌陷；Ⅳ级，同时存在骨碎裂、塌陷以及关节炎。Lichtman 和其同事又把Ⅲ级细分为 A 和 B 两个亚型：ⅢA 级，有月骨塌陷但不伴有舟骨排列不良；ⅢB 级，存在舟骨排列不良，结果相对于月骨和桡骨来说舟骨的位置比较垂直。

手术方法大致可以分为应力消除（减负荷）、重建血运、月骨置换以及补救性手术。应力消除手术又可细分为关节平衡术（桡骨短缩、尺骨延长）、头状骨短缩、部分关节融合以及牵引术。Ⅰ级的治疗方法包括无治疗、石膏制动或应力消除手术，而有明确骨折的可采用切开复位。Ⅱ级可采用应力消除手术、血运重建或月骨切除后置换，也有学者提倡联合以上手术。Ⅲ级可采取与Ⅱ级同样的方法，不过大多数学者表明其预后较差。对于Ⅳ级有明显症状的患者，推荐采用补救性手术，如腕关节融合或近排腕骨切除术。

关节平衡术包括桡骨短缩和尺骨延长。Almquist 综述了包括他自己的病例在内的 7 组病例，79 例被实施桡骨短缩术的患者中有 69 例临床效果良好。他建议这种手术只用于"不伴有明显塌陷"（即Ⅰ级或Ⅱ级）的尺骨负变异患者。

1950 年，Persson 描述了尺骨延长术，因为桡骨短缩切除后仍存在问题。Armistead 和其同事报道了他们有关此手术的经验，并提出此手术可用于Ⅱ级和Ⅲ级早期的患者。他们报道了两组病例取得了良好的效果，第二组包括 22 例患者，其中 1 例失败，3 例失访。

还需要更多的实践和时间来验证关节平衡术在治疗 Kienbock 病中所起的作用。在 1985 年《手外科杂志》的一篇评论中，Linscheid 指出，要谨慎采用关节平衡术，因为依据他的经验，该术后会增加月骨的尺侧关节面、三角纤维软骨以及三角骨的磨损和退变。

Almquist 建议，头状骨短缩术可以作为消除头状骨应力的一种手段。Horii 和其同事证实，头状骨短缩可以降低月骨 60% 的应力。但我们要高度警惕医源性造成头状骨的头部缺血性坏死，因此要慎用头状骨短缩术。

有些人提出了另一种应力消除（减负荷）的手术，即有限（部分）腕关节融合。从理论上讲，这种手术降低了月骨的负荷应力，而使之通过被融合的腕骨传导。Watson 和 Hempton 建议舟—大多角—小多角骨融合，而 Chuinard 和 Zeman 提倡头—钩状骨融合，另外 Almquist 描述了头—钩状骨融合结合头状骨短缩的方法。所有这些方法都是试图降低月骨的正常负荷，而使之转移到其他的近排腕骨。Trumble 和其同事在离体的研究中显示，头—钩状骨融合并不能有效地降低月骨的负荷。关节平衡术、舟—大多角—小多角骨融合以及舟—头状骨融合术能有效地降低月骨的负荷，但会明显导致腕关节活动范围减小。此外，Linscheid 指出，部分腕关节融合改变了腕关节的活动范围，并且可能导致后期出现关节炎。

在 Kienbock 病的治疗方面，其他的重建血运手术正在普及。在 1979 年，Hori 等介绍了一种有关血管束植入的手术方法。近来，Sheetz 和其同事描述了桡骨远端皮质—松质骨块带蒂植骨术。这种手术显示出优越的前景，而且它可能最适合与关节平衡术或减负荷手术联用。

对于疾病更严重者，推荐采用月骨置换术。置换物多种多样，包括肌腱、硅树脂及钴铬钼合金。当然，硅树脂最为常用，但由于大量的并发症（如植入物脱位、进行性腕关节塌陷以及硅树脂性滑膜炎）限制了其应用。

治疗严重 Kienbock 病的补救性手术包括腕部神经切断术、近排腕骨切除术，以及部分或全部腕关节融合术。一些证据表明，近排腕骨切除术治疗 Kienbock 病的效果可能不如治疗创伤后患者那样好。

依据我们的经验，如果对 Kienbock 病不加治疗大多会导致月骨进一步损坏，继而导致腕关节的退变。因此，我们推荐对 Ⅰ 级、Ⅱ 级和 ⅢA 级患者实施关节平衡术（桡骨短缩）。当存在尺骨中性变异或正变异时，我们推荐采用外固定结合带血运的桡骨远端骨块植骨。对于 ⅢB 级，如果要求恢复运动功能，我们推荐全部腕中关节融合术，但它的远期效果尚未得知。全腕关节融合术适用于 Ⅳ 级。

（一）桡骨短缩术

在桡骨中远 1/3 交界部取掌侧入路。选择一枚 6 孔动力加压接骨板放置在合适位置。拧入远端两枚螺钉，在桡骨上做标记以方便旋转截骨及对位。然后取下接骨板，在第 3 孔和第 4 孔之间按预定的大小切除部分桡骨以拉平桡骨和尺骨关节面。重新放置接骨板，拧入其余的螺钉。

Rayhack 的倾斜截骨系统使桡骨短缩手术有了新的进展。类似于他的尺骨短缩系统，此装置有一个截取定位导钩，它可以确保特殊设计的接骨板安置在桡骨的相同钉孔上。我们发现，此装置明显地使手术变得简单了。

（二）全腕骨间关节融合术

采用腕背侧入路，用磨钻清除腕骨间的关节软骨。使腕骨分离以纠正腕关节塌陷畸形，钻入 0.054 英寸或 0.062 英寸克氏针，使其穿过舟—头状骨、三角—钩状骨和头状骨关节。从髂嵴取松质骨并将其紧紧填入腕骨间隙。逐层闭合腕部切口，用"U"形超肘夹板固定。在 1~2 周后将夹板改为超肘石膏固定，拆除缝线。6 周后去除石膏，拍摄 X 线片观察愈合情况。如果关节融合成功，则去除克氏针并开始活动。

对于疾病 Ⅳ 级，我们推荐全部桡腕和腕中关节融合。如果桡骨和头状骨关节面完好，也可以考虑近排腕骨切除术。总之，对于 Ⅰ 、Ⅱ 和 ⅢA 级，我们建议用减负荷手术。对于 ⅢB 级，采用全腕骨间关节融合术。对于 Ⅳ 级，推荐采用补救性手术，尤其是全腕关节融合术。

（莫敏敏）

第四节　头状骨骨折

头状骨骨折相当罕见，Bohler 报道的 826 例腕骨损伤中头状骨骨折占 0.8%。当伴有舟骨骨折时，头状骨内的血供会减少，这无疑是导致其预后差的一个因素。单纯的头状骨腰部或近端部分骨折也曾有报道。然而，更多的情况是头状骨骨折出现在复合型损伤中。

头状骨骨折合并有舟骨骨折被称为舟头综合征。损伤的原因是腕关节过度背伸，这样桡骨远端背侧脊便充当了支点，造成舟骨从腰部、头状骨从颈区发生骨折。当腕关节继续背伸时，头状骨的头部和舟骨骨折近段便一起旋转，而且头状骨远端部分将转移到其近端的背侧。当腕关节恢复到中立位时，头状骨骨折远端令其头部旋转了 180°，结果使头状骨头部的骨折面朝向了邻近的月骨关节面。显而易见，头状骨不会在此位置愈合。此病诊断困难，所以一定要仔细阅片。CT 检查有助于评估移位程度以及确定合并损伤。一旦诊断成立，必须行切开复位内固定术。

石膏固定足以治疗确实无移位的单纯头状骨腰部骨折。然而，大部分头状骨骨折有移位或伴有复合损伤，或者二者兼有，因此要手术治疗。通过背侧入路显露头状骨，使之解剖复位，然后用多根克氏针或用一枚无帽的螺钉（平头螺钉或称埋头螺钉）固定。我们采用一枚微型 Acutrak 螺钉（可吸收钉）从头状骨头部纵行拧入，然后将尾部埋入骨内。

头状骨骨折后的并发症包括骨不连、缺血性坏死以及继发性关节炎。作为头状骨缺血性坏死的补救方法，一些研究者建议切除无血运的骨折近端，然后融合头状骨余部、舟骨和月骨。我们成功地为 1 例患者施行了头—钩关节融合术。

（杨广禄）

第五节　钩骨骨折

钩骨体骨折并不常见，其大多伴有第 4、5 腕掌关节骨折脱位。矢状位的 CT 扫描非常有助于诊断。如果骨折无移位、关节对位良好，通常闭合治疗已足够。如果骨折有移位或不稳定，则应该施行经皮关节穿针或切开复位内固定术。到目前为止，单纯钩骨体骨折的报道少见。有移位的骨折应予以切开复位内固定。

钩骨的钩部骨折更常见一些，在文献中越来越受到关注，因为它是一个关节致残的重要因素，并且经常被忽视。骨折经常发生于从事高尔夫球、网球、短网拍墙球以及垒球运动的运动员。造成骨折的原因可为钩骨钩部的直接暴力，或是腕横韧带及豌豆骨—钩骨韧带在钩骨钩部附着点的撕脱骨折。如果患者在伤后出现手掌（基底部）尺侧半位置不明确的深部疼痛，医生应考虑到钩骨骨折的诊断。查体可发现钩骨钩部或钩骨尺背侧压痛、尺神经症状，并且极少数可有屈肌腱断裂。在合适体位的平片上可以显示骨折，但做到这点可能比较困难。腕管位及旋后 45°斜位 X 线摄片可能有助于诊断。如果这些平片不能确诊，应该行断层摄影或 CT 检查。

如果骨折位于钩骨钩的基底部，尤其是无移位时，采用石膏制动可以治愈。然而骨折靠近钩骨钩的尖部，则通常会有移位并且很少能愈合。对于急性移位性钩骨钩的基底部骨折，我们采用内固定，骨折块的大小足以拧入螺钉。不过，切除钩骨钩部似乎无较大不良影响，因而目前普遍应用的治疗方法是切除钩骨钩部的骨折块，然后尝试采用制动。

在钩骨掌侧部做短纵行或"Z"形切口。看清楚尺神经运动支和尺动脉，它们就在钩骨钩的尺侧。切开钩骨周围骨膜直到骨折部位。切除骨折块，将粗糙的骨折面打磨光滑，然后用骨膜覆盖。关闭伤口，用合适的夹板固定。在可耐受的情况下，逐渐进行运动功能恢复。在术后最初的 4 周，使用带垫的手套可以有助于握拳功能锻炼。

（杨广禄）

第六节　三角骨骨折

单纯的三角骨骨折在腕骨骨折中的发生率排在舟骨和月骨骨折之后，占第三位。最常见的情况是，当腕关节强力背伸及尺偏时，位于三角骨近端背面的尺骨茎突撞击三角骨产生的剪力或直接暴力而造成骨折。在侧位片上可以看到游离的骨折片。通常采用石膏制动 4~6 周保守治疗，不过在数月内骨折仍可有残留症状。如果症状持续存在，可将骨折片切除。

三角骨体部骨折可伴有月骨周围脱位，此时需要切开复位内固定。目前还没有三角骨缺血性坏死的报道，偶尔可发现单纯三角骨体部骨折。平片可能低估损伤特征，在 CT 或者 MRI 上表现更清楚。

三角骨掌桡侧部的撕脱骨折并不常见，此损伤会出现严重的月—三角（LT）韧带复合体破裂。这样的骨折可能只在腕关节桡偏正位片上有所表现。如果不治疗，会导致腕关节塌陷（掌腕间分离不稳）。我们建议修复或重建 LT 韧带复合体。

（杨广禄）

第七节　大多角骨骨折

单纯大多角骨骨折并不常见，占全部腕骨骨折的 2%~5%。骨折分为两型：大多角骨体部骨折和大多角骨嵴部骨折。

大多角骨体部骨折是因作用于拇指的强大轴向暴力所造成的，表现为纵向的骨折线或是粉碎、压缩骨折。旋前 20°位片能使大多角骨显示较清楚，通常这样最有助于诊断。此种骨折属于关节内骨折，常伴有掌骨关节骨折或半脱位。移位性大多角骨骨折需要手术治疗，切开复位内固定及牵引的方法均有报道。

大多角嵴部骨折较为少见，它可因直接暴力造成，如摔倒时手部着地，或是当手掌撑在坚硬的平面上并且掌横弓被强力展开时，由屈肌支持带造成撕脱骨折。局部压痛提示骨折存在，确诊需要腕管位 X 线摄片或是 CT 扫描。因为常规的 X 线摄片不能显示此骨折，所以要对其高度注意。骨折的部位决定治疗方案。如果骨折位于尖端（Ⅱ型），采用石膏固定，拇指处于外展位 3~6 周即可。如果骨折位于基底部（Ⅰ型），建议早期切除骨折片，因为其经常发生骨不连。如果任何一型导致骨不连并伴有疼痛，则应像治疗钩骨钩部骨不连那样采取切除术。切除术后的效果通常会很好。

（谭　昊）

第八节　豌豆骨骨折

豌豆骨骨折也相当少见，占全部腕骨损伤的 1%~3%。几乎一半伴有桡骨远端、钩骨或三角骨骨折。局部疼痛及压痛和手尺侧面的直接打击病史可提示骨折诊断。或许会出现尺神经症状。30°旋后斜位片、腕管位片或 CT 扫描能进一步证实诊断。治疗可采取腕关节屈曲 30°尺偏位短臂石膏制动 6 周。晚期可出现豌豆三角关节游离体。如果出现疼痛性骨不连或游离体，切除豌豆骨效果较好。纵行劈开尺侧腕屈肌后可以看到豌豆骨。仔细进行骨膜下切除，然后修复尺侧腕屈肌腱。注意不应把未成年患者出现的不规则骨化中心与骨折相混淆。

（谭　昊）

第九节　肩胛骨骨折

肩胛骨骨折可以通过 3 种方式影响肩胛带的功能：①关节盂损伤伴有对线不良，造成肱盂关节不稳和关节炎；②肩胛骨颈部对线差，可引起旋转袖和肩胛带肌肉组织功能不良；③肩胛骨体部错位能引起疼痛的肩胛骨胸廓骨摩擦音。然而，因为难以制定如何才是不可接受对线差的标准，以及此区域手术技术困难及危险性，使得手术治疗的指征受到限制。

一、手术暴露

（一）前方入路

前路暴露关节盂骨折常使用标准的三角肌胸肌暴露法。偶尔采用切开旋转间隙或者沿肩胛下肌的肌纤维劈开肌纤维也能够充分暴露手术切口。另外还可以去除肩胛下肌，在肱盂关节内放入牵引器（如 Fukada 方法）来牵引肱骨头。

（二）后方入路

后方入路对大部分骨科医生来说较为陌生。患者取侧卧位，使肩关节和躯干稍稍向前下垂。为了暴露好关节盂，可以行横向或纵向皮瓣切开。沿三角肌纤维劈开，暴露冈下肌和小圆肌。如需扩大暴露，冈下肌可以先被部分或全部剥离以后，再行重建，或者直接劈开肌纤维，或者扩大棘下肌和小圆肌间隙。为了进入肩胛骨体部下缘，需行纵向皮肤切开。冈下肌和小圆肌的间隙靠内侧扩大，以分离肱三头肌长头腱附着点。外科医生需小心保护肩胛上神经和腋神经。

（三）上方入路

假如前路和后路均不能很好地暴露关节盂上部，手术切口可以向上延伸至肩胛骨的冈部和肩锁关节之间。可以沿着斜方肌和冈上肌的肌纤维到达关节盂的上方。

二、关节盂骨折

Goss 通过对 Ideberg 及其同事的分类方案进行修改，提出了 6 种骨折分型和许多亚型的分类。这种分类的重要鉴别点在于，以组成肱盂关节稳定性的关节盂前后缘骨折为界，分为 Ⅰa 型和 Ⅰb 型；关节盂下方的骨折为 Ⅱ 型；关节盂上方的骨折为 Ⅲ 型、Ⅳ 型和 Ⅴb 型；大部分骨折为 Ⅴa 型、Ⅴb 型和 Ⅵ 型。关节盂隐窝的压缩性骨折，易于产生横向劈裂，从而造成上缘或下缘的骨折块，或者上、下缘同时造成骨折块。许多因素可以造成这种损伤形式，包括：在中央区域的压缩力量的集中释放，软骨下横行骨小梁的方向，沿关节盂前缘的方向。后两种特点可能与在关节盂胚胎组成时分别由上、下两个骨化中心发育形成有关。

（一）Ⅰa 型和 Ⅰb 型骨折：关节盂前缘和后缘的骨折

关节盂前缘或后缘的骨折（即 Ⅰa 型和 Ⅰb 型），可以造成肱骨头盂状窝关节的不稳定。不能够恢复的或复发的稳定性破坏，均需要手术治疗，但是当盂肱关节骨折无明显移位时，手术治疗的指征很小。DePalma 建议，如果关节盂骨折移位大于 10 mm，同时包括关节盂前缘 1/4 以上或后缘 1/3 以上出现骨折，易于产生肩关节不稳定，应当行手术治疗。应根据患者和骨折类型的具体情况进行评估。我们发现，三维计算机体层扫描（三维 CT），对于骨折的分类和治疗具有实用性。

关节盂前缘骨折的手术入路是：经过标准的三角肌胸大肌入路，同时游离肩胛下肌。而后方关节盂的骨折，盂肱关节后方可通过游离冈下肌来获得良好的暴露。大的骨折块可以通过两枚螺钉固定，较小的或粉碎的骨折块需要用重建钢板或更小的螺钉固定。有时，骨折块需要切除，而使用髂骨取骨皮质—松质骨植骨来恢复肩关节稳定。

（二）Ⅱ型：下关节盂的骨折

当关节盂下方发生骨折时，肱骨头通常和关节盂保持同心圆位置。由于肱骨头对于关节盂剩余部分的非同心圆性复位所造成的不稳定，是手术治疗的指征。如果稳定性良好，可以避免手术治疗。关节表面可接受的移位通常是 5 mm，但缺乏科学依据。肩胛带损伤后，在关节内存在骨折时，需要强调恢复关节的稳定性，另外要关注手术潜在的并发症。单一较大的骨折块，可以直接获得重新塑形和良好固定。粉碎性骨折复位固定较困难，手术治疗的改善不明显。

（三）Ⅲ型、Ⅳ型和Ⅴb型：上关节盂的骨折

关节盂上部骨折时，由于很多结构阻止移位，因此，出现较大移位的可能性不大。移位不超过 5 mm 可以接受，换言之，明显移位时应该手术治疗。其他手术指征包括神经、血管损伤或者肩关节悬吊复合体的双重断裂。如果怀疑存在肩胛上神经麻痹，应考虑应用肌电图检查来确诊。如果神经损伤得到证实，某些外科医生认为，应通过手术来获得神经减压，以达到神经康复最好的机会。

如果神经损伤是肩关节悬吊复合体更广泛损伤的一部分，对于锁骨骨折等其他损伤因素的重新塑形，可以恢复关节盂骨折块至可接受的对线位置，并且这样处理可以避免对关节盂行手术治疗。当选择对关节盂骨折块的直接手术治疗时，这一区域的手术入路可以选择前路或后路手术入路。三维计算机体层扫描有助于计划选择最好的手术方式。可以用克氏针来帮助复位骨折块，达到骨折暂时复位，但要用空心螺钉进行坚强的固定。

（四）Ⅴa型、Ⅴb型和Ⅵ型：粉碎性骨折

骨折所造成的骨折块，大部分不能通过手术获得最终的改善。如果关节盂上、下部分的骨折块较大，但是关节盂颈部没有粉碎，应考虑通过后路手术来使用钢板螺钉固定。粉碎性骨折通常应对症治疗，如采用悬吊和使用绷带。一些医生认为，早期的被动负重辅助活动，如钟摆练习，有助于骨折对线的恢复和骨折的愈合。

三、关节盂颈部的骨折

如果合并有肩胛部其他骨折，关节盂颈部术前有较大移位（10 mm）和成角（40°），是不能够接受的。如果骨折移位非常大，会引起肩袖及肩胛带肌肉功能障碍，导致撞击综合征。骨折的分类系统是根据上出口点的位置（即喙突外侧、喙突内侧或通过肩胛骨体）来确定骨折类型的，但是这种区别对治疗没有什么影响。

当肩胛盂骨折伴随锁骨骨折移位时，这种损伤称为"漂浮肩"。如果关节盂颈部最初损伤时对位差，那么对锁骨的重新对位和稳定内固定可以很好地恢复肩胛骨的对位，同时也避免对此进行手术。

当需要对关节盂颈部进行手术时，最好是通过后路暴露的方式。理想的方式是通过穿越

骨折线的钢板固定。诸如直径 2.7 mm 的髁钢板或直径 3.5 mm 的复合钢板,这种有固定成角的钢板,证明对关节盂干骺端的固定是有效的,而且两块钢板固定时的角度要稍有不同。另外,也可使用空心钉。

四、肩胛骨体的骨折

肩胛骨体部骨折易于愈合,很少需要手术治疗。然而肩胛骨骨折后的骨性突起,会形成疼痛性肩胛胸壁骨擦音。如果症状很明显,可以通过手术来去除疼痛性赘生物。

五、喙突和肩峰的骨折

喙突和肩峰的骨折相对不常见,没有迫切要求手术治疗的争论。在合并有肩胛部其他骨折时,只有那些对肩关节要求很高,同时骨折移位明显的患者才考虑进行手术。

(陈洪均)

第十节 锁骨骨折

传统上,骨科界对锁骨骨折的治疗充满自信,但目前开始意识到一些骨折不愈合,以及一些畸形愈合会导致肩胛带功能障碍。锁骨骨折很常见,长期以来人们一直认为锁骨具有很强的修复能力,所以在骨折后可以很快愈合,除了对症治疗外,不需要其他干预。畸形只是在美容方面关心的问题,因为即使骨不连也可以获得良好的功能。很多医生认为,最初的手术干预是不明智的,并且只能使情况更糟。即使锁骨周围具有重要的血管、神经和心肺结构,复合性损伤也并不常见。

锁骨中段骨折移位超过 10% 或短缩超过 2 cm,应该考虑手术治疗。目前证据证明,锁骨中段骨折移位,特别是骨折粉碎时,约有 10% ~ 15% 出现骨折不愈合,另外还会出现畸形愈合伴发的肩关节畸形、疼痛、功能损失以及神经、血管受压。

过去热衷于一期手术治疗锁骨中段骨折,目前术者开始热衷于手术治疗移位的锁骨外端骨折。这种现象特别有趣,因为在最近的大宗病例报道中显示,开始采用非手术治疗后需要手术治疗的风险是 14%(另有 21% 不愈合)。该文章对过去争论中偏爱一期手术治疗的锁骨干骨折,转为反对一期手术治疗。

一、分类与病因学

传统上将锁骨分为 3 段的方法看起来有些武断,因为多数骨折发生于邻近中段和远端 1/3 的连接处。另有学者认为,应当将锁骨分为 5 段,中间的 3/5 代表锁骨中段的骨折,外侧 1/5 代表锁骨远端骨折。使用节段性分类不能充分地鉴别锁骨骨折伴有喙锁韧带的损伤。

Neer 将锁骨外侧的骨折定义为斜方肌韧带内侧边界外侧的骨折。他将锁骨远端骨折,没有喙锁韧带损伤定义为 1 型;将伴有喙锁韧带撕裂,同时骨折块有明显移位者定义为 2 型。2 型伴有广泛移位和不稳定的骨折,骨不连的危险性更大。

没有损伤的为 ⅡA 型,有喙锁韧带断裂的为 ⅡB 型。因为缺少对 ⅡA 型骨折和锁骨中远端骨折的明确鉴别,这种分类让人产生混淆。在锁骨远端骨折没有韧带损伤的情况下,很少出现不稳定的情况。当喙锁韧带附着在下方骨折块,而骨折块缺少对原有内侧或外侧骨折块任何附着时，容易出现不稳定。Neer 在他最初的报道中注意到，远端的锁骨骨折偶然会延伸至喙锁关节。他将这种骨折分类为Ⅲ型锁骨骨折。

锁骨内侧的骨折不常见，并且毫无例外应采取对症治疗。由于对这些骨折知之甚少，有一篇文章报道，此部分骨折与年龄较大及骨质疏松有关，而另一篇报道与高能损伤有关，并且有高致死率，这两篇文章完全相反。锁骨内侧骨折较少见，因此锁骨内侧的骨折很少被描述和研究。不同种类的骨折如何影响治疗和预后，尚没有明确的结论。

在爱丁堡，6 年内内侧锁骨骨折的发生率是每年 1/100 000，中段锁骨骨折是每年 20/100 000，外侧锁骨骨折是每年 8/100 000，相比之下，中段锁骨发生移位和无移位的骨折比例是 2.7 ∶ 1，而外侧锁骨骨折发生移位和无移位的比例是 2 ∶ 1。

二、发生机制

在青少年和成人中，各个位置典型的锁骨骨折是由于中到高能量的创伤所造成的，如高处坠落、机动车事故、运动损伤、肩关节点撞击伤，但很少是由于锁骨的直接创伤所造成。在老年人中，锁骨骨折通常发生在诸如单纯性摔伤这样的低能量损伤后。

锁骨在压缩暴力作用下易于发生骨折，这一点已经很清楚。压缩暴力致伤，可以在肩关节摔伤和对肩关节的直接冲击力作用下造成。对锁骨的直接冲击力，可以发生在体育运动中（如曲棍球）。人们通常认为，伸直位手臂的摔伤是中段锁骨骨折常见的发生机制，但近期的观察对这一假设提出了质疑。

三、评估

锁骨骨折的诊断依据通常是直接的，并且以损伤的机制、肿胀和瘀斑的位置，以及所伴有的畸形、压痛和骨摩擦音为基础。开放的锁骨骨折并不常见，有时在高能量创伤性损伤后，通常也是对锁骨的直接冲击力所造成。受伤后，局部皮肤被主要的骨折块顶起，或者被互相交错的粉碎骨折块顶起的情况很常见。但是，很少对皮肤完整性真的造成威胁。

锁骨骨折伴有神经和血管损伤、气胸和血胸已有报道，但是这些并发症并不常见。与锁骨骨折后迟发性臂丛神经功能障碍相比，锁骨骨折同时发生的急性臂丛神经损伤通常是由于牵拉所致的上部颈神经根损伤，而前者的典型损伤是由于内侧束结构的位置受累所致。这样的神经根牵拉性损伤，通常发生在高能量损伤的机制中，并且预后相对较差。

气胸和血气胸更可能是由于广泛的胸壁损伤所造成，而不是由于锁骨骨折造成胸膜顶部的直接损伤。然而，通过查体和包括同侧上肺野的放射学扫描检查的密切观察来发现可疑气胸的存在是很重要的。

当锁骨骨折以高能量创伤的形式造成时，如机动车事故或高处坠落，应首先把对生命构成威胁的损伤的评估摆在首位。重要血管的断裂可以伴随锁骨骨折的发生，但这种情况很少见。在内膜损伤后，可能发生动脉血栓。多数伴随锁骨骨折的血管损伤合并有胸肩胛的分离。

对于上肢血管状态的评价，应当包括与健肢相比其相关温度和颜色的评价。因为上肢有广泛的侧支循环血供，所以即使重要血管损伤，肢体的循环也可以得到保证。健肢和患肢外周脉搏和血压的区别，可能是血管损伤表现的唯一线索。如果肢体有血管损伤的危险，或是持续性存在血管损伤，会发生不能解释的出血，此时，血管造影有助于检查和定位任何血管损伤，因此有助于准确的处理。

四、放射学评价

锁骨前后位角度，对大多数锁骨骨折可以进行鉴别和定位。前后位平片应当能够对明显移位、无移位和微小移位的骨折进行鉴别。放射学影像平片应当足够大，以便能够评估喙锁关节和胸锁关节，同时也应当包括肩胛带和上肺野。斜位片用来进一步测量移位的程度和方向。实际上，单纯 20°~60°向头端倾斜的投射角度就能够提供充分的第二角度，因为这样投射可以使胸廓的影响最小。内侧锁骨骨折，很难在这样的角度上发现其特点，因此常需要行计算机体层扫描。三维 CT 重建有助于理解复杂的锁骨畸形。

在前后位平片上，远端锁骨骨折移位的评价需要不同的放射学方法，因为向头端倾斜和向尾端倾斜角度会由于肩部骨性结构和锁骨远端暴露的重叠而受影响。这样，向头端和尾端倾斜位通常不能准确描述移位的程度。

外展脊柱前凸位像，是在肩关节外展大于 135°，中心放射线向头端呈 25°时采集的。这种角度可用来评价锁骨骨折使用内固定后的情况。肩关节的外展使锁骨在纵轴方向上旋转，可造成内固定钢板的向上旋转，这样就可以暴露锁骨干和钢板下方的骨折处。

五、特殊损伤的处理方法

（一）中段锁骨骨折

1. 非手术治疗

锁骨骨折的闭合复位，因为其复位通常不稳定，而且没有能提供可靠外固定的方法，因此很少有学者尝试。曾描述的复位手法用于对胸锁关节脱位的复位。

很多设计用来试图有效地复位或维持闭合复位，而同时将伴有锁骨骨折的畸形减小到最低的器械中，多数器械证明无用，会造成患者的疼痛，甚至有危险。然而，用来维持骨折复位和锁骨骨折制动的设计有时仍在使用。"8"字绷带的优点在于，上肢可以活动，而且限制在有限范围内。缺点包括不断增加的不舒适的感觉，同时需要不断地调整，需要不断地到门诊就诊，并且有发生并发症的潜在危险，如腋窝的压迫性溃疡和其他皮肤问题，上肢水肿和静脉充血，臂丛神经麻痹。

最常见的非手术治疗是使用简单的上肢悬吊方法，同时避免采用任何复位。一些学者将"8"字绷带或复位绷带和单纯使用上肢悬吊或支持绷带的治疗效果进行了一些比较。由于公布的数据不够完善，在这些调查中患者的挑选和评价的细节并不十分清楚。有学者认为，有肩关节功能、残余畸形，或完全恢复肩关节运动范围和全部活动的时间早晚上，这些治疗没有区别。

锁骨短缩 2 cm 或更多会影响肩关节功能，这一点已经比较清楚，但由于畸形愈合后活动一般不会消失，功能障碍不好定量，这方面已有大宗报道。McKee 等采用客观力量测试设备对锁骨移位骨折愈合后的患者进行评估，发现伤侧力量及耐力是健侧的 70%~85%。他们还发现，对畸形愈合后功能障碍者，进行截骨后有一定缓解效果。这些发现证实锁骨畸形愈合会影响肩胛带功能，但多数患者能够接受此功能障碍程度。如果考虑手术，医生与患者需要共同考虑手术与非手术的风险。

2. 手术治疗

在传统上不鼓励对锁骨骨折进行手术治疗。早期文献报道，若不早期采用手术治疗，锁骨骨折照样易于预期愈合。根据 Neer 的统计，2 235 例锁骨中段骨折接受闭合复位固定的患者中，只有 3 例（0.1%）发生骨不连；而在即刻进行切开复位内固定的 45 例患者中，只有 2 例（4.4%）发生骨不连。Rowe 发现，闭合复位固定治疗的骨不连发生率为 0.8%，而在最初接受切开复位治疗的患者中，其骨不连的发生率为 3.7%。这些数字的解释因选择偏差的可能性而受影响，因为接受手术治疗的是更复杂的骨折。

使用小号钢板时会出现弯曲或折断，使用重建钢板及小于 3.5 mm 的限制接触动力加压钢板时需要小心。由于锁骨的复杂解剖及有内植物会突出产生刺激症状，我们提倡使用小型钢板、容易塑形的钢板及预弯钢板。目前提倡采用厚度为 2.7 mm 的弧形重建钢板（比普通钢板厚），以及厂商提供的较贵的预弯钢板。

为限制钢板突出，合理塑形，另外为了避免钻头不伤及臂丛神经，建议将钢板放于锁骨前面。缺点是需要剥离较多肌肉，在固定锁骨外端骨折时可能需剥离部分三角肌起点。

切开后髓内固定比较常见，但报道的数据不多。典型的是螺纹针穿过骨折端，而针尾在外侧突出，会刺激皮肤或穿透皮肤。术后 3 个月行二次手术取出螺纹针。在锁骨中段骨折时，可采用一根平滑的坚固钛针固定，在可能的情况下，不切开暴露骨折。两种针固定技术都有引起医源性臂丛神经瘫的危险，而钢板—螺钉技术很少会出现。

外固定也可用于治疗锁骨骨折，但因其不方便而使其应用前景不明。

3. 推荐的治疗方法

无移位和极小移位的中段锁骨骨折，只需要对症治疗。这样的治疗最好是通过上肢悬吊完成，如果需要在伤后早期给患者提供舒适条件，可给予一条宽而长的固定带作为补充。此种固定比较舒适，但不能抬肩及外展。6 周后，基本达到愈合。可以允许主动肩关节活动。锁骨骨伤后一般不会出现冻结肩。放射影像和临床证实骨折愈合后至少 8 周，应限制患者活动，以降低再骨折发生的危险。

明确的手术指征包括开放骨折、肩胸脱位及骨折合并大血管损伤（需进行切开修复血管）。骨折移位超过 100% 或短缩大于 1.5 cm，特别是粉碎性骨折，需要考虑手术治疗。所谓的浮肩损伤（锁骨骨折合并肩胛盂颈的骨折）及肩关节悬吊复合体的两部分断裂，如果移位很小，则最好采用非手术治疗。锁骨骨折固定后可进行相应的康复治疗。如果骨折端将要刺穿皮肤，则常强调手术治疗，但真正出现皮肤被穿破的情况比较少见。如果骨折对位差，压迫臂丛，则应进行切开复位内固定，但此手术是亚急性手术指征。

当对锁骨骨折进行切开复位内固定时，我们推荐钢板—螺钉内固定。在 AO/ASIF 技术应用之前，我们使用小的、细的钢板，效果较差，这就使许多医生更倾向于使用钢丝和螺钉做髓内固定。锁骨髓内固定在理论上的困难（因为锁骨的曲线、高密度和骨髓内腔不很明确）在实际工作中从未进行过描述。医生们在不断改变髓内固定的设计，试图防止由于髓内钉移位而造成的并发症；带有螺纹的髓内钉、带头的髓内钉以及在骨折断端可以折弯的髓内钉都曾被广泛使用。然而，即使是带螺纹的和在断端可折弯的髓内钉，仍旧会出现移位，特别是出现折断时。对髓内固定的潜在优势（即瘢痕较小且不影响美观）一直有争议，即切开复位需要的切口，并不比钢板固定所需的切口小很多，而且需要做另外一个更靠外侧的切口来取出内固定物。使用髓内固定的最大缺点也许是，不能够控制锁骨所受到的旋转力，使其不适合用于粉碎性骨折。半坐位（沙滩椅姿势），对侧的髂骨通常需要备皮和贴手术膜。手术切口通常选择平行，在锁骨长轴的正下方。穿越手术视野的锁骨上神经，利用小型放大镜发现后给予保护。骨折断端的对位对线通常使用小型牵开器来实现，不需要对骨膜和周围肌肉组织进行广泛剥离。这样的小型牵开器有助于控制骨折断端，同时有助于获得需要的长度和对线，从而避免了在很多病例中对锁骨血供的破坏，以及潜在地对周围组织钳夹的危险。

我们应用直径3.5 mm限制接触动力加压钢板（LCDC钢板），作用于锁骨的上表面。最少要在骨折断端两侧各放置3枚螺钉。如果是粉碎性骨折，那么在骨折断端间应用拉力螺钉，可在很大程度上增强结构的稳定性。如果骨折断端的血运得到保护，就不需要植骨。在钢板对侧皮质骨被广泛剥离或出现分离时，术者应当考虑应用少量自体髂骨松质骨植骨。如果皮肤条件合适，可以采用皮内缝合的方法。

由于这种内固定的坚固性，所以当前的临床实践是在术后最初的7～10日内使用悬吊而使患者更舒适些。此后，上肢便可以进行功能锻炼，主要是上肢在体侧悬垂活动，而吊带只在需要时使用。患者有时可以进行被动的肩关节钟摆样锻炼。肩关节主动前屈和外展动作，可以在损伤后6～8周开始。一旦证明骨折已经愈合，便允许患者进行循序渐进的力量锻炼。通常在手术后3个月，患者即可重返工作岗位，并可进行娱乐活动。

在多数病例中，钢板不需要取出。当患者因美容或舒适的原因需要将钢板取出时，我们建议在术后至少12个月，最好到18个月时再将钢板取出，此时在肩外展脊柱前凸位X线摄片上，可以看到钢板下皮质骨已得到重建。

（二）远端锁骨骨折

有微小移位或无移位的远端锁骨骨折，可以用肩关节悬吊对症治疗。虽然曾报道过一些这类骨折后出现骨不连的病例，但是骨不连的发生率很低，而且症状不一。

移位的远端锁骨骨折被看作锁骨骨折的唯一常见类型，通常应考虑一期手术治疗。这种手术指征是以Neer和其他学者的研究工作为基础的，他们发现，有22%～33%的这类骨折在非手术治疗后发生骨不连。另外有45%～67%的患者骨折愈合时间超过3个月。但另外一些学者始终坚持非手术治疗，而且Robinson等对101例锁骨远端移位者非手术治疗后发现只有14%最终需手术治疗。移位骨折中，未愈合的21%患者无症状，这使他们支持一期非手术治疗。

应用各种技术对2型骨折进行手术治疗都获得了良好的效果。远端锁骨骨折的另外一些固定技术包括：喙锁螺钉固定、缝线固定或肩锁关节固定。AO/ASIF推荐使用张力带钢丝结构，两枚克氏针在锁骨的上面进入，以避免肩锁关节的损伤。另外他们建议使用小钢板，特别是T形小钢板，用一枚螺钉直接固定于喙突。一种特殊设计的钢板已得到广泛使用，这种钢板经过塑型，其远端的弧经过肩锁关节固定于肩峰下。如果采用普通钢板，由于固定于肩峰的螺钉常会脱出，从而导致固定失败。此部位的内植物需在6个月后取出。

（三）内侧锁骨骨折

锁骨内侧骨折较少见，因此大部分医生对其治疗经验较少。文献报道较少，大部分以病历报告形式为主，且大多数报道的是内侧骨骺分离损伤。尽管某些学者建议切开复位内固定，但大部分学者还是主张首先行非手术治疗，若症状持续，可切除内侧锁骨。鉴于此区域存在内固定物插入和移位的危险，我们很少考虑手术治疗。骨折移位需通过 CT 扫描来判断，从而确定骨块后移是否对颈根部的神经、血管造成威胁。

六、并发症

（一）骨不连和畸形愈合

一篇对现有文章的综述估计了移位的粉碎性锁骨骨折采用非手术治疗的不愈合率为 15.1%。在最近的回顾性随机试验的病例研究中，非手术治疗了 49 例患者，7 例（14%）骨折不愈合；手术 62 例，2 例出现骨折不愈合，1 例出现早期（6 周）固定失败（失败率 5%）。Robinson 等证实以下 3 个因素影响骨折愈合：①缺少皮质（相对危险，$RR = 0.43$）；②女性（$RR = 0.70$）；③骨折粉碎（$RR = 0.69$）。

随着现代技术的使用，术后骨折骨不连已很少见，主要发生的原因是钢板长度和厚度选择不当。

锁骨骨不连的患者，可能对于畸形有特别的主诉，包括肩关节内收、短缩、内旋畸形，并且由于畸形或疼痛造成肩关节功能改变；或者局部形成对臂丛神经或血管的压迫。偶尔患者会于初次受伤后 20 余年后才首次就诊，部分原因可能是之前有人建议说手术不用做，或做了也没有太大的用处。

锁骨骨折骨不连可以伴有神经、血管方面的问题，如胸廓出口综合征、锁骨下动静脉压迫、血栓形成、臂丛神经麻痹。锁骨骨折骨不连引起的神经、血管功能不全，其发病率各文献报道不一，最低为 6%，最高可达 52%。

在锁骨骨折骨不连的治疗中，我们建议区分开重建疗法和补救疗法。重建疗法的目的是缓解疼痛和神经、血管的压迫，通过重构锁骨的对线和连续性来强化肩关节功能。而补救疗法目的有限，只是通过切除、修剪锁骨或避免骨与骨碰撞（如第一肋切除）达到缓解症状的目的。尽管电刺激疗法已经被尝试应用到锁骨骨折骨不连的治疗中，但应用指征有限。典型的症状性锁骨骨折骨不连，其症状包括肩关节畸形和功能异常，以及神经、血管问题，这些都不能通过电疗来解决。

随着牢固的固定技术的不断出现，重建疗法的效果在不断提高，其使补救疗法在很大程度上将成为历史。只有一些特殊情况才考虑行部分锁骨切除，例如患有内科疾病的锁骨慢性感染患者，以及锁骨远端骨折骨不连的患者。锁骨远端小的骨折块可被切除，切除后将喙锁韧带牢固地连接在内侧骨折段外侧面上。

锁骨骨折骨不连治疗方法已经从胫骨或髂嵴取骨螺钉内固定术发展到有些学者倡导的应用髓内钉固定技术，以及目前流行的钢板螺钉内固定技术。我们已经就钢板内固定术的选择、手术技术和康复计划都进行了讨论。关于治疗中段锁骨骨不连的一些观点还有待进一步讨论。

在增生性骨不连中，过度增长的骨痂可被切除，并保留作为植骨材料，这就使得在一些手术中不需要自髂骨取骨。骨不连处无须进行清创处理，因为在稳固内固定术后，纤维软骨可以促进愈合。若为斜形骨折，有时候需要在锁骨上表面进行钢板固定后，应用穿过骨折块的拉力螺钉技术固定。如果需要维持长度，可以在使用拉力螺钉前移动斜形骨折块。

萎缩性骨不连硬化的末端多有纤维组织插入，而假性关节有假滑膜连接。上述两种情况均需切除骨折末端和插入的组织。在这种病例中，小的撑开器对于维持骨折的长度和形态起到重要作用。从髂嵴凿下的三皮质移植骨对重建锁骨的长度、形态和促进愈合十分有用。

于髂嵴的中点斜行切开，将髂嵴暴露至骨膜下，使用骨刀或摆锯切下比预期植骨块大1.5倍的骨块。然后在骨块两端雕凿出两个松质骨的栓子插入锁骨骨折断端的骨髓腔内。这样的嵌插方法有利于维持结构稳定和钢板的固定。移植骨固定时，髂嵴背侧皮质正好在锁骨的下面能很好地支撑螺钉，也为骨不连处提供较强的抗弯曲的能力。在完成皮质—松质骨块移植前，先在断端的骨髓腔内填塞些松质骨。接着用一块厚 3.5 mm 的限制性接触加压钢板进行固定，每侧最少用 3 颗螺钉固定骨折块两端，一个单独的螺钉穿过移植骨块。在移植骨块两面加压有利于加强早期的稳定性并减少骨痂形成。皮下缝合关闭切口，留置吸引管引流。

尽管畸形愈合过去被认为主要是美观方面的问题，但最近研究发现，在锁骨畸形愈合的肩关节与对侧肩关节进行比较时，通过力量测试发现伤侧力量差，而截骨矫形后有所改善。另外，有的还报道形态不良的锁骨骨折存在下方血管神经压迫，骨折使得肋锁间隙变窄，造成臂丛神经或锁骨下动静脉压迫。畸形愈合的骨折由于骨痂增生，引起神经肌肉症状，这种症状会在受损后数周或数月后加重。

截骨术治疗有症状的锁骨畸形愈合越来越普遍，从畸形处截去畸形愈合部位，用小型撑开器重建形态，再用钢板、螺钉固定。

（二）神经、血管并发症

急性神经、血管并发症少见，通常都伴有胸肩胛关节脱位或与锁骨骨折无关（如臂丛神经牵拉伤）。由胸廓出口狭窄引起的血管神经功能异常，当骨折畸形愈合时可在伤后最初 2 个月内发生，或者在骨不连时可作为骨痂增生的结果在数月甚至数年后出现。

要进一步提到的是，受伤以后血栓形成及腋动脉和锁骨下动静脉假性动脉瘤的形成。腋动脉或锁骨下动脉血栓提示有急性隐性内膜损伤，患者于晚期出现全上肢萎缩或怕冷症状，而肋锁间隙狭窄引起压迫时也同样可出现相同症状。据报道，锁骨下动脉血栓后可引起脑血栓。

真性锁骨下动脉瘤可在肋锁间隙狭窄时出现，如胸骨后动脉瘤。移位的锁骨骨折块很少引起锁骨下动脉的小穿孔。偶尔由于假性动脉瘤的压迫，在数月或数年后可引起臂丛神经功能异常。

锁骨下静脉血栓形成与压迫及内膜损伤有关。肺栓塞也同样会出现。

因增生性骨不连压迫引起的神经、血管症状，过去一直被误认为是交感性疼痛（手肩综合征）。锁骨上神经损伤可引起前胸壁痛，神经有时被卡压于骨折端。

（三）再骨折

锁骨反复的骨折多发生在过早的体育活动，特别是接触性运动。由于锁骨良好的愈合通常能迅速缓解疼痛和恢复肩关节功能，这样就使得较活跃的患者忽视了医生的劝告：在骨折愈合后至少 2 个月才可从事接触性运动。如果钢板在骨折愈合后的 12～18 个月取出，很少会发生再骨折。

（四）手术治疗的并发症

尽管锁骨与其下方的重要解剖结构很接近，但术中的并发症很少见。Eskola 等报道，在锁骨骨不连切除术中有 1 例出现了锁骨下静脉撕裂、气胸、气体栓塞和臂丛神经麻痹。另外，钢丝和针具有很强的移动能力，曾在腹主动脉、降主动脉、心包（引起致死性心脏压塞）、肺动脉、纵隔、心脏、肺（有时到对侧的肺）或椎管等多处发现过移位的钢丝或针。据报道，Kremens 和 Glauser 曾治疗过 1 例患者，于内侧锁骨骨折行固定术后 1 个月后咯出一根 Steinmann 针。

加拿大骨创伤协会医院曾治疗 62 例锁骨骨折患者，其中 3 例（5%）出现感染，此发生率与以前报道相一致。

许多学者认为，增生性瘢痕是锁骨骨折手术治疗的潜在并发症之一，特别是髓内固定的支持者们，他们主张做较长的纵向切口。我们并未遇到过影响美观的瘢痕。

（谢黄林）

第三章

下肢损伤

第一节 股骨粗隆间骨折

一、病因

随着社会人口老龄化，髋部骨折的发生率不断增高。美国目前每年髋部骨折的发生率高达 25 万人。专家预测到 2040 年该数字将达到 50 万人。约 90% 的髋部骨折发生于 65 岁以上的老年人。其中 3/4 发生于女性。Griffin 和 Boyd 对 300 例股骨粗隆间骨折病例的研究显示，伤后 3 个月内的患者病死率为 16.7%，大约是股骨颈骨折患者病死率的 2 倍。如此高的病死率有以下原因：患者年龄较大，造成骨折的创伤较重，骨折后失血量大，治疗手术相对较大。由此可见，股骨粗隆间骨折是较为严重的骨折。

美国、英国和北欧的调查结果显示，在骨密度低于 0.6 g/cm^3 的女性中，髋部骨折发生率达 16.6%。Zain-Elabdien 等的研究表明，年龄与髋部骨折的发生率以及骨折不稳定及粉碎程度具有明显的相关关系。目前对于骨质疏松诊断的主要方法有 X 线、双光子骨密度仪、定量 CT 等。其中双光子骨密度仪应用较为普遍。文良元等通过对 742 例老年髋部骨折患者骨密度测定的研究指出，男性测定的敏感部位在 ward 三角区，而女性则在大粗隆。骨密度降低与髋部骨折相关阈值男性为 2.5 秒，女性为 4.5 秒。

二、发病机制

多数患者的股骨粗隆间骨折为跌倒所致，并主述粗隆部受到直接撞击。由于患者多为老年人，其跌倒的原因与其原有疾病所引起的步态异常有关，如心脑疾病、视力听觉障碍、骨关节疾病等。此类患者中合并其他部位骨折的发生率为 7%～15%，常见有腕部、脊柱、肱骨近端及肋骨骨折。

高能量所致的股骨粗隆间骨折较为少见。多为机动车伤和高处坠落伤。其骨折类型多为逆粗隆间骨折或粗隆下骨折。Barquet 发现在此类患者中合并同侧股骨干骨折的发生率为 15%。如不注意则容易漏诊。

三、辅助检查

标准的 X 线正、侧位片对于正确诊断尤为重要。X 线正位片应包括双侧髋关节。对于患侧应施以轻度内旋牵引，以消除患肢外旋所造成的重叠影像，从而对于骨折线方向，小粗隆是否累及，骨折粉碎和移位的程度作出正确判断。标准的 X 线侧位片可以显示后侧骨折块及其移位程度。健侧 X 线摄片可以帮助医生了解正常的股骨颈干角及骨质疏松情况，以便正确选择治疗方法。多数情况下普通 X 线摄片足以诊断。极个别患者由于骨折无移位而 X 线摄片显示阴性，但主述髋部疼痛并体检高度怀疑时需行 CT 或 MRI 检查。

四、分型

股骨粗隆间骨折的分型很多，目前公认并得以应用的有以下 10 种：Evans 分型，Boyd-Griffin 分型，Ramadier 分型，Decoulx-Lavarde 分型，Endefs 分型，Tronzo 分型，Jensen 分型，Deburge 分型，Briot 分型，AO 分型。

所有分型可归为两类：①解剖学描述；②提示预后。任何骨折分型必须应用简便并能指导治疗，同时提示预后才具有临床意义。就股骨粗隆间骨折分型而言，能够对于骨折的稳定性和复位，以及固定之后骨折部位能否耐受生理应力作出判断尤为重要。Evans 分型、Jensen 分型、Boyd-Griffin 分型、Tronzo 分型和 AO 分型为广泛应用的分型方式。

（一）Evans 分型及改良 Evans 分型

Evans 分型根据骨折线方向、大小粗隆是否累及和骨折是否移位而将股骨粗隆间骨折分为 6 型。其中 1、2 型为稳定型。其余均为不稳定型。Evans 的结论基于保守治疗的结果。

Jensen 对于 Evans 分型进行了改进。基于大小粗隆是否受累及复位后骨折是否稳定而分为 5 型。其研究发现，ⅠA（2 部分骨折无移位）、ⅠB（2 部分骨折有移位）94% 的骨折复位后稳定。ⅡA（3 部分骨折、大粗隆骨折）33% 的骨折复位后稳定。ⅡB（3 部分骨折、小粗隆骨折）21% 的骨折复位后稳定。Ⅲ（4 部分骨折、大粗隆骨折、小粗隆骨折）8% 的骨折复位后稳定。Jensen 指出，大小粗隆的粉碎程度与复位后骨折的稳定性成反比。

改良 Evans 分型：①Ⅰ型，无移位顺粗隆骨折；②Ⅱ型，移位型顺粗隆骨折；③Ⅲ型，移位型顺粗隆骨折合并大粗隆骨折；④Ⅳ型，移位型顺粗隆骨折合并小粗隆骨折；⑤Ⅴ型，移位型顺粗隆骨折合并大、小粗隆骨折；⑥Ⅵ型，反粗隆骨折。

（二）Boyd-Griffin 分型

Boyd 和 Griffin 将股骨粗隆周围的所有骨折分为 4 型，其范围包括股骨颈关节囊外部分至小粗隆远端 5 cm（图 3-1）。

（1）Ⅰ型：骨折线自大粗隆沿粗隆间线至小粗隆。此型复位简单并容易维持。

（2）Ⅱ型：粉碎性骨折。主要骨折线位于粗隆间线，但骨皮质多发骨折。此型复位困难，因为骨折粉碎并存在冠状面骨折。

（3）Ⅲ型：此型基本上可以认为是粗隆下骨折。骨折线自股骨干近端延至小粗隆，可伴不同程度粉碎。此型骨折往往更难复位。

（4）Ⅳ型：骨折自粗隆部至股骨近端，至少有两个平面的骨折。

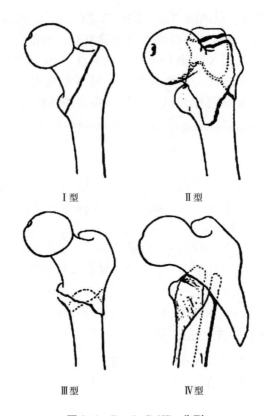

I 型   II 型

III 型   IV 型

图 3-1   Boyd-Griffin 分型

（三）AO 分型

AO 将股骨粗隆间骨折划分至股骨近端骨折 A 型。

（1）A1：股骨粗隆部简单骨折。

1）I：沿粗隆间线骨折。

2）II：骨折线通过大粗隆。

3）III：骨折线向下至小粗隆。

（2）A2：股骨粗隆部粉碎性骨折。

1）I：有一块内侧骨块。

2）II：有数块内侧骨块。

3）III：骨折线向下至小粗隆远端 1 cm。

（3）A3：股骨粗隆中部骨折。

1）I：简单骨折，斜形。

2）II：简单骨折，横形。

3）III：粉碎性骨折。

无论选择哪种分型，在术前对于骨折的稳定性作出判断十分重要。股骨粗隆间骨折稳定与否取决于两个因素：①内侧弓的完整性（小粗隆是否累及）；②后侧皮质的粉碎程度（大粗隆粉碎程度）。另外，逆粗隆间骨折非常不稳定。小粗隆骨折使内侧弓骨皮质缺损而失去力学支持，造成髋内翻。大粗隆骨折则进一步加重矢状面不稳定，其结果造成股骨头后倾。逆粗隆间骨折常发生骨折远端向内侧移位，如复位不良，则会造成内固定在股骨头中切割。骨折的不稳定是内固定失用（弯曲、断裂、切割）的因素之一。

五、治疗

股骨粗隆间骨折多见于老年人，保守治疗所带来的肢体制动和长期卧床使骨折并发症的发生难以避免。牵引治疗无法使骨折获得良好复位，骨折常常愈合于短缩、髋内翻的畸形状态，从而造成患者步态异常。因此，手术治疗、牢固固定是股骨粗隆间骨折的基本治疗原则。

（一）保守治疗

只在某些情况下考虑应用。对于长期卧床、肢体无法活动的患者，患有全身感染疾患的患者，手术切口部位皮肤损伤的患者，严重内科疾患无法耐受手术的患者，保守治疗更为安全。保守治疗根据患者治疗后有无可能下地行走可以归为两类方法。对于根本无法行走的患者无须牵引或予以短期皮牵引，止痛对症治疗，积极护理防止皮肤压疮，鼓励尽早坐起。对于有希望下地行走的患者，骨牵引 8~12 周；力求骨折复位；定期拍摄 X 线片，对复位和牵引重量酌情进行调整；去除牵引后尽快嘱患者功能练习及部分负重；骨折愈合满意后可行完全负重。

（二）手术治疗

目的是使骨折得以良好复位、牢固固定，以促进患者术后早期肢体活动及部分负重，从而尽快恢复功能。

骨折能否获得牢固固定取决于以下因素：①骨骼质量；②骨折类型；③骨折复位质量；④内固定物的设计；⑤内固定物在骨骼中的置放位置。

（三）手术时机

Kenrora 等的研究显示，24 小时内急诊手术患者病死率明显增加。Sexsen、White 等指出，24 小时后立即手术病死率有所增加。目前多数学者认为伤后 72 小时手术较为安全。在最初 12~24 小时，应该对于患者进行全面检查，对于异常情况予以纠正，其中包括血容量的补充、吸氧及原有疾患的相关药物治疗。与此同时，进行充分的术前计划和麻醉准备。

骨折复位：骨折的良好复位是下一步治疗的关键。如果复位不佳，不论选择哪种内固定材料都难以获得满意的固定。

对于稳定型骨折，轴向牵引、轻度外展内旋即可获得解剖复位。由于骨折端扣锁后完整的内侧弓可以提供稳定的力学支持，任何内固定物置入后均可得到牢固固定。

对于不稳定型骨折，难以达到完全解剖复位。强行将大、小粗隆解剖复位使手术创伤增加。另外，术后的解剖复位往往不易维持。Rao、Banzon 等的一组 162 例不稳定型股骨粗隆间骨折均行解剖复位，滑动髋螺钉固定的患者随访显示，98% 的病例发生继发移位。目前多数学者主张对于不稳定型骨折恢复股骨颈干的解剖关系即可，而无须追求解剖复位。

近年来治疗股骨粗隆间骨折的内固定材料不断发展更新，其中常用的标准内固定物可分为两类：①滑动加压螺钉加侧方钢板，如 Richards 钉板、DHS（图 3-2）；②髓内固定，如 Ender 针、带锁髓内针、Gamma 钉等。

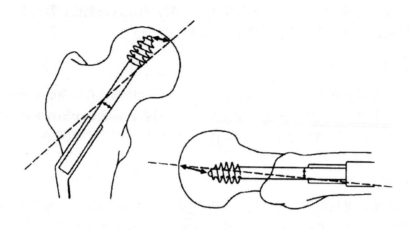

图 3-2　DHS

1. 滑动加压螺钉加侧方钢板固定

20 世纪 70 年代，滑动加压螺钉加侧方钢板应用于股骨粗隆间骨折的治疗。其基本原理是将加压螺钉插入股骨头颈部以固定骨折近端，在其尾部套入一侧方钢板以固定骨折远端。Sanstegard 等对 Richards 钉板固定的研究表明，骨折固定后，大部分负荷由 Richards 钉板承担，而骨折部位所承受负荷很小。另外，加压螺钉穿出股骨头、加压螺钉切割股骨头等情况极少发生。Gudler 等对不稳定型股骨粗隆间骨折应用 Enders 针及加压螺钉加侧方钢板固定后的比较研究发现，后者的固定强度较前者高 5 倍。由于滑动加压螺钉加侧方钢板系统固定后承受大部分负荷直至骨折愈合，固定后股骨颈干角自然恢复，骨折端特别是骨距部分可产生加压力，目前已成为股骨粗隆间骨折的常用标准固定方法。

滑动加压螺钉加侧方钢板根据加压螺钉与侧方钢板之间的角度不同，分为低位（130°、135°、140°）和高位（145°、150°）。低位钉板应用于大多数股骨粗隆间骨折，特别是稳定型骨折。术前应根据健侧 X 线摄片确定正常颈干角后选择相应角度的钉板。由于钉板置入后骨折端可沿加压螺钉滑动而产生动力加压，如钉板角度与解剖复位后的颈干角不一致，加压螺钉则会对骨折端滑动产生阻力而减弱动力加压作用。某种情况下需行外展截骨以增加骨折端稳定性，此时应用高位钉板。

关于头钉置放的合理位置存在争议。Baum-gaertner 认为，头钉置放于股骨头颈中心最为牢固，不易发生头钉切割，并提出 TAD 值的概念。TAD 值是指正常解剖状态下股骨头颈中轴线在正侧位与股骨头关节面交点与头钉顶点的距离之和。Baum-gaertner 和 Solberg 的研究发现，在 118 例滑动加压螺钉加侧方钢板固定的股骨粗隆间骨折中，TAD < 20 mm 组无一例发生切割，而 TAD > 50 mm 组中，切割率高达 60%。

有学者主张头钉的位置位于股骨头颈中下 1/3 （正位）偏后（侧位）。股骨头中下 1/3 偏后部位骨质较密，头钉置入后不易发生切割，Hartog 等通过尸体标本实验发现，偏心位固定抗旋转力较差，主张以中心位固定为佳。

内上方固定应该避免。其原因：①股骨头内上方骨质薄弱，内固定难以牢固，切割发生率较高；②外侧骺动脉位于股骨头上方偏后，该动脉供应股骨头大部分血供，头钉内上方置放极易损伤外侧骺动脉而引起股骨头缺血坏死。

头钉进入的深度应位于股骨头关节面下方 5～12 mm。此区域骨质致密，螺钉拧入后具有良好的把持作用。头钉进入的深度如果距离股骨头关节面 12 mm 以上，则把持作用明显减弱，螺钉松动及切割的发生率增加。

头钉的长度应位于股骨头关节面下方 5 mm 为宜。考虑动力加压因素，可将实测距离再减去 5 mm。

2. 髓内固定

目前常用的髓内固定可分为两类，即股骨髁—股骨头髓内针和股骨头—髓腔髓内针。

（1）股骨髁—股骨头髓内针：1950 年 Leizius 应用髓内针自股骨中段向股骨头穿入，以固定股骨粗隆间骨折。1964 年 Kuntcher 将其入点移至股骨内下侧。由于股骨内下侧皮质较薄，软组织覆盖少，因此更容易插入髓内针。1970 年 Enders 等报道应用 3 根较细且更有弹性的髓内针治疗股骨粗隆间骨折。与 Kuntcher 髓内针相比，Enders 针更容易插入，在股骨粗隆部可分别放置于压力、张力骨小梁处，提高了固定的稳定性。这在 20 世纪 70 ~ 80 年代曾得以广泛应用。

Enders 针固定的优点：手术时间短，创伤小，出血量少；患者肢体功能恢复快；感染率低；骨折延迟愈合及不愈合率低。

由于 Enders 针具有以上优点，20 世纪 70 ~ 80 年代曾得以广泛应用，与此同时也暴露出一些缺点，如术后膝关节疼痛、髓内针脱出、髓内针穿出股骨头、术后外旋畸形愈合等。近年来，Enders 针的应用逐渐减少。

（2）股骨头—髓腔髓内针：股骨头髓腔髓内针固定股骨粗隆间骨折在近年来有很大发展，主要有 Gamma 钉、Russell-Tayler 重建钉、PFN 等。其特点是通过髓内针插入一螺栓至股骨头颈（Interlocking）。其优点：①有固定角度的螺栓可使股骨颈干角完全恢复；②有效地防止旋转畸形；③骨折闭合复位，髓内固定使骨折端干扰减少，提高骨折愈合率；④中心位髓内固定，内固定物所受弯曲应力较钢板减少，内固定物断裂发生率降低。目前股骨头髓腔髓内针已逐渐成为股骨粗隆间骨折，特别是成了粉碎、不稳定型的首选固定方法。

Gamma 钉自 1980 年在北美问世以来曾经得以广泛应用。近年来，许多医生通过长期随访观察发现，Gamma 钉在股骨粗隆间骨折治疗中存在很多问题。Gamma 钉近端部分直径较大，固定牢固，生物力学结果发现固定之后股骨近端所受应力明显减少而股骨远端所受应力是增加的，因此，在靠近钉尾部的股骨远端常发生继发骨折，文献报道的发生率为 1% ~ 8%。另外，其头钉较为粗大，又只是单枚螺钉，抗旋转能力较差，螺钉在股骨头中切割的发生率较高。

AO 近年来发明的 PFN 具有以下优点：一是近端直径较 Gamma 钉细小，远端锁定螺栓距钉尾较远，从而避免因股骨远端应力集中造成的继发骨折；二是股骨头颈部有两枚螺钉固定，有效地防止了旋转应力，大大降低了头钉切割的发生率。

对于股骨粗隆间骨折是采取髓内固定还是髓外固定要酌情而定。一般认为髓内固定对于骨折端血供干扰小，手术创伤轻微，骨折愈合率高。近年来多名学者对于股骨粗隆间骨折髓内外固定进行了回顾性研究，特别是 Parker 的 2 472 例大样本、多中心统计结果显示，两种固定方式在骨折愈合、手术时间、术中出血量及并发症等方面没有显著差异。髓内固定手术操作要求较高。固定之前骨折需获得良好复位。在某种情况下，只有外展位才能获得复位，而在此位置髓内针则无法打入。另外，髓内针操作技术的学习曲线较长。目前普遍认为，对于稳定型股骨粗隆间骨折髓外固定即可。而对于不稳定型股骨粗隆间骨折，特别是反粗隆间骨折，由于髓内针属中心位固定而具有很好的抗弯能力，应视为首选。

3. 外固定支架

外固定支架治疗股骨粗隆间骨折时有报道。其优点是手术操作简便，创伤轻微。缺点是术后活动不方便，需严格进行针道护理。主要应用于严重多发创伤及老年体弱多病，无法耐受内固定手术的患者。

4. 人工关节置换

主要应用于严重粉碎股骨粗隆间骨折并伴有严重骨质疏松的患者。其目的在于减少卧床时间，早期下地部分或全部负重。Green 报道的一组双极骨水泥伴髋关节置换的患者平均手术后 5 日可下地负重。有学者认为患有类风湿疾患的患者内固定失用以至骨折不愈合的发生率较高。Bogoch 报道为 24%。主张行一期人工关节置换。由于股骨粗隆间骨折常累及股骨矩，使人工关节置换后的稳定性降低，因此适应证的选择非常严格。

（周陈西）

第二节　股骨大粗隆骨折和小粗隆骨折

单纯的股骨大粗隆骨折非常少见，其发生率分布于两个年龄组：其一，也是相对多的发生于小儿及 7～17 岁未成年人的大粗隆骨骺分离，此类多为撕脱骨折，骨折块分离较明显，最多可达 6 cm；其二是成年人的大粗隆粉碎骨折，常由直接暴力所致，大粗隆一部分骨折，骨折块常向后上方移位。

股骨大粗隆骨折后患者表现为局部疼痛及屈髋畸形，X 线摄片检查即可确诊。

由于粗隆部骨折绝大多数可很好地愈合，治疗的目的是恢复骨折愈合后髋关节的功能。有 3 种治疗方法：①患髋外展牵引 6 周；②无牵引，卧床休息至局部症状消失 4～6 周后开始练习负重；③Armstrong 及 Watson-Jones 主张切开复位内固定，主要是针对明显移位的骨折。

由于绝大多数股骨大粗隆骨折预后良好，较多采取保守治疗。某些情况下，年轻患者中大粗隆移位较大者，可考虑切开复位内固定，以恢复外展肌功能。内固定多采用松质骨螺钉或钢丝。术后在扶拐保护下可部分负重 3～4 周，之后视愈合情况完全负重。

单纯股骨小粗隆撕脱骨折主要见于儿童及少年。85% 的患者 <20 岁，12～16 岁为发生率高发年龄。老年人中的单纯股骨小粗隆骨折常继发于骨质疏松。由于小粗隆骨矩部疏松，无法抵抗髂腰肌牵拉力而至撕脱骨折。患者常表现为股三角部疼痛及屈髋畸形。Ludloffs 征阳性，即患者坐位时不能主动屈髋。大多数情况下采取卧床休息，对症处理。数周后症状消失即可负重。只有在骨折块分离十分明显时可酌情考虑切开复位。

（杨　威）

第三节　股骨粗隆下骨折

股骨粗隆下骨折是指自股骨小粗隆至股骨干中段与近端交界处——骨髓腔最狭窄处之间部位的骨折。股骨粗隆下骨折发生率占髋部骨折的 10%～34%。按其年龄分布可分为两组：20～40 岁的青年组及 60 岁以上的老年组。老年组骨折多由低能量创伤所致。年轻组骨折多由高能量损伤造成，常合并其他骨折和损伤。股骨粗隆间骨折的病死率各学者报道不同，为8.3%~20.9%。由于股骨粗隆下生理应力分布特点，手术治疗有较高的骨折不愈合及内固定物失用率。骨折发生后，在肌肉的牵拉下，股骨干发生短缩，外旋畸形，股骨头颈外展，后倾。因此，股骨粗隆下骨折的治疗目的是要恢复股骨干的内收短缩、外旋，纠正股骨头颈外展及后倾外旋，恢复髋关节内收肌的张力，从而恢复机体功能。因此，对于股骨粗隆下部位生物力学特点的了解，对于骨折类型的分析，以及各类内固定物的应用及适应证的认识，将直接影响治疗效果。

一、生物力学特点

股骨粗隆下部分在负重的情况下除承受轴向负荷外，还受到来自偏心位置的股骨头颈所传导的弯曲应力。在弯曲应力作用下，股骨粗隆下内侧承受压力而外侧承受张力，压力大于张力。Koch 等的实验显示，负重情况下，在股骨小粗隆远端 1~3 cm 部分，内侧承受 1 200 磅/英寸的压力。外侧承受的张力比压力约小 20%。这种应力分布的不均衡状态直接影响骨折复位后的稳定性以及内固定物上所承受的负荷。如果骨折端内侧粉碎或缺损，复位后稳定程度下降，内固定物所承受的弯曲负荷加大，常会造成骨折不愈合，并导致内固定物断裂。因此，在骨折复位时，应尽可能恢复内侧骨皮质的完整性。在骨折端内侧粉碎缺损情况下，应考虑一期植骨，尽快恢复内侧的完整。因此，对于股骨粗隆下部位应力分布的认识，结合骨折类型的分析，直接影响内固定物的选择、术中及术后处理。其基本原则是获得骨折复位及固定的稳定。

影响骨折复位及固定稳定性的主要因素有 3 个：①骨折粉碎程度；②骨折部位；③骨折类型。

（一）骨折粉碎程度

对于简单骨折，如横断形骨折或短斜形骨折，较易解剖复位，通过加压钢板的轴向加压作用，骨折端易获得牢固固定。在生理负荷下，骨折端之间几乎没有活动，内固定物所承受的应力相对较小。在粉碎骨折或内侧缺损情况下，难以达到解剖复位。因此，骨骼结构的稳定性无法获得，生理应力几乎全部被内固定物所承担。因此，常会发生内固定失败。过大的负荷会使内固定物脱出或断裂，继而发生骨折不愈合或畸形愈合。

（二）骨折部位

可分为高位骨折（即小粗隆水平的骨折）及低位骨折（即股骨干近端与中段交界处附近的骨折）。越靠近小粗隆的骨折，其近端弯曲应力力臂越短，骨折处的弯曲力矩越小。

（三）骨折类型

内固定物的选择取决于不同类型的骨折。对于横断或短斜形骨折，常选用加压钢板或传统髓内针。对于长斜形骨折，可考虑应用拉力螺钉行骨折块间加压并以中和钢板保护。对于粉碎性骨折则应选择髓内固定。

二、分型

（一）Seinsheimer 分型

Seinsheimer 根据骨折块的数目、骨折线的形态和位置将股骨粗隆下骨折分为 5 型。

Ⅰ型：无移位骨折或移位＜2 mm。

Ⅱ型：2 部分骨折。

Ⅱa 型：横断骨折。

Ⅱb 型：螺旋形骨折，小粗隆与近端骨折块连续。

Ⅱc 型：螺旋形骨折，小粗隆与远端骨折块连续。

Ⅲ型：3 部分骨折。

Ⅲa 型：3 部分螺旋形骨折，小粗隆为单独的一部分。

Ⅲb 型：3 部分螺旋形骨折，其中一部分为一单独的蝶形骨块。

Ⅳ型：4 部分以上粉碎性骨折。

Ⅴ型：粗隆下合并粗隆间骨折。

（二）AO 分型

AO 分型见图 3-3。

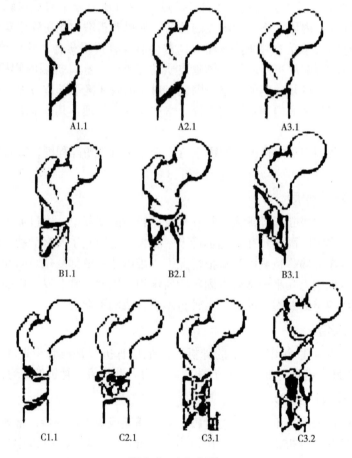

图 3-3　AO 分型

A 型：简单骨折，横断或短斜形。

B 型：粉碎性骨折，内侧或外侧有一蝶形骨块。

C 型：严重粉碎性骨折，骨皮质缺损。

三、治疗

股骨粗隆下骨折的治疗可分为保守治疗和手术治疗。常用的保守治疗方法是对患肢施行股骨髁上牵引。股骨近端均为强大的肌群包绕，骨折发生后骨折端受肌肉牵引而明显畸形。骨折近端在内收肌、外旋肌及髂腰肌作用下呈屈曲、内收、外旋。骨折远端在外展肌作用下呈外展，在重力作用下轻度外旋。在所有肌肉收缩作用下骨折端明显短缩畸形。牵引治疗可以控制短缩，但对于其他畸形则难以纠正。另外，牵引时患肢需置于90°/90°体位（屈髋90°屈膝90°）。这在成人很不易维持。牵引治疗对于明显移位的骨折无法减小骨折间隙，因而延长愈合时间。由于留有畸形，骨折愈合后患者常存在一定症状。主要是臀肌步态和大腿前侧疼痛。骨折近端外展畸形使得大粗隆顶点上移，髋关节外展肌松弛，即可造成臀肌步态。骨折近端的屈曲则是大腿前侧疼痛的主要原因。Waddell报道，非手术治疗股骨粗隆下骨折满意率只有36%。因此，目前认为手术治疗股骨粗隆下骨折已成为主要方法。

手术治疗的目的：①解剖复位或纠正所有畸形；②牢固内固定。

应用于股骨粗隆下骨折的内固定材料很多，可归纳为两类：①髓内固定；②钢板螺钉固定。髓内固定主要有Enders钉、传统髓内针、Ziclcel钉、Russell-Taylor重建钉等。钢板螺钉类主要有角钢板、髋关节加压螺钉、髁加压螺钉（DCS）等。各种内固定材料均有其特点和适应证。

（一）Enders钉

20世纪70～80年代，许多医师应用Enders钉治疗股骨粗隆下骨折，由于Enders钉固定强度较弱，其结果不甚满意。Pankovich等应用Enders钉的结果显示，愈合率100%，但由于畸形需要再手术者达30%。对于稳定型骨折（横断及蝶形）Enders钉则不足以控制旋转、成角及短缩，术后需加牵引维持3～6周，很大地限制了肢体活动，从而减慢了肢体的功能恢复。目前，除特殊情况外，Enders钉已很少被提倡应用。

（二）传统髓内针

髓内针固定的牢固程度主要取决于髓内针与骨髓腔之间接触的长度。股骨粗隆下骨折的近端髓腔宽大，至髓腔狭窄部逐渐变窄，再向远端又逐渐增宽。只有髓腔最窄处与髓内针相接触。年轻的患者由于骨松质密度较大，传统髓内针在股骨髓腔内尚可有较强的把持作用，而在老年人，由于骨密度下降，髓内针在较宽的髓腔内把执作用减小，常造成骨折端内翻及复发短缩。因此，传统髓内针固定仅适用于年轻患者中的稳定型骨折。

（三）钢板螺钉

应用一般直钢板来固定股骨粗隆下骨折非常困难。由于螺钉只能横行穿过钢板，骨折近端的固定力臂太短，无法施行牢固固定。解决这一问题的方法是另外设计一种钢板螺钉材料。其特点是螺钉或钢板的一端经股骨颈插入股骨头中，这样便可使骨折近端得以充分固定。此类内固定物在钢板与股骨头颈固定螺钉之间有一固定的角度。目前常用的钢板螺钉固定材料可分为两类：①滑动加压螺钉（Richards钉、DHS等）；②角钢板。

滑动加压螺钉对于股骨粗隆下骨折可提供牢固固定。其优点是由于加压滑动螺钉为中空结构，术中可先用导针定位，位置满意后再将螺钉穿过导针拧入股骨头颈，手术操作简易。对于粉碎骨折不易复位者，可先行拧入滑动加压螺钉，之后与钢板套管连接，钢板固定后骨折即已复位。骨折远端至少需要 4 枚螺钉固定。对于不稳定型骨折,股骨头颈部加压螺钉不能很好地控制旋转,因此常需再加一枚拉力螺钉来加强固定。130°滑动加压螺钉入点位置较低,对于高位股骨粗隆下骨折其入点与骨折部位较近,其稳定性降低。另外附加拉力螺钉也不易选定合适的拧入位置。因此,对于高位股骨粗隆下骨折,近年来多应用髁加压螺钉(DCS)固定。由于 DCS 角度为 95°,入点较高,另外可通过钢板拧入 1~2 枚拉力螺钉至骨矩部位,使其固定牢固程度大大提高。

角度钢板对于股骨粗隆下骨折也曾是常用的内固定材料。根据骨折部位的高低,可选 90°或 130°角度钢板。角度钢板在股骨头颈中的部分呈铲状,较螺钉能更好地控制旋转。但铲状部分插入股骨头颈的操作较复杂,需准确定位。另外插入前骨窗需充分开大,否则入点部分将会劈裂。由于角度钢板为偏心位固定,与 Richards 钉、DHS 相比,固定后钢板上所承受的弯曲应力更大。根据骨折复位后的稳定程度常需在钢板对侧植骨,以尽快恢复钢板对侧骨骼的连续性,减少钢板疲劳断裂的发生。

(四)带锁髓内针

近年来,带锁髓内针日益普遍地应用于股骨粗隆下骨折。其优点是闭合复位下操作手术创伤小,对骨折端环境干扰小,由于中心位固定,具有良好的抗弯曲应力强度。

常用的标准带锁髓内针有 Zickel 钉、Russell-Taylor 重建钉等。Zickel 钉插入股骨头颈部位为三叶状,通过钉杆近端孔插入并与钉杆锁定。由于三叶钉与钉杆之间角度固定,故可有效地防止内翻畸形的发生。但 Zickel 钉只有近端锁定,对于严重粉碎的股骨粗隆下骨折则无法防止短缩。

Russell-Taylor 重建钉在近端及远端均可锁定。通过近端锁定孔可向股骨头颈拧入 2 枚拉力螺钉,通过远端锁定孔可行入 1~2 枚全螺纹螺钉,能有效地防止短缩并可很好地控制旋转。改进型 Russell-Taylor 重建钉(R-T Delta 钉)直径较小,可用于髓腔较小或严重粉碎骨折的患者。Klemm 等曾提出根据不同骨折类型应用带锁髓内针的基本原则:对于稳定型骨折,可用非锁式髓内针,即远近端均不锁定;对于位于髓腔狭窄处近端的骨折,可仅在近端锁定;对于位于髓腔狭窄处远端的骨折,需行远端锁定;用于在某些情况下存在无移位的骨折块而不易发现,有报道仅在近端锁定,术后常发生不同程度的短缩,因此,远、近端同时锁定更为可靠。

目前认为,影响骨折愈合的因素有早期骨折端血肿、骨膜血供、周围软组织血运、稳定的力学环境、骨折端微动。过去一味强调切开复位以求解剖复位,坚强内固定的代价是破坏周围软组织血运,丢失早期骨折端血肿,其结果往往是骨折不愈合。股骨粗隆下骨折不愈合率较高进而发生内固定失效。因此,保护血运以保证骨折愈合是治疗的关键。对于股骨粗隆下骨折,间接复位、髓内固定目前被认为是治疗的首选。

四、术后处理

不论应用以上何种内固定材料进行固定,原则上术后第 2 日可允许患者进行患肢练习并离床扶拐活动。术后数日内患者应尽量不采取坐位,因此时髋部及腹股沟部分软组织肿胀,坐位影响静脉回流,有可能造成静脉血栓。患者离床后患肢可否部分负重要根据骨折类型及内固定情况而定。稳定型骨折并予牢固固定者可准许 10~15 kg 部分负重。不稳定型骨折应在 X 线显示骨折端有骨痂连接后开始部分负重。对于应用带锁髓内针固定的不稳定型骨折,有学者主张在连续骨痂出现后将髓内针取出，以恢复骨骼的负重，否则锁定螺钉在长期负荷下会发生疲劳断裂。

（杨　威）

第四节　股骨干骨折

一、概述

股骨是体内最大的管状骨，周围有丰厚的肌肉包围。发育过程中股骨形成前凸，内侧承受压力，外侧承受张力。股骨干骨折包括发生在小转子远端 5 cm 至内收肌结节近端 5 cm 范围内的骨折。

大腿部肌群可分为前、内、后共 3 个间室，前间室包含股四头肌、髂腰肌、缝匠肌及耻骨肌、股动脉及股静脉、股神经及股外侧皮神经；内侧间室包含股薄肌、长收肌、短收肌、大收肌、闭孔外肌、闭孔动静脉、闭孔神经及股深动脉；后侧间室包含股二头肌、半腱肌、半膜肌、部分大收肌、坐骨神经、股深动脉分支及股后皮神经。与小腿相比，大腿部筋膜间室容积大，筋膜间室综合征的发生率低，但间室内出血可造成压力升高，深部血管供血减少。

股骨干骨折后骨折端受到不同肌群的作用发生移位，这些肌群包括外展肌、内收肌、髂腰肌、腓肠肌及阔筋膜张肌。外展肌包括臀中、小肌，止于大转子，转子下骨折或近端股骨干骨折时可牵拉骨折近端外展；髂腰肌止于小转子，其作用为使骨折近端屈曲外旋；内收肌通过牵拉骨折远端造成内翻短缩畸形；腓肠肌作用于骨折远端，使其向后方旋转屈曲；阔筋膜张肌作用于股骨外侧，对抗内收肌的内翻应力。

供应股骨干的血管来自股深动脉，从近端后侧骨嵴进入髓腔分支，供应皮质内 2/3，骨膜血管同样自后侧骨嵴进入，供应皮质外 1/3。股骨干骨折造成髓内血管损伤，骨膜血管增生，成为骨折愈合主要营养血管，骨折愈合后髓内血管重建，恢复供血。股骨血管不过度损伤则股骨干骨折一般能顺利愈合，手术时应避免过度分离骨膜，特别是后侧骨嵴及肌间隔附着处。

二、发病机制

发生在成年人的骨折多是高能创伤，多继发于交通事故、高处坠落、重物砸伤及枪击伤。此外，骨质发生改变时轻微外伤可造成病理性骨折；军人或长跑运动员可发生应力骨折，多发生于股骨近端或中段。

三、临床表现

股骨干骨折多由严重的暴力引起，骨折后出现局部剧烈疼痛、肿胀、畸形及肢体活动受限，结合 X 线摄片检查，诊断多不困难。对于清醒的患者，疼痛和畸形通常很明显，在早期外科医生会注意到软组织肿胀。对于意识不清的患者，股骨骨折也会出现局部畸形和肿胀。这些发现通常比较明显，但是对于所有意识不清的患者必须考虑股骨干骨折的可能性，尤其对于车祸伤或者高处坠落伤。对于所有意识不清患者按照常规进行系统检查，应该仔细检查股骨。由于其受伤机制及局部解剖特点，在诊断时要进行全面的考虑。

（1）由于股骨干周围有丰富的肌肉，在其后侧有股深动脉穿支通过，骨折后会大量出血，最多可达 2 000 mL，检查时肿胀可能会不明显，这会使医生对失血量估计不足，加之骨折的剧痛，容易出现休克。对于股骨干骨折患者在急诊室应进行血压、脉搏检测，并常规进行输液处理，血压稳定后方可进行手术或住院治疗。

（2）骨折常由高能暴力引起，尤其是交通事故伤，在检查股骨干骨折的同时，应注意身体其他部位是否合并有损伤。首先排除头颅、胸、腹可危及生命的重要内脏器官的损伤，然后排除其他肢体的损伤。诊断股骨干骨折的 X 线摄片需包括髋关节及膝关节。股骨干骨折常合并其他损伤，据统计，合并其他部位损伤的病例可达到全部病例的 5% ~ 15%，合并伤包括全身多系统创伤、脊柱骨盆及同侧肢体损伤。文献报道，股骨干骨折合并股骨颈骨折漏诊率可高达 30%，闭合股骨干骨折同侧膝关节韧带及半月板损伤的概率高达 50%。

（3）股骨干骨折后，局部形成血肿，髓腔开放，周围静脉破裂。在搬运过程中若不能很好地制动，髓内脂肪很容易进入破裂的静脉，因而股骨干骨折后出现脂肪栓塞综合征的可能性很大。在骨折早期要进行血气监测，血氧分压进行性下降应高度警惕脂肪栓塞综合征的发生。股骨干骨折的患者，血气分析应作为常规的检测指标。

（4）合并神经、血管损伤并不多见，但应认真仔细地对末梢的血供、感觉、运动进行检查，并做详细记录。在极少数病例中，股骨干骨折后当时足背动脉搏动好，但在 24 小时内搏动减弱至消失，手术探查发现由于血管内膜损伤，形成动脉血栓。

四、治疗

股骨干骨折是危及生命及肢体的严重损伤，因此，在治疗股骨干骨折时，首先要处理危及生命的严重损伤，然后考虑肢体的损伤。应根据患者的年龄、全身健康状况、骨折的类型、医院的设备、医师的技术水平等综合因素作出适当的选择，治疗方法有牵引、外固定及内固定 3 种方法。

（一）牵引

牵引是一种传统的治疗方法，可分为皮牵引和骨牵引，配合使用各种支架。牵引可将下肢在大体上恢复肢体轴线，但不能有效地控制旋转及成角畸形，另外需要长时间卧床，并可由其带来多种并发症。目前，除儿童及部分患者的全身情况不允许手术治疗外，较少采用牵引治疗，牵引仅作为手术前的准备。

（1）悬吊皮牵引：一般 4 岁及以下儿童采用，将双下肢用皮肤牵引，双腿同时向上通过滑轮进行牵引，调节牵引重量至臀部稍稍离开床面，以身体重量作为对抗牵引。3 ~ 4 周时 X 线摄片检查见有骨痂生长后，可去除牵引。由于儿童骨骼的愈合及塑形能力强，牵引维持股骨干的骨折对线即可，即使有 1 ~ 2 cm 的重叠和轻度的与股骨干弧度一致的向前、向外成角畸形，在生长过程中也可纠正，但要严格控制旋转畸形。

（2）骨牵引：目前主要应用于骨折固定手术前的临时制动，也适用于身体虚弱不能耐受手术的患者。牵引的目的是恢复股骨长度，限制旋转和成角。牵引部位可通过股骨髁上或胫骨结节，股骨髁上牵引容易造成膝关节僵硬，膝关节韧带损伤则不能行胫骨结节牵引。文献报道，骨牵引的骨折愈合率可达 97% ~ 100%，但可引发膝关节僵硬、肢体短缩、住院时间长、呼吸系统及皮肤疾患，还会发生畸形愈合。

（二）外固定

股骨干骨折应用外固定器治疗的适应证有广泛污染的严重开放性骨折、感染后骨不连、部分合并有血管损伤的骨折及在患者全身情况不允许固定时，对骨折进行临时固定。安装时固定针应尽可能接近骨折端，连接杆尽可能接近股骨，根据骨折类型固定杆可安装在外侧或前侧。使用外固定架治疗股骨干骨折最主要的并发症是固定不坚强及出现与针道有关的并发症。因此外固定器不作为常规使用。

（三）内固定

（1）髓内针固定：最理想的治疗方法是闭合复位髓内钉固定。内置物位于股骨中央，承受的张力和剪力小；手术创伤小，感染率低，股四头肌瘢痕少，患者可早期活动，骨折愈合快，再骨折发生率低。扩髓的交锁髓内针固定是目前最好的方法，愈合率达98%，感染率低于1%。股骨干骨折合并肺损伤时使用扩髓交锁髓内针固定还存在争论，理论上扩髓可造成脂肪栓塞。非扩髓交锁髓内针可用于Ⅰ度、Ⅱ度、ⅢA开放性骨折。交锁螺钉的强度不足以承受全部体重，因此，完全负重要等到骨折端至少3面骨皮质出现连续骨痂。

常用于股骨干骨折的交锁髓内针为顺行交锁髓内针，进针点为梨状肌窝或大粗隆尖部，适用于成年人小转子下方到膝关节面上方6~8 cm的股骨干骨折；对于肥胖患者顺行进针较困难时可选用逆行交锁髓内针。

尽管髓内钉固定可广泛地用于绝大部分股骨干骨折，但是对于特殊的、粉碎的，特别是波及远近侧干骺端骨折及严重污染的开放性骨折建议采用其他方法。

（2）钢板内固定：与髓内钉固定相比，钢板在治疗股骨干骨折时有明显的缺点，钢板为偏心固定，与负重轴之间距离比髓内钉固定要长1~2 cm，在负重时，钢板要承受比髓内钉更大的弯曲负荷。因此，钢板固定骨折，不能早期负重。在负重时，骨骼的近端负荷通过近段螺钉到钢板，再经远段螺钉到远段骨骼，形成了钢板固定下骨折部的应力遮挡。采用钢板固定骨折时，需要切开复位，这样会剥离骨膜，同时也要清理骨折端的血肿，骨膜的剥离及血肿清理均会使骨折延迟愈合。

在应用动力加压钢板固定时，应遵循AO技术原则，尽量减少剥离骨膜，将骨折解剖复位。对于大的蝶形骨块，以拉力螺钉进行固定，将钢板置于张力侧，即股骨干的后外侧。骨折的两侧应使8~10层骨皮质被螺钉贯穿（即骨折远近端各有4~5枚螺钉），以达到足够的稳定。在钢板对侧有骨缺损时，必须植骨。

钢板内固定适应证：①生长发育中儿童股骨干骨折，钢板内固定不通过骨骺线，不会影响骨的生长发育；②合并有血管损伤需要修复的骨折，在局部骨折采用钢板固定后，进行血管的修复；③多发骨折，尤其是合并有头颅和胸部损伤患者，患者体位难以进行髓内钉固定；④髓腔过度狭窄及骨干发育畸形，不适合髓内钉固定。

五、特殊类型股骨干骨折

（一）股骨干骨折合并同侧髋部损伤

股骨干骨折合并股骨颈骨折的发生率为1.5%~5.0%，比合并粗隆间骨折更常见，比例约为7：1。1/4~1/3的股骨颈骨折初诊时被漏诊。典型的股骨颈骨折表现为从下方股骨颈基底延伸到上方的股骨颈头下部分，因为大部分能量分散到股骨干骨折，股骨颈骨折移位很小和不粉碎。最常用的方法是用顺行髓内钉固定股骨干骨折和用多枚针或螺丝钉固定股骨颈骨折，精确安放 3 枚空心钉的同时又防止髓内钉的扩髓和插入是重要的问题，建议在髓内钉插入前至少用 1 枚螺钉固定股骨颈骨折以防止其移位。重建髓内钉固定股骨颈骨折比空心钉的力量大，通过髓内钉的锁定来防止股骨颈骨折内翻塌陷。

股骨干骨折合并髋关节脱位中，有 50% 的患者在初诊时漏诊髋脱位，对股骨干骨折进行常规骨盆 X 线摄片检查是避免漏诊的最好方法。此种损伤需急诊复位髋脱位，以预防发生股骨头缺血坏死，并应尽可能同时治疗股骨干骨折。

（二）股骨干骨折合并同侧股骨髁间骨折

股骨干骨折很少合并股骨髁间骨折，分为两种情况：①股骨髁间骨折近端骨折线与股骨干骨折不连续；②股骨髁间骨折是股骨干骨折远端的延伸。股骨髁间骨折的关节面解剖复位非常重要，可以采用切开复位钢板螺钉固定或拉力螺钉结合带锁髓内钉治疗这些少见的骨折。

（三）儿童股骨干骨折的特点

儿童股骨干骨折由于愈合迅速，自行塑形能力较强，牵引和外固定治疗不易引起关节僵硬，因而儿童股骨干骨折理应行保守治疗。儿童年龄越小，骨折部位越近于干骺端，且其畸形方向与关节轴活动一致，则其自行塑形能力也越强，而旋转畸形因难以塑形应尽力避免。儿童股骨干骨折的另一个重要特点是，常因骨折的刺激而引起肢体生长过速，其可能的原因是由于在骨折后邻近骨骺的血液供应增加之故。至伤后 2 年，骨折愈合，骨骺重新吸收，血管刺激停止，生长即恢复正常。在手术内固定后，尤其为髓内钉固定，患肢生长也可加速，因此在骨骺发育终止前，应尽可能避免内固定。

根据以上儿童股骨干骨折的特点，骨折在维持对线情况下，短缩不超过 2 cm，无旋转畸形，均被认为达到功能要求，可避免采用手术治疗。手术适应证严格限制在下列范围：①有明显移位和软组织损伤的开放性骨折；②合并同侧股骨颈骨折或髋关节脱位；③骨折端间有软组织嵌入；④伴有其他疾病，如痉挛性偏瘫或全身性骨疾病；⑤多发性损伤，为便于护理。儿童股骨干骨折的治疗方式应根据其年龄、骨折部位和类型采用不同的治疗方式。

（四）髋关节置换术后假体周围骨折

随着接受髋关节置换术的老年患者数量增加，假体周围骨折的发生不可避免地明显增加。通常发生于高龄患者，经常存在数个合并疾病，因为其他关节炎症而活动能力受限。存在骨质疏松，内置物可能发生松动，骨干骨皮质很少，已经不能承受金属内置物。假体周围股骨干骨折给骨科创伤医生和重建医生提出了挑战。

髋关节置换术后假体周围股骨骨折的病因如下。①骨皮质缺陷，造成这些缺陷的原因包括原有内固定物和骨水泥的取出、假体松动、髓腔开口定位及扩髓技术不正确。手术所致的皮质缺损与术后 1 年内假体周围骨质高度相关。②关节翻修术，其特有的危险因素包括清除骨水泥时骨皮质穿孔、开窗去除骨水泥、在尝试脱位原人工关节时由于表面瘢痕组织粘连而骨折以及感染等。以前手术的损伤造成血液供应中断或者骨质疏松症也可能使股骨近端骨质易于骨折。以前的关节成形术、截骨术和骨折等均可改变股骨近端的几何形状，从而增加骨折的风险。③置入物失配，尺寸过大的股骨髓腔锉和关节假体可引起股骨环状应力增加，从而导致骨折。④假体松动，1/4 ~ 1/3 的假体周围骨折都与股骨假体松动有关。⑤骨质疏松症。

与髋关节置换术相关的假体周围骨折分类有数种。随着时间推进，Vancouver 分类是现代分类的典范，充分考虑了影响治疗的因素。不仅考虑骨折的部位，也包括骨量储备和股骨内置物稳定的状态。Vancouver 分类根据骨折部位，将股骨假体周围骨折分为 3 个基本类型。A 型骨折为大转子（AG）和小转子骨折（AL）。B 型骨折位于假体柄周围或刚好在其水平以下，根据股骨内置物稳定的状态和骨量储备又分为 3 个亚型。B1 型骨折假体稳定，而 B2 型骨折假体柄松动。B3 型骨折假体周围骨量丢失。C 型骨折发生于股骨内置物水平以下。Duncan 和 Masri 分析了 10 年间治疗的 75 例假体周围股骨干骨折，他们发现 4.0% 属于 Vancouver A 型，86.7% 为 B 型，其余 9.3% 是 C 型骨折。对 B 型骨折进一步研究发现：B1 型占 18.5%，44.6% 属于 B2 型，B3 型占 36.9%。因此 71.0% 的股骨假体周围骨折发生于股骨内置物周围或稍偏下，与内置物松动和骨量丢失有关。这种分类反映了这些骨折的复杂性（图 3-4）。

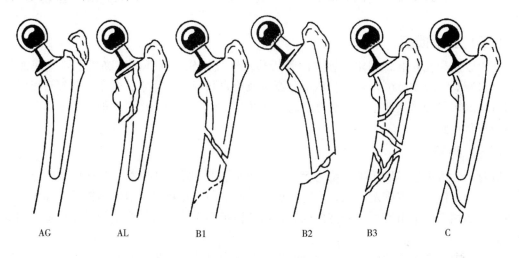

AG　　　　AL　　　　B1　　　　B2　　　　B3　　　　C

图 3-4　假体周围骨折 Vancouver 分类

用于处理假体周围股骨骨折有 4 种基本治疗方法：非手术治疗、钢丝或钢缆、钢板和利用加长柄进行髋关节翻修术。治疗的 3 个目的是治愈骨折、患者早期活动以及提供稳定结构，使内置物获得最长使用寿命。像创伤后股骨干骨折的处理一样，假体周围骨折的治疗近 30 年来也发生了明显变化，近几年，医生逐渐倾向于积极的手术治疗。

（1）非手术治疗：因为患者早期活动是处理任何股骨假体周围骨折的主要目标，所以牵引或石膏很少采用。支具可以应用于 AL 型骨折或很少见的无移位的稳定性骨折或近端移位很小的 B1 型骨折，需要严密随访，确保不会发生骨折晚期移位。对大多数患者而言，牵引不会维持对线，而且会引起一系列已知的内科和外科问题。基本上，牵引和支具治疗只适用于全身情况不宜手术的患者，然而，对于这些患者而言，非手术治疗的预后也不好。

（2）手术治疗。

1）A 型骨折：移位的大转子骨折通常需要固定，否则会减弱髋部外展力量，可能对患者活动能力产生不良影响。应该采取钢缆系统或钩板系统固定。

2）B 型骨折：股骨假体骨水泥无松动的稳定性 B1 型骨折最好采取钢板固定，联合应用螺钉和钢缆。B2 和 B3 型骨折采取加长柄股骨内置物治疗，存在骨质丢失的 B3 型骨折需要进行骨移植手术。

3）C 型骨折：根据骨折部位和形态采取合适的治疗方法，通常采用钢板或逆行髁上髓内钉治疗。

六、并发症

（一）神经损伤

股神经和坐骨神经在大腿全程包裹在肌肉之间，骨折很少累及神经，骨牵引治疗股骨干骨折时小腿处于外旋状态，腓骨近端受到压迫，腓总神经有可能损伤，特别在熟睡和意识不清的患者中容易发生，可通过调整牵引方向、在腓骨颈部位加用棉垫、鼓励患者自由活动牵引装置来避免。术中神经损伤多发生在手术中的牵拉和挤压，特别应避免会阴神经损伤，仔细包裹会阴部，减少骨牵引的时间和力量，避免髁内收时间太长，能够减少这种并发症的发生。

（二）血管损伤

在内收肌裂孔处血管固定，容易因骨折移位继发损伤。筋膜间室高压也可造成血管压迫，供血减少。股动脉可以是完全或部分撕裂或栓塞和牵拉或痉挛，微小的撕裂可以引起晚期血管栓塞，股动脉栓塞不一定必然引起肢体坏死，但是血管损伤时立即全面地诊断和治疗对保肢非常重要。

（三）感染

股骨干骨折钢板术后感染率约为 5%，高于闭合带锁髓内钉技术，与骨折端广泛剥离和开放性骨折一样。如内固定稳定，进行扩创、开放换药，骨折愈合后取出钢板；如内固定不稳定，取出钢板，牵引或用外固定架固定，伤口稳定半年后再选择合适的固定植骨达到骨折愈合。

股骨髓内钉偶尔会发生感染，感染的发生与髓内钉的插入技术和在骨折端用其他固定和开放伤口有关。患者在髓内钉术后数周或数月大腿有红、肿、热、痛时，应怀疑感染。多数感染患者在大腿或臀部形成窦道流脓。一旦存在深部感染，必须作出髓内钉是否取出的合理决定。在感染清创术中，检查内固定，良好控制骨折稳定性，应保留髓内钉，采取彻底清除死骨和感染的软组织、伤口换药和合理应用抗生素，骨折愈合到一定程度可取出髓内钉，进行扩髓，取出髓腔内感染的组织。若髓内钉对骨折不能提供稳定，需考虑其他方法。若存在大范围死骨，取出髓内钉后彻底清创，用外固定架或骨牵引固定，在骨缺损部位放置庆大霉素链珠。

（四）延迟愈合和不愈合

多数骨不愈合的原因是骨折端血供不良、骨折端不稳定和感染，导致延迟愈合的主要因素有开放性骨折、手术操作中对骨折端软组织的广泛剥离、骨折端稳定不够、骨折分离、感染和既往有大量吸烟史。可根据骨折愈合情况取出静态交锁螺钉，使骨折端动力化，也可扩大髓腔，更换髓内针。

（五）畸形愈合

畸形愈合一般认为短缩 >1 cm、旋转畸形超过 10°、成角畸形 >15°。畸形可引起步态不正常、肢体短缩和膝关节创伤性关节炎。

（六）异位骨化

在股骨干骨折髓内钉固定后，常见有不同程度的异位骨化覆盖髓内钉的尾端，临床无症状，很少有异位骨化影响髋关节的活动，可能与肌肉损伤导致钙代谢紊乱有关，也可能与扩髓碎屑没有冲洗干净有关。

（七）再骨折

多发生在早期骨痂形成期及内固定取出后。牵引治疗所获得的骨折愈合可形成大量骨痂，但新的骨小梁并没有沿着应力的方向进行排列，超负荷时更易发生骨折，多数发生在石膏固定后 3～4 周。钢板坚强内固定可使骨折获得一期愈合，X 线表现为没有骨痂形成，但是骨折部位的骨强度恢复至正常的速度较慢，必须依靠新形成的骨单位进行爬行替代，若在术后 18 个月前取出钢板，则骨痂未成熟，有发生再骨折的危险。多数发生在钢板取出术后 2～3 个月，而且多数发生在原螺丝钉钉孔的部位。闭合髓内钉固定后骨折部位可形成大量骨痂，取出髓内钉后不易发生再骨折。内固定物一定要在骨折塑形完成后取出，通常的取出时间是钢板在术后 2～3 年，髓内钉在术后 1 年。

（八）钢板疲劳弯曲和折断

若骨折的类型是粉碎或有骨缺损，在骨折粉碎或缺损区必须早期植骨，以获得因骨愈合而得到骨性支撑，防止钢板应力集中而发生疲劳弯曲和折断。

（九）膝关节功能障碍

股骨干骨折后的膝关节功能障碍是常见的并发症，其发生的主要病理改变是由于创伤或手术所致的股四头肌损伤，加之未能早期进行股四头肌及膝关节的功能锻炼，膝关节长期处于伸直位，以至在股四头肌和骨折端间形成牢固的纤维性粘连。术中可见股中间肌瘢痕化，且与股骨间形成牢固的粘连。粘连的股中间肌纤维在膝关节伸直位时处于松弛状态，屈曲时呈现明显紧张。其他病理改变有膝关节长期处于伸直位固定而造成四头肌扩张部的挛缩。关节内的粘连则常由于长期制动造成浆液纤维索性渗出所致，粘连主要位于髁间窝和髌上囊部位，有时甚至是膝关节功能障碍的主要原因。

（梁 敏）

第五节 股骨头骨折

一、解剖

股骨头骨折几乎都是由于髋脱位或骨折脱位而引发的，所以股骨近端的解剖，特别是血管解剖，对确定预后起着决定性的作用。骨折愈合、骨片吸收或股骨头缺血坏死的最终结果均取决于脱位对血管解剖的影响。这些结果也在一定程度上受创伤治疗的影响。同样，创伤性脱位对股骨头和髋臼软骨造成的损伤可导致关节病，使关节功能受限。关节病在某种程度上也受治疗因素的影响。对髋关节囊和周围肌肉的损伤可导致关节周围纤维化和异位骨化，造成功能受限。

股骨头由 3 支终末动脉供血：圆韧带动脉、旋股外侧动脉的终末分支，以及旋股内侧动脉的终末分支，即骺外侧动脉。最后一支是供应股骨头大部分负重上端面的关键血供。髋脱位合并股骨头骨折多数是后脱位。旋股内侧动脉会受到牵拉，而且来自破损的后关节囊和髋臼后壁的压迫可造成骺外侧动脉阻塞。因此，关节囊破坏不会造成关节内血肿。前下方的股骨头碎片一般留在髋臼内与圆韧带相连。供应该骨片的完好血供，以及来自闭孔动脉的圆韧带动脉，可使骨折发生愈合。髋关节后脱位时，骨折端很可能损伤旋股外侧动脉到骨的终末支。脱位造成骺外侧动脉的张力和阻塞压力增加，应当紧急复位脱位的股骨头。

（一）关节软骨

关节软骨覆盖股骨近端的骨骺，几乎包括负重的股骨头部分。在股骨头最上部分的软骨最厚，可达 4 mm，到股骨头的赤道部分逐渐变薄，在圆韧带附着部最薄。在软骨周围支持带血管穿入骨内。约 70% 的股骨头软骨参与承载负荷。股骨头脱位可造成软骨面的损伤，从而使负重关节面减少。软骨内峰压力值的增加，导致软骨基质崩溃，关节密封性丧失，发展为创伤性关节炎。髋臼骨折或者前脱位时可造成股骨头压缩性骨折，导致软骨基质压缩，负重关节面减少，其最终结果是一样的。

（二）骨解剖

成人股骨头直径在 40~60 mm，不是整圆，偏差为 1.0~1.5 mm，主要是髋臼面，早先被认为是假体设计的重要方面。带有软骨面的股骨头碎片的精确复位，对增加头和髋臼的接触面以及减少关节软骨的峰压力是必需的。

要维持头臼的最适接触，需要完整的股骨头，重要碎片的丢失会造成侧方非对称活动。前下侧多大的碎片是可以允许的至今尚不清楚。短期临床结果显示，切除小的碎片部分结果是满意的，另一部分则不满意。

二、发病率

如上所述，股骨头骨折伴发有髋脱位。Brumback 等鉴别了公开报道的 238 例患者，其中只有 24 例（10%）继发于前脱位。另一组报道的前脱位病例，22 例中有 15 例（68%）合并股骨头骨折。因为前脱位不常发生，因此其与股骨头的相关性研究资料不足，但多伴发有股骨头的塌陷骨折。解剖上髋臼窝浅及股骨颈后倾容易导致创伤性髋脱位。

85%~90% 的髋脱位是后脱位。在最大一组髋后脱位病例中，股骨头骨折的发生率是 7%。已经发表的 265 例股骨头骨折病例中，多数是剪切或劈裂型。最近还发现有压缩性或塌陷性骨折，这组病例的预后较劈裂骨折差。这类损伤被认为多继发于前脱位，但现在多见于髋臼骨折。

三、损伤机制

据报道，股骨头骨折的病例大多数发生于交通事故。髋后脱位的机制与产生股骨颈骨折、股骨干骨折及复合骨折的机制相似。因撞击汽车仪表盘时股骨轴向受力，如果股骨干不发生骨折，力量足够大时会发生髋部损伤。髋外展位会发生股骨颈骨折，中立或内收位会发生髋后脱位合并或不合并股骨头骨折或髋臼后壁骨折。股骨头骨折可以是圆韧带的撕脱骨折，也可以是髋臼后壁造成的劈裂。前脱位时股骨头受到髋臼缘的直接暴力会发生压缩性骨折。股骨头的双侧骨折很少发生。

四、损伤的结果

（一）退行性关节病

髋脱位发生于高能损伤。要破坏髋关节囊后壁需要相当大的力量，而且要让股骨头顶在髋臼后缘，造成股骨头的剪力骨折需要更大的力量。关节软骨的撞击、塌陷或游离碎片均可造成其功能的丧失。如果复位不佳，合并骨丢失或切除，对剩余软骨会产生负面的影响，从而加重软骨基质的崩解。如果髋臼后壁存在大块缺失，后方的不稳定会进一步损害髋功能。同样，内部环境的变化对剩余软骨的生存产生不利影响。创伤的最终结果是软骨退变，继发骨性关节炎及髋关节功能丧失。因为多发生在年轻人，所以关节重建尚存在问题。年轻人全髋置换的长期效果不理想。关节融合虽然可减轻疼痛，恢复功能，但多数患者不接受。股骨头小碎片的切除有良好的短期效果。

（二）缺血性坏死

后脱位常常继发股骨头缺血性坏死。单纯后脱位坏死的发生率为13%，合并股骨头骨折时发生率为18%。原因是更大的暴力产生骨折，同时软组织损伤加重。此外，因骨折面或碎片阻挡造成闭合复位延迟，进而造成股骨头缺血坏死发生率增加。只有对髋脱位进行最好的治疗才能降低坏死的发生率，因为年轻人中，如果没有选择最佳治疗方案，这一并发症将是灾难性的。缺血性坏死发生于后路手术比发生前路手术要多。

（三）活动受限

合并股骨头骨折的髋关节脱位功能恢复往往不理想。除了骨关节炎、缺血性坏死外，还会发生异位骨化。异位骨化可由关节囊撕裂、撞击以及外展肌的撕裂、撕脱引起，也可由外科手术暴露引起。有时 I 型骨折髋臼愈合好，但髋部运动受限。

五、伴发损伤

股骨头骨折和髋脱位的相关性很强。很难想象，没有脱位怎么会产生股骨头的剪力骨折。患者没有髋脱位也可发生髋部骨折。股骨头压缩骨折常合并髋臼骨折，中心性脱位时股骨头撞击髋臼造成塌陷骨折。髋脱位的处理会影响到坐骨神经麻痹的发生，因为复位延迟会使坐骨神经麻痹的发生率和严重程度增加。轴向负荷机制可以说明为什么时常伴发膝关节韧带损伤、髌骨骨折、股骨干骨折。股骨头骨折时应仔细检查膝关节和股骨，因为应力是通过这些结构传导的。

因为这些损伤都是高能损伤，所以常合并有其他脏器损伤。早期文献报道显示，这些骨折的总病死率是47%。

六、分类

Birkett 于 1869 年发表的论文首次把股骨头骨折视为一种单独病种。Thompson 和 Epstein 于 1951 年发表的髋后脱位分类法，对股骨头骨折进行了单独分类。这一分类没有包括前脱位，也没包括髋臼和股骨头双骨折。

Stewart 和 Milford 1954 年发表的分类包括前、后脱位的区别。同样，这一分类系统因没包括髋臼和股骨头骨折而受限。此外，对髋臼部分的分类也缺乏详细描述。因为更多的内容需要包括在内，所以在 20 世纪 50～60 年代出版的文献中 Thompson 和 Epstein 分类系统最常用。

Pipkin 有关股骨头骨折的里程碑性的论文中包括了股骨头骨折的分类。发表 50 多年来，这篇文章仍然是对这一课题贡献最大的。这一分型的最大缺陷是没有包括髋关节前脱位和没有充分扩展髋臼骨折的类型。后一缺陷微不足道，而第一个缺陷因为 Pipkin 分型的来自 Kansas 城的病例，几乎都是髋后脱位，所以 Pipkin 也没有意识到。

最近几年，股骨头骨折和髋前脱位的联系变得更明显，于是 Brumback 等提出了最完整的分类。

虽然自从 Pipkin 分型提出后多数学者还是沿用这个分型，但 Brumback 分型更完整，它包括了股骨头骨折和相关骨折。尽管有些复杂，但因为其更准确，所以将来应用会更广泛。

Muller 等提出了另外一种分型，并被骨科创伤协会采用。其按照字母顺序对劈裂和压缩骨折以及合并的股骨颈骨折进行了细分。这种分型可用于大宗病例报道或对照试验。

七、诊断

（一）病史

多数股骨头骨折发生于高速汽车事故。后脱位的机制被认为是髋屈曲内收情况下受到轴向应力所致，前脱位是外展、屈曲、外旋造成的，但多数患者不能给出详细的描述。曾有报道双侧髋脱位合并股骨头骨折的病例。特别是多发创伤时，外力的类型和方向更难确定，但与眼前的问题不相关。

（二）体格检查

如果伴随发生的髋关节脱位没有复位，则入院时的体格检查发现由它决定。后脱位时有肢体缩短、轻度屈曲、内收和内旋。前脱位时导致肢体屈曲、外展和外旋。应记录肢体体位，然后迅速通过脉搏、毛细血管充盈和皮肤温度评价肢体循环状态。紧接着进行坐骨神经和股神经功能检查。通过活动时触摸肌腹评价背伸和跖屈踝关节、内外翻足及屈伸膝关节的能力，接着进行感觉功能检查，包括轻触觉和针刺觉。在这些检查完成之前不宜进行关节复位。

（三）影像检查

多发创伤患者需常规拍摄骨盆前后位 X 线片。如果已做过常规 CT 扫描，适当的影像重建即可提供评价股骨头骨折所需的大部分初始影像。对于孤立性损伤的患者，如果怀疑有髋关节脱位、股骨近端骨折或骨盆骨折，必须拍摄前后位片，因为其上所见决定着需进行另外的哪些影像学检查。后脱位时必须在影像学上仔细辨认仍留在髋臼内的股骨头骨折片。股骨头缺损往往不明显，除非射线从侧方捕捉到骨折平面。为避免 Pipkin Ⅲ 型骨折中的股骨颈骨折块的移位，在作出髋部复位决定之前，必须仔细观察股骨颈的情况。如果影像学显示髋臼脱位合并或不合并股骨头骨折，医生应首先进行手法闭合复位。如果脱位合并骨盆环的前或后方破坏，复位前应获得骨盆的入口和出口位 X 线片。同样，如果怀疑对侧或 Pipkin Ⅳ 型骨折中合并髋臼骨折，复位前应获得 Judet 和 Letournel 所描述的髋臼 45°斜位片。

在获得所有需要的 X 线片后，可试行闭合复位。闭合复位可以在镇痛和镇静药物辅助下在急诊室进行，也可在全身麻醉肌肉完全放松下在手术室进行。尽管后者损伤小，但往往不能及时进行，因此经常在急诊室试行复位。如果不成功，在不延迟全身麻醉复位的前提下，尽快进行髋臼和股骨头的 CT 检查，扫描的厚度为 1~3 mm。如果需要切开复位，CT 可帮助医生发现游离骨块和嵌入的软组织，对伴随发生的股骨头或髋臼骨折进行切开复位内固定时 CT 也很有帮助。此外，还可为外科医生选择手术路径提供有用的信息。CT 指导下骨盆斜位片对准确估计骨块的大小和移位有帮助。

无论采取何种方式，闭合复位成功后均应拍摄骨盆前后位片来证实。随访检查还包括通过髋臼层厚 1.5 mm 的骨盆 CT 扫描，以发现游离体，确定髋臼的完整性，以及评价伴随的股骨头骨折的复位情况。

（四）其他检查

有些情况下，复位前后还可进行肌电图、静脉造影、膀胱造影、尿道造影、骨扫描及 MRI 检查。髋脱位特别是脱位时间较长时，可出现坐骨神经麻痹。肌电图可确定受累神经的范围和程度。这对判断患者预后有帮助，特别是反复进行系列检查时。直到受伤后 3 周方可作出准确诊断。超声多普勒是判断股部和腘窝处深静脉血栓简单而可靠的检查方法，但静脉造影仍然是确诊的金标准。髋脱位合并股骨头骨折时，很少需要做膀胱和尿道造影，但合并骨盆前环骨折移位时需要做。骨扫描可提供判断晚期股骨头缺血坏死的信息。如果患侧的股骨头较健侧明显减低，坏死的可能性可达 80%~90%，但最终结果由多种因素决定。MRI 也可提供股骨头缺血坏死的预测信息。股骨头 MRI 信号异常的临床准确含义尚未确定，但 MRI 可显示骨挫伤、坐骨神经挫伤、骨软骨骨折、髋臼缘骨折及股骨头骨折。然而在未确定其检查价值之前不推荐常规使用 MRI。在显示关节内骨块方面，MRI 的准确性不及 CT。

八、治疗方案

在分析已经发表的有关股骨头骨折的文献时，有两个突出的问题：①随访比例和期限不够；②缺乏统一分型。自从 Pipkin 在 1957 年发表重要论文后，多数学者一直沿用其分型。Brumback 分型更广泛和完全，但最近才被应用。这一分型和 AO/OTA 分型应在将来的出版物中应用。

已报道的大多数髋脱位合并股骨头骨折的病例可以通过 Pipkin 方法进行分类。股骨头骨折合并前脱位的不包括在内，因为这些不在 Pipkin 的分类范围内。在这 170 例中，Ⅰ型股骨头骨折 37 例（22%），Ⅱ型 72 例（42%），Ⅲ型 25 例（15%），Ⅳ型 36 例（21%）。对每一型骨折采用了多种治疗方案，将单独进行讨论。Pipkin 将治疗结果分为优、良、可、差 4 级，评价标准没有阐明。其他学者应用了相似的结果分级方法，这使得结果比较很困难。因为很多外科医生参加了所有组别病例的治疗，这使得结果分析更加困难。随访不足是个更严重的制约因素，由于存在这些问题，有关治疗的结论尚不确定。

报道的 Pipkin Ⅰ 型股骨头骨折 26 例曾做过充分随访，有 18 例患者接受闭合复位和牵引治疗。其中，13 例疗效优良或良好，2 例疗效一般，1 例治疗效果差，2 例失随访。该组患者接受牵引治疗的时间不尽相同，但一般在 4~6 周。有 8 例患者因为不适当的复位、裂成碎片或者关节内的骨折片而接受了骨折碎片的切除，其中 2 例疗效优良或良好，3 例疗效一般，2 例治疗效果差，1 例失随访。在报道的各组中没有患者接受切开复位内固定。所报道的 Pipkin Ⅱ 型骨折病例 36 例获得随访。其中有 13 例接受闭合复位和牵引治疗，8 例疗效优良或良好，3 例疗效一般，2 例治疗效果差。36 例中有 6 例接受闭合复位、骨折碎片切除术，4 例疗效优良或良好，2 例疗效一般，没有出现效果差的病例。36 例患者中有 17 例接受切开复位内固定治疗，10 例疗效优良或良好，3 例疗效一般，4 例治疗效果差。较大块的骨折片似乎更适合内固定。手术切断股圆韧带有利于骨折复位，而且并未导致疗效差的病例数量上升。股骨头失去了与髋臼相接触表面的一致时（垫片效应），就需行骨折片切除，并增加了切开复位内固定治疗的可能性，尤其是当 CT 显示骨折片没有达到解剖复位时。

股骨头的分段骨折为 Pipkin Ⅲ 型，已报道接受充分随访的有 17 例。3 例患者接受常规的关节置换术，原因是预料会有高概率并发症。另外 3 例患者接受闭合复位牵引治疗，疗效皆不良；其中 1 例接受闭合复位、骨碎片切除，疗效也不良。10 例患者接受切开复位内固定治疗，5 例疗效优良或良好，2 例疗效一般，3 例疗效差。在这种情况下，长期的随访（至少 3 年）是必要的，因为预料会有缺血性坏死并发症，但这种现象并未发生在疗效优良的那些病例中。令人感兴趣的是，17 例疗效优良的患者中有 5 例接受了闭合复位治疗。尽管这些病例只是无移位股骨颈骨折的继发单纯移位，但随后的移位是明显的，因而复位之前的 X 线摄片应进行仔细检查，以便寻找股骨颈骨折。如果闭合复位需要很大的力量，医生应该采用切开复位，设法去除嵌夹的软组织。

Pipkin Ⅳ 型骨折涉及各种各样的髋臼骨折。股骨头骨折的治疗方案必须包括髋臼骨折治疗。其中 28 例股骨头骨折合并髋臼骨折病例获得充分随访。12 例接受闭合复位牵引治疗，其中 6 例疗效优良或良好，1 例疗效一般，3 例疗效差，2 例失随访。8 例接受闭合复位、骨折片切除治疗，其中无疗效优良或良好病例，3 例疗效一般，3 例疗效差，2 例失随访。8 例接受切开复位内固定的治疗，其中 2 例疗效优良，1 例疗效一般，3 例疗效差，2 例患者失随访。评价这些病例治疗效果的困难之处在于缺乏公认的、详细描述髋臼骨折的分类方法，而分类却对评价治疗效果极其重要。

Swiontkowski 和他的同事报道的 37 例股骨头骨折病例中，17 例骨折为 Pipkin Ⅰ 型，9 例为 Pipkin Ⅱ 型，8 例为 Pipkin Ⅳ 型，3 例无法分型。除 5 例患者之外都接受了切开复位内固定治疗，1 例双侧 Ⅳ 型骨折患者死亡。在评价选择前入路和后入路治疗 Ⅰ 型和 Ⅱ 型骨折时（Ⅰ 型、Ⅱ 型各有 12 例），有人认为，前入路更直观，有更好的机会使用内固定物固定股骨头骨折块，而且入路本身不增加股骨头缺血性坏死的危险（2 例经后路手术的患者出现股骨头缺血性坏死，而经前入路者未出现）。影响功能的异位骨化在 Ⅰ 型和 Ⅱ 型骨折手术治疗选择前、后入路的对比比率是 2/12 ： 0/12。异位骨化形成的原因是剥离髂骨翼外侧的臀肌，而现在外科主张使用延长的 Smith-Petersen 入路以保持臀肌的完整性。这些结果最近被此后的一组患者资料所证实。

最近报道发现的髋关节前脱位合并股骨头明显压痕骨折或剪力骨折，尚未包括在 Pipkin 分类中。髋臼骨折的现象同样被越来越多的学者认识到。髋关节前脱位合并股骨头骨折最初由 Funsten 和他的同伴报道，随后被 DeLee 和他的合作者描述。股骨头负重区域的压痕发生于股骨头脱位时，类似于杠杆作用撬动髋臼前壁，或可能与闭孔环上缘相互挤压所致。同样的原理，剪力骨折发生于股骨头上部挤压于髋臼前壁边缘并穿透髋臼前壁。10 例压缩型股骨头骨折合并髋关节前脱位的报道显示，7 例随访中发现明确的创伤后关节间隙狭窄。4 例股骨头劈开撕裂、断裂患者中，所有都在随访中发现关节间隙变窄。幸运的是，髋关节前脱位合并股骨头骨折的发生率极低，而此类患者有很高的创伤后关节炎的发生概率。

（一）股骨头骨折治疗原则

充分的体格检查后，复查前后位骨盆片，以便于股骨头骨折的定位，并了解股骨颈、髋臼是否合并骨折，如同髋关节脱位通常需要紧急的髋关节复位。若闭合复位不成功，就表明急需切开复位。术前的髋臼 CT 扫描（如果耽搁时间不超过 60 分钟可获得）有助于评估髋臼、股骨颈的情况，以及股骨头骨折块的大小及有无游离体。如果闭合复位成功，就表明需行复位后的髋关节 CT 扫描。CT 扫描可观察骨折块的复位、股骨颈和髋臼的状况，以及有无游离体。随后的治疗方案基于骨折的类型、骨折的复位情况和一般状况考虑。

单纯 Pipkin Ⅰ 型骨折，如果复位良好（骨折移位小于 1 mm），主张非手术治疗。经过 1~4 周的小重量牵引（Buck 经皮牵引或骨牵引）治疗，随后架拐 4 周的轻触地负重活动的康复治疗，大多数患者可以得到良好的治疗效果。如果复位不良，推荐经髋关节前入路使用小的松质骨螺钉或 Herbert 螺钉切开复位内固定治疗。Herbert 螺钉与标准的小松质骨相比，提供给松质骨块表面之间加压力量更小一些。对于多发创伤患者，即使闭合复位良好，但为了年轻患者早期功能锻炼，也是切开复位内固定的治疗指征，对 Ⅱ 型骨折患者同样推荐切开复位内固定的治疗，但因为合并股骨头上部骨折，只有反复经 X 线摄片证实已解剖复位的患者才能够接受非手术治疗。股骨头劈裂骨折合并股骨颈（Pipkin Ⅲ 型）患者预后不良。损伤的预后在创伤后股骨头缺血性坏死方面与股骨颈骨折的移位程度直接相关。因此，治疗必须提供长期的闭合复位，以阻止可见或不可见的股骨颈骨折的移位。对年轻、活动量大的患者，主张经前路使用 Smith-Petersen 入路切开复位内固定治疗 Pipkin Ⅰ 型或 Ⅱ 型骨折，并单独使用螺钉固定股骨颈骨折。报道显示，手术脱位可实现更充分的暴露，以便复位和固定骨折。这个方案的决定必须基于以下的考虑：只用于治疗那些活动量大、年轻的、无移位的或者移位程度较轻的股骨颈骨折患者。若患者不满足这些标准，那么就应该行双极头假体置入或全髋关节置换。

Pipkin Ⅳ 型骨折必须同时治疗合并的髋臼骨折。髋臼骨折的部位决定了手术入路，为了允许患髋早期活动，即使是无移位的股骨头骨折也应该行内固定治疗。

股骨头骨折合并髋关节前脱位的治疗非常困难。压痕骨折的高度已被 Mears 提出，但此项技术长期疗效尚属未知。预后不良的原因是创伤后骨性关节炎的风险，此项风险必须告知患者。劈裂骨折如果范围广而不粉碎，可能需要内固定治疗。如果 CT 扫描显示骨折主要位于股骨头前部，应从前入路修复；如果 CT 扫描显示骨折主要位于股骨头后部或股骨头负重区域，应从后路修复。目前尚无这些治疗结果的报道。

（二）多发创伤患者的特殊思考

尚未复位的髋关节脱位是骨科急症，原因是随之而来的创伤后股骨头坏死，并且随着时间的延长，股骨头坏死的概率会增加。一个前后位的骨盆片是初步评判多发损伤患者的一部分资料，而且能够揭示髋关节脱位和股骨头骨折。如果患者将去手术室进行头部、腹部或胸部的手术操作，髋关节脱位的闭合复位可于麻醉诱导期由骨科医生迅速完成。只要肌松改善和气道安全得到保证，髋关节脱位的闭合复位即可进行。如果闭合复位失败，只要其他生命保障操作完成，即可行切开复位骨折。如果闭合复位成功，执行相同的治疗原则：复位后的 CT 扫描，复位不良骨折的切开复位内固定，游离体的清除，股骨颈骨折或髋臼骨折的切开复位内固定。如果合并类型不明的股骨颈骨折或游离体，只要患者能够耐受第二次麻醉，应进行开放手术。这种开放操作的施行主要是为了减少存在小游离骨折块或软骨块情况下对关节表面的损伤及在合并股骨颈骨折时降低股骨头缺血性坏死的风险。当确定关节间隙存在游离骨折块时，骨牵引应在术前过渡期开始使用，以降低游离骨折块对关节软骨的损伤。据报道，延迟手术治疗有利于改善术后的功能恢复。在 Pipkin I 型、II 型骨折中，为了让股骨头骨折良好复位的患者早期活动，施行切开复位内固定的治疗可能是明智的。一般来讲，牵引治疗应避免用于胸部创伤和肺功能降低者。多数创伤患者的活动能力，在减少肺功能衰竭和肺部感染发生率方面，显示出积极的收益。

对复位良好的 Pipkin I 型和 II 型股骨头骨折，应建议经前路切开复位内固定治疗（ORIF）固定股骨头的骨折碎片，以恢复患者的运动能力。患者伴有胸部创伤或肺功能降低时应避免牵引。重获运动能力的多发损伤患者肺衰竭和败血症的发生率会明显降低。

九、治疗方法

（一）闭合复位

无论是否合并股骨头骨折，急诊髋关节的闭合复位可用于所有髋关节脱位。为减少创伤后股骨头坏死的发生，必须避免延迟复位。如果股骨颈骨折已明确，最好放弃施行闭合复位的任何能力，而应在术前紧急 CT 扫描之后（如有可能）马上实施手术。这样做有利于减少股骨颈骨折移位对股骨头血运的进一步损害。

（二）切开复位

切开复位的指征是髋关节脱位行闭合复位失败。术前髋臼 CT 扫描（尽可能做）有利于帮助和提示医生了解关节内骨折块、髋臼或股骨颈骨折，以及股骨头骨折块的大小。如果迟缓超过 1 个小时才能获得的 CT 扫描，应避免做 CT。通常，后脱位通过后入路复位。外旋肌和异常紧缩的关节囊破口是阻止复位的常见结构。关节内骨折片可经此入路取出，而且髋臼后壁的骨折片可在直视下切开复位。在此入路难以施行股骨头和股骨颈的骨折内固定。患者体位的摆放应为侧卧位，以利于骨盆前方显露，并在必要时同时加做入路来复位和内固定骨折块。安装在髂骨嵴和股骨干近端的股骨牵开器可使髋关节间隙增大，有利于改善直视下内固定。如果医生选择不固定股骨头骨折块，患者应接受 3~6 周的经皮牵引或轻重量骨牵引。

（三）骨碎片的切除

联合使用闭合或开放复位，骨碎片的切除指征是严重粉碎性骨折以及有插入到股骨头和髋臼间隙内的股骨头骨折碎片。骨碎片的切除可以使用与切开复位相同的手术入路完成。如果进行了闭合复位后的 CT 扫描，那么入路的选择由骨碎片的位置决定。前、内侧的骨碎片应选择 Smith-Petersen 手术入路。如果骨碎片位于关节间隙内，切除手术应紧急而迅速地完成，以避免继续损伤关节表面。

（四）切开复位内固定

切开复位内固定的指征：移位超过 1 mm 或更多的所有各型骨折，股骨头骨折合并股骨颈或髋臼骨折，或股骨头骨折块较大，合并需要切开复位的髋关节脱位。对于大多数 Pipkin I 型和 Pipkin II 型骨折来说，切开复位内固定应选择前部 Smith-Petersen 手术入路进行。手术应在患髋垫高的半侧卧位上施行。手术可在闭合复位及复位后 CT 扫描完成后的几日内进行。在后入路的病例中，从股骨头前面脱落的骨折片难以看见的，更难以复位，几乎不可能进行内固定。Epstein 主张后入路的原因是，担心前入路可能损伤前关节囊的股骨头血运。来自股骨头前关节囊的血运是可忽略不计的，由于后路手术显露的诸多困难，前入路很受欢迎。患者术后可以使用肢体活动仪（CPM 机）辅助治疗，患肢轻触地负重 8 周，并且不能过度屈髋（＞70°）4～6 周。前入路手术可能合并异位骨化，会明显影响功能。这类骨化可以通过减少外侧阔筋膜张肌和外展肌肉的剥离来避免。吲哚美辛 25 mg，口服，一日 3 次，服用 6 周，或者低剂量照射也有良好效果，但是二膦酸盐的治疗效果有限。

（五）假体置换

假体置换的指征是：Pipkin Ⅲ型骨折且为老年患者；或股骨颈骨折明显移位且患者年龄大于 50 岁。股骨头初次置换无论如何都是禁忌的，只有在尝试谨慎的治疗后，内固定治疗的最终结果是出现关节不适或退行性骨关节炎时，才考虑施行假体置换。如果这些不适继续发展，就表明需要进行关节置换。

（六）髋臼骨折的切开复位内固定

在 Pipkin Ⅳ型骨折损伤中，髋臼骨折切开复位内固定指征是髋关节复位后不稳定。股骨头骨折也应于术中内固定，以利于早期活动。髋臼骨折块决定了手术入路，而股骨头骨折可能需要另外的前入路进行复位和内固定。

（七）早期活动

只有当患者极度虚弱，不能承受手术时，才可以在髋脱位复位后不顾股骨头骨折是否复位，即让患者早期进行活动。对于老年患者，因为需要等到患者总体健康状况最佳之后才进行二期置换，会发展为创伤后关节病，所以这样做是合理的。

十、随访与康复

在选择了闭合复位、牵引治疗时，应进行 4～6 周的经皮牵引或小重量骨牵引，然后扶拐轻触地负重 4～6 周。通常此期间的屈髋不得超过 70°。伤后 3 个月时，可以在监督下让患者练习髋关节的主动和被动活动，同时开始锻炼外展肌力量。

在股骨头骨折切开复位内固定后，患者应早活动，扶拐轻触地负重 6～8 周，同时也应该注意髋关节活动和下肢力量练习。术后早期可使用肢体活动仪（CPM 机）辅助髋关节活动恢复。

在骨碎片切除病例中，应要求患者术后 8～12 周屈髋限制在 70°以内；在此期间，下地活动时必须扶双拐。随后进行下肢力量和活动练习。

当股骨头骨折内固定同时伴有股骨颈骨折或髋臼骨折时，应在一定范围内早期活动。患者扶拐下地活动，患肢轻触地负重 8～12 周。

十一、结果评价

一个标准化的评价最后疗效的系统对于交流治疗方式和治疗结果是必要的。这种系统对于股骨头骨折来说尤其重要。Brumback 和他的合作者提出的评价系统是文献中应用最广的，而且不太复杂。由于合并髋脱位，最合适的随访期限至少达到 3 年，以便排除创伤后股骨头缺血性坏死。

十二、并发症

(一) 慢性不稳定

慢性不稳定往往发生在股骨头骨折碎片切除之后，合并髋臼后壁骨折未复位或骨折块切除时更易发生。股骨头骨折和髋臼骨折时，只要骨折块足够大，采取内固定方法固定骨折碎片是预防不稳定发生的最好方法。早期发现不稳定，可试行三面皮质骨髂嵴移植重建髋臼后壁。慢性半脱位可造成退行性骨关节炎伴关节间隙狭窄，需要进行髋关节置换或关节融合。

(二) 伤口感染

任何手术均可能继发感染，一般情况下，股骨头骨折切开复位时感染发生率不高于1%。术后髋部感染往往是隐匿的，不容易诊断，所以关节穿刺是早期诊断所必需的。深部感染需即刻彻底清创，去除坏死组织，并全身使用抗生素。

(三) 异位骨化

股骨头骨折采取前或后方入路复位固定时，均可发生异位骨化。Pipkin Ⅳ型骨折需要扩大暴露以复位和固定髋臼，异位骨化发生率高，且与暴露途径有关。Pipkin Ⅰ型、Ⅱ型骨折采取前方入路时异位骨化发生率高。传统上建议在损伤后12～24个月，待碱性磷酸酶水平接近正常，骨扫描活性降低时，切除异位骨化块，但现在临床经验表明不必如此。创伤后异位骨化的患者，当其身体状况稳定而且影像显示骨已成熟且告知局部区没有活动性红斑、发热或肿胀时，可以进行切除治疗和活动度理疗。尽管二膦酸盐对预防该并发症无效，但吲哚美辛25 mg口服，每日3次或小剂量放射治疗，可起到预防作用。在未获得长期随访资料之前，年轻患者应避免使用放射治疗。

(四) 坐骨神经麻痹

髋关节后脱位或合并股骨头骨折时，坐骨神经麻痹发生率约为10%或更高。复位延迟会使发生率增加，这也是及时复位的原因之一。坐骨神经的恢复早期会出现感觉异常，出现这一症状可使用加巴喷丁、阿米替林、卡马西平或联合应用，以缓解症状。系列肌电图检查可预测神经功能恢复情况。踝关节背伸功能往往在最后恢复，因此需要使用踝部后托或塑料支具保持功能位。髋部骨折脱位造成的严重坐骨神经麻痹预后不良。

(五) 缺血性坏死

脱位持续时间越长，股骨头坏死发生率越高。后脱位合并股骨头骨折时，提示创伤能量更大，股骨头坏死发生率略有增加，其治疗很困难。如果软骨下吸收以及继发骨折是局限的，年轻患者可采取屈髋截骨的方法进行治疗，因此可避免关节置换或关节融合。

(六) 退行性骨关节炎

退行性骨关节炎多发生在髋关节前脱位。同样，大约有一半Pipkin Ⅱ型骨折、大部分Pipkin Ⅲ型骨折及半数Pipkin Ⅳ型可发生退行性骨关节炎。其治疗包括控制体重、辅助行走及抗炎药物治疗。老年患者症状严重者可采取全髋置换。年轻患者如从事体力劳动，可采取关节融合。总之，全髋关节置换应尽可能延迟至对髋关节功能需求降低之后。

（梁　敏）

第四章

膝部损伤

第一节　开放性膝关节脱位

开放性脱位需要急诊治疗。严重开放性脱位的诊断不难，但是在初始评价时软组织的真正损伤范围不明显。确定软组织损伤程度很重要，因为它能指导进一步治疗所需手术切口的位置，也能决定手术时间和采取何种修复或重建方式。在治疗膝关节脱位的早期阶段，软组织损伤范围是影响治疗的最重要因素之一。如前所述，闭合性膝关节后外侧脱位，即出现"酒窝征"，压迫致皮肤坏死形成开放性膝关节脱位的风险较高，还存在感染风险，且阻碍实施重建手术。

一、诊断

伤口较小时，诊断为开放性膝关节脱位较为困难。尤其是当初步评价时膝关节已复位。此时，应高度怀疑开放性膝关节脱位。若平片显示关节内气体则可确诊。当无法确定毗邻伤口是否与膝关节相通时，进行盐水负荷试验可帮助判断，即将50～60 mL无菌生理盐水通过远离伤口的健康皮肤注入膝关节。如果盐水从伤口漏出，则为开放性膝关节损伤。若不漏，也不能完全排除开放性膝关节损伤。其他一些因素，例如广泛关节囊损伤使液体渗入局部软组织而未从伤口漏出，皮下异物阻塞伤口，或者是液体未进入关节内，都会导致假阴性结果。若高度怀疑开放性损伤，手术探查可能是最佳方法。一般不建议急诊室手术探查，因为这可能导致关节污染，且患者需忍受痛苦。

二、治疗

开放性膝关节脱位的治疗方法类似于治疗开放性骨折。首先在急诊室清除所有伤口污物，避免探查伤口深部。用无菌辅料覆盖伤口，防止再次污染和暴露的关节软骨干燥。对于开放性骨折，需预防破伤风，若关节被污染，则应立即静脉内给予广谱抗生素。通常选择第一代头孢菌素或类似药物，但可根据可能的污染微生物和药敏试验来改变药物。

在手术室，治疗原则与开放性骨折相同。主要通过清创除去损伤和坏死组织。通过冲洗除去组织碎屑。对于开放性骨折，可用脉冲式冲洗，但不要将污物冲进膝关节，否则可造成进一步破坏创伤软组织的风险。若采用脉冲式冲洗，手法要轻柔，防止扩大损伤。如果伤口相对洁净，则应该关闭伤口；但是如果伤口或关节污染严重，或者存在广泛的软组织损伤，则应敞开伤口（可填充抗生素包或真空敷料），以利于进一步清创。清创的时机取决于多种因素，如患者的医疗条件和其他器官损伤。最理想的是，每24~48小时让患者返回手术室再次灌洗和清创，直至膝关节和软组织清洁。广泛软组织损伤或由于污染和组织坏死需要多次清创的患者，建议在治疗早期讨论是否可行整形手术。

尽可能在早期清创时将骨软骨损伤修复或固定。对大部分患者而言，大量丢失关节软骨是一种破坏性损伤，不管膝关节脱位的最终结果如何。如果能进一步减小软组织损伤，则应该在早期修复关节周围骨折，以获得充分固定。如果由于韧带损伤或骨折导致膝关节极其不稳定，应该考虑手术固定。如果患者情况、伤口清创和手术资源允许，则最利于骨折最终固定。另外，还可暂时使用外固定，使肢体对线，尤其是当随后需要外科伤口护理时。可用外固定防止膝关节再脱位，甚至是在内固定完成后。也可考虑长腿夹板，但不宜用它来处理开放性膝关节脱位，这时可选择外固定架。外固定架应避免放置在将来的手术部位，例如交叉韧带重建途径。

开放性膝关节脱位的患者，一般先不予处理撕裂的韧带，因为修复后，缝线、固定器械等异物会使感染的风险增加。除非是膝关节只有一个直接伤口，且伤口相对洁净。此时，只要不需要进一步剥离软组织，即可修复韧带或骨损伤。如果能通过膝关节伤口进行操作，可修复关节囊损伤。

虽然开放性膝关节脱位的主要治疗方法是进行灌洗和清创，但是当膝关节裂伤或穿孔很小且无严重关节囊损伤时，可选择关节镜。可用膝关节镜去除微小骨折块，观察关节面或实施灌注和清创，此时需注意随溢液一起出来的破坏的关节囊组织。因为有发生骨筋膜室综合征的风险，因此需要慎用关节镜。只有确认无严重关节囊损伤后才能减少灌洗。

对于膝关节损伤是否采用引流管仍有争议。我们认为常规使用引流管弊大于利。事实证明机械性引流通道没有益处，因此不应该用。如果选择性应用引流管，应该持续应用第四代抗生素，直至拔管，且应尽快拔管。关闭膝关节伤口后，最好再持续应用第四代抗生素24~48小时，除非发生特定感染或严重污染。

（封　海）

第二节　创伤性膝关节脱位

一、膝关节脱位分型

膝关节脱位很少见。现在有数个分型系统，但没有一个被完全接受。所幸，分型促进了外科医生之间的交流，改善了数据收集和分析，使学者们对损伤类型、病史和最佳治疗方法有了更好的理解。了解损伤机制、暴力能量大小以及脱位部位都很重要。但在每一个分型系统中最重要的是哪条韧带受到损伤，因为这是它的解剖基础。并且它可以指导分型和手术时机。然而，要全面考虑，尤其是多发伤患者，其治疗方法不同于运动导致的下肢损伤。不应低估高能量创伤所致的膝关节周围血管、神经损伤，以及广泛软组织损伤。多发伤中某些损伤可能决定最终治疗方案，如长骨骨折，脊髓、大脑及内脏损伤。因此，膝关节重建或修复可能必须等其他损伤治疗之后才能实施，但膝关节脱位的治疗除外。

Kennedy描述了一种在文献中得到认可的分型系统，其标准是胫骨相对于股骨的位置。

Kennedy 的定位系统对需要手法复位的膝关节脱位非常有帮助。然而，这种分型系统没有描述哪些膝关节表面对线良好，而实际上有多条韧带损伤（相当于膝关节脱位）的患者。多数学者认为，这类患者的膝关节是自动复位的。有些患者有畸形病史，在入院前自己或护理人员帮助其复位。但是这类报道不能为脱位方向提供可靠的证据。以脱位方向为标准的分型系统只能提示韧带受累，但是不能以此诊断韧带是否真的被撕裂。文献中报道了一些膝关节完全脱位，但经 X 线摄片或体格检查证实，其交叉韧带或侧副韧带仍然完好。

Schenck 等认为采用解剖系统将更有帮助。这是基于初诊时对韧带的物理检查或麻醉下体格检查的结果。Schenck 认为，一条交叉韧带完整的属于 I 级膝关节脱位（KD I），因为此时只有前交叉韧带或后交叉韧带撕裂。此时也可累及侧副韧带。最常见的 I 级膝关节脱位是：损伤只累及前交叉韧带和后外侧角，而后交叉韧带完整。II 级膝关节脱位（KD II）很少见：双交叉韧带撕裂，而侧副韧带完好。此种情况常见于膝关节向前方或后方脱位。另一类最常见的是 III 级膝关节脱位（KD III）：双交叉韧带撕裂，一条侧副韧带受累，"M"表示内侧，"L"表示外侧。因此，III 级膝关节脱位是双交叉韧带撕裂，同时后外侧角或外侧副韧带撕裂，此时损伤常累及腓神经。IV 级膝关节脱位（KD IV）：4 条韧带完全撕裂，膝关节极其不稳。此时，损伤可累及膝关节周围广泛软组织。最后一种类型是 Wascher 及其同事添加的，为 V 级膝关节脱位（KD V）：除膝关节脱位外，还有股骨髁或胫骨平台骨折。在此解剖分型中，用"C"表示动脉损伤，用"N"表示神经损伤。例如，KD III LCN 表示双交叉韧带撕裂，一条外侧副韧带和后外侧角损伤，损伤同时累及腘动脉和腓神经。这种解剖系统非常有用，它能指导治疗韧带撕裂伤，从而适时安排修复或重建手术。文献报道了一系列用此解剖系统进行损伤分级和治疗的病例。这些报道中，KD III 最常见，其中 KD III L 比 KD III M 更严重。这使我们认识到，膝关节外侧副韧带和后外侧角损伤比内侧损伤严重。同时，这些报道发现 KD IV 常发生在高能量车祸事故中，且远较其他损伤类型少见。

二、血管损伤

在轻微膝关节脱位的评价过程中，仔细的神经、血管检查很重要。因为腘动脉是供应下肢的终末动脉，它出现损伤或血栓将会威胁下肢的存活。因为腘动脉固定在膝关节后部的近端和远端之间，所以膝关节脱位或骨折—脱位可能伤及此动脉。腘动脉的近端固定在收肌管（Hunter 管），远端被其终支和侧支所固定。所以，严重膝关节损伤时，此动脉极易受损。除非患者有外周血管疾病，一般膝关节周围无侧支循环，一旦腘动脉受损，可发生下肢远端缺血，甚至截肢。

在体格检查中，必须触诊并记录足背动脉和胫后动脉的搏动。如果触诊不到动脉搏动，即使足部温暖、毛细血管充盈良好，仍然认为不正常。若动脉搏动消失，则考虑血管急症。为降低截肢的风险，必须在 8 小时内恢复血液灌注。文献中有许多关于膝关节脱位导致肢体长时间缺血而截肢的报道。如果初步确诊为膝关节脱位，应该立刻通过纵向牵引实施手法复位，除非有征象提示需要切开复位，如"酒窝征"。如果复位后仍无足背动脉搏动，应该立刻请血管外科会诊。血管脉搏消失不应去放射科做数字减影血管造影，因为这会延误治疗。如果需要，血管外科医生可在手术台上实施血管造影。若患者的动脉搏动减弱，但不威胁肢体，则可去放射科做血管造影，以确诊是否为不完全动脉阻塞，如内膜撕裂，虽然过去不认为这种疾病为良性。相对动脉压力有助于评估下肢血管。可用手提多普勒超声仪和袖带血压计评价踝肱指数（ABI），也称动脉血压指数（API）。测量肱动脉收缩压作为该指数的分子。在踝部测量足背动脉收缩压和胫后动脉收缩压，较大者作为该指数的分母。结果用小数来表达，ABI≥1.0 表示正常；ABI<0.9 提示动脉损伤，需要立刻检查。

膝关节脱位并发动脉损伤的概率仍然未知。文献报道，此概率高达 64%，但这可能低估了实际发生率。膝过伸牵拉腘动脉可造成动脉损伤，Green 和 Allen 报道说也可发生于膝关节后脱位。这些动脉损伤通常无法通过体格检查发现。问题是患者的血管内膜撕裂或部分动脉损伤可延迟发生。这类患者初始检查可能正常，但随后出现血栓并堵塞整条动脉。这种情况的发生概率还有争议，现在的文献也没有回答是否需要常规进行血管造影，还是只为特殊患者检查血管内膜损伤。最近有报道，即使出现血管内膜瓣撕裂，非手术治疗也常有效，且与常规仔细血管检查相比，血管造影在防止缺血发生方面价值不大。

研究显示，初始血管检查正常时，这一系列检查有助于排除严重动脉损伤。另外，血管造影术也有并发症，且价格高。因此，许多人认为膝关节脱位后不应常规做此检查。然而问题是，动脉损伤一旦漏诊，后果严重。因此，特殊情况下骨科医生仍要考虑隐蔽损伤的可能性，这种损伤可导致缺血延迟发生。如果出现问题，漏诊导致的并发症要比血管造影术的并发症严重，因此，我们建议立刻请血管外科会诊，考虑是否做血管造影术。神经、血管检查和踝肱指数都正常时，若远端肢体无变化，则不做血管造影术，但患者应住院观察至少 24 小时。在此期间，至少每 4 小时由经验丰富的医生做一次神经、血管检查，以及时发现血管损伤。

三、神经损伤

进行神经功能检查时要重点检查腓神经。检查腓神经时，需要患者配合，在抗阻力下进行背屈踝关节和足趾（腓深神经），以及外翻踝关节（腓浅神经）。第一、第二足趾之间的足背皮肤感觉减退或消失（腓深神经），或其余足背皮肤感觉减退或消失（腓浅神经）提示腓神经损伤。

文献报道，膝关节脱位后神经损伤的概率高达 40%。由于腓神经绕腓骨头，且位置浅表，所以膝关节外侧或后外侧角损伤时最易伤及腓神经。腓神经损伤的预后较差，即使神经结构完整，完全性腓神经麻痹患者恢复的概率也只有 50%。

对于膝关节损伤严重的患者，即使未伤及血管，也要考虑小腿骨筋膜室综合征的可能性。这是神经、血管检查呈阴性的患者住院的另一个理由。下肢软组织损伤与膝关节损伤失血过多都能导致小腿肌间隔压力增加。如果出现神经损伤所致的感觉异常，应高度警惕骨筋膜室综合征。血管损伤且缺血时间较长（>3 小时）的患者，即使通过手术修复血管，恢复了下肢血流灌注，也可能发生缺血再灌注损伤。因此，修复血管时，应切开下肢 4 个筋膜室进行减压，以防止发生骨筋膜室综合征。

四、治疗

如果患者膝关节多条韧带受到损伤，要考虑一些问题，其中最重要的是，患者是否有威胁生命和肢体的损伤，包括同侧腘动脉损伤，以及需要立刻复位的持续脱位。如果有，则根据高级创伤生命支持计划（ATLS）对患者进行评估和复苏。同时反复进行神经、血管检查。前面已经讨论了血管损伤，以及在肢体缺血时间过长和发生再灌注损伤的情况下，迅速诊断并行筋膜切开术的必要性。如果患者就诊时，膝关节脱位明显且无"酒窝征"，若病情允许，可静脉给予镇静剂行纵向牵引。如果此时复位困难，只要病情允许，应在手术室于麻醉下进行复位（可能需要切开复位）。除撕裂的关节囊卡压股骨髁外，闭合复位失败的因素还有半月板错位和骨软骨骨折。

一旦确诊膝关节脱位，无论是明显的脱位还是关节明显不稳定、至少两条主要韧带断裂的隐蔽性脱位，必须确定保守治疗还是手术治疗，以及手术时间。因为膝关节脱位非常少见，膝关节损伤中其概率不足1%，所以一定要有足够的证据支持诊断。现有文献中无回顾性随机对照试验。有些报道认为非手术治疗效果最好，而有些人则持相反观点。这类损伤的病情各不相同，从而产生了不同的观点，且因罕见而缺少对比研究。传统上采用非手术疗法治疗膝关节脱位，许多患者最终能恢复膝关节功能，也很稳定。然而，最近的文献认为，手术治疗累及多条韧带的膝关节损伤的效果优于非手术疗法。但即使一致赞成手术治疗的病例仍然有许多问题等待解决。例如，应该在损伤后多长时间安排手术？哪些结构可不手术而愈合？哪些结构应该修复？哪些结构需要重建而不是直接缝合？由于现在关于这一问题的骨科文献观点各不相同，还没有确定一致认可的"护理标准"。因此，下面的治疗准则是建立在解剖和膝关节韧带愈合潜能的基础上的。当然，医生的个人经验也很重要。

如前所述，常发生在运动和其他活动中的低速度膝关节脱位不同于高能量所致的脱位。许多外科医生主张急诊修复损坏结构，但关节纤维化发生率较高。其他一些医生认为适当牺牲一点屈膝功能来稳定膝关节是可以接受的。我们认为，许多患者宁愿要适度松弛但有全面运动功能的膝关节，也不愿要僵直疼痛的膝关节。如果患者身体条件不允许早期治疗，可推迟重建手术，因为立刻手术短期关节僵硬的风险可能较大。

（王子瑶）

第三节　低能量损伤所致膝关节脱位

治疗低能量损伤所致膝关节脱位不同于高能量损伤导致的膝关节脱位，尤其是在没有发生骨折，一些韧带经保守治疗能够良好愈合的情况下。实际上，内侧副韧带经保守治疗能够良好愈合，其功能也能得到改善。当考虑是否手术修复内侧副韧带损伤时，损伤部位和范围是重要的考虑因素。一般内侧副韧带近端血运较丰富，损伤后能很快愈合，但有关节僵硬的风险；而远端损伤愈合后，大部分能进行全方位活动，但愈合较慢。因此，韧带没有明显缩短的近端损伤，通常保守疗法能够较好地将其控制，且能早期活动；而对于远端损伤，且断端从胫骨缩回，则最好通过手术修复。

与内侧副韧带损伤相反，前交叉韧带Ⅲ级损伤后通常不能自愈。如果患者前交叉韧带部分损伤，膝关节不稳定可能是唯一的症状，但严重损伤一般不能完全恢复功能稳定性。所以，在为前交叉韧带撕裂且累及多条韧带的膝关节损伤选择治疗方案时，必须考虑这一点。

后交叉韧带与前交叉韧带不同，后交叉韧带有自愈的倾向，能够达到功能性愈合，通过MRI可证实。Shelbourne报道，大部分后交叉韧带撕裂能够通过自愈恢复连续性。在他的一项磁共振研究中，图像显示40例后交叉韧带撕裂的患者中，37例愈合恢复连续性，12例后交叉韧带/内侧副韧带联合伤患者也都全部愈合。然而，与后交叉韧带撕裂伤本质不同，后交叉韧带胫骨附着点撕脱伤通过早期手术修复效果良好。以X线摄片和MRI作为诊断依据。

治疗是将撕脱骨折块复位到撕脱点。

外侧膝关节韧带复合伤与内侧损伤明显不同。文献显示，膝关节多韧带损伤患者的这类损伤无自愈倾向。文献同时指出，与内侧损伤相比，外侧膝关节韧带损伤预后不佳。所以，外侧膝关节韧带复合体损伤最好半急性修复。显然，这主要取决于患者的情况，但是修复所有外侧结构的手术应在伤后3周之内实施。尤其是腓骨近端撕脱骨折块，它在半急性状态下比在慢性期更容易连接。如果患者身体条件不允许半急性修复，那么将来有必要重建膝关节纠正重新出现的膝关节不稳定。

在治疗低能量创伤膝关节脱位时，内侧副韧带和后交叉韧带的自愈能力可能改变最初的治疗方案。外侧韧带损伤轻微的患者，且后交叉韧带松弛度低于2度时，应该考虑尝试保守治疗使内侧副韧带或后交叉韧带自行愈合。一些学者认为石膏固定较为受欢迎，而其他一些人则认为支撑膝关节早期制动效果最好。文献中仍没有权威性研究回答这个问题。我们更喜欢用支架，因为它能在保护膝关节免受外翻应力的同时增加运动幅度。如果单独用支架不能控制胫骨后向半脱位，就考虑打石膏或其他方法，以使后交叉韧带和后关节囊在无张力状态下愈合。数周后屈膝渐渐增加到90°，鼓励负重活动。内侧副韧带应在4~6周愈合。后交叉韧带完全愈合所需要的时间仍是个未知数，但是Shelbourne指出了检查的最后期限，即后交叉韧带损伤后2周。如果这种内侧副韧带/后交叉韧带复合伤同时累及前交叉韧带，可等患者膝关节重获全方位运动功能，同时运动或日常活动时能保持关节功能性稳定后，再重建前交叉韧带。这主要取决于患者的生活方式和运动期望，有些患者不需要重建，所以不必急于处理这类前交叉韧带损伤。对于没解决的内侧副韧带松弛，文献中描述了多种治疗方法。放松内侧副韧带的股骨附着点或者升高其远端附着处，收紧其中部，但有韧带出现多个纵向穿孔，甚至损毁的报道。如果考虑提高内侧副韧带，一定要谨慎，因为有些患者术后可能出现屈膝困难。

关节囊后部严重损伤、后交叉韧带3度松弛及膝反屈的患者，常需重建后交叉韧带。这种手术的实施时间由医生和患者共同决定。我们更喜欢初始试用非手术方法，使撕裂的内侧副韧带自愈，然后延期重建前后交叉韧带。我们也喜欢通过一次手术重建前后交叉韧带，从而避免两次手术。同时重建两交叉韧带可能导致术后关节僵硬，但这种问题对患者的影响不大。

外侧韧带受累的膝关节脱位不同于内侧受累的脱位。非手术治疗外侧韧带损伤效果不佳。因此，建议伤后3周内进行修复。关于如何修复外侧结构仍有争议，有些学者认为分离外侧结构并逐个修复效果较好；而有些学者报道，不分离各损伤结构，只对外侧结构进行整体修复效果良好。

许多低能量创伤性膝关节脱位患者去医院治疗，但因太晚而不能行早期修复外侧结构（如损伤超过3周），此类患者并不少见。处于慢性期的患者可待前后交叉韧带重建完成后再修复外侧结构。我们更喜欢分离各损伤结构，然后逐个修复，尽管晚期的瘢痕组织使手术更加困难。由于慢性期组织条件较差，外侧副韧带常不能直接缝合，而是需要用移植物进行修补，甚至是完全重建。找到腘韧带的概率让人感到很吃惊，找到后可以上提腘韧带，沿股外侧髁使之附着于正常位置。如果成功的话，则可避免静态后外侧角韧带移植。另外，静态修复经常超出预定时间。对于慢性后外侧韧带损伤，修复或提高关节囊后外侧，以及辨认并修复重建腘纤维韧带非常重要。股二头肌和髂胫束是膝外侧固定装置，所以修复其损伤也很重要。如果外侧副韧带从股骨附着点撕脱，通常可缝合并重新固定，我更喜欢用带韧带垫的螺钉将侧副韧带和腘韧带直接复位到股外侧髁。如果损伤发生在靠近腓骨的外侧副韧带远端，可用改良 Kessler 针或锁定式运行针将 2 号非吸收缝线缝合于韧带或股二头肌肌腱远端。将缝线穿过腓骨近端的钻孔并将其系在骨桥上。用此法修复时，一定要谨慎，如果骨质较差，缝线可勒断骨桥。如果远端有牢固的软组织袢，也可将缝线同时系在袢上。如果远端没有牢固的软组织袢，也可在腓骨近端用缝针修补加固外侧副韧带。复合性韧带损伤时，屈膝30°、小腿内旋位（此体位可紧张后外侧角），先拉紧前后交叉韧带重建，最后拉紧外侧韧带重建。

对于术后恢复方面，与关于膝关节多韧带损伤治疗的许多其他问题一样，术后最佳恢复方案仍然没有确定。一些学者认为使用持续被动运动机有助于恢复，而一些学者则认为早期短期制动有助于防止过早牵拉韧带，从而防止发生关节松弛。即使对于单纯韧带重建者，文献也没有显示持续被动运动有任何益处，更何况膝关节多韧带损伤。因此，建议早期制动以防止韧带牵拉，从而防止关节松弛。早期将腿伸直固定在长腿支架上，术后最初几周内逐渐调整支架以增大屈膝角度。后交叉韧带重建的患者，术后早期屈膝角度最好不超腘90°。但膝关节韧带重建术后恢复方案的关键部分没确定。允许带支架早期负重。但要求单侧或双侧副韧带修复的患者术后持续穿铰链膝关节支架 6 周，以防止内外翻应力作用于修复重建处。6 周后，大部分患者应该能全方位活动膝关节，不需要支架支撑，且能够完全负重。既往很少处理膝关节脱位患者的术后生活。显然，在这方面的研究空间还很广，但由于这类损伤相对少见，在可预见的未来，可能仍然很难确定膝关节脱位的最佳恢复方案。

（李　娜）

第四节　高能量创伤性膝关节脱位

高能量创伤性膝关节脱位不同于低能量创伤性脱位。通常多发伤患者中更易发生这种损伤，除此之外还有其他器官损伤。膝关节周围长骨骨折会使韧带损伤的诊断更加困难。当然，早期生命复苏和骨折固定比治疗膝关节韧带损伤更重要。一旦那些威胁生命和肢体存活的危险处理完成之后，如果膝关节需要固定，可用夹板或外固定架固定。当患者的病情允许时，才能对膝关节进行最终治疗。

这些损伤通常是由车祸造成的，4 条主要韧带中的 3 条会受到损伤。另外，同时合并关节囊和软组织严重损伤的患者也不少见，同时有腘动脉和腓神经及其他器官损伤的患者也很常见。

据 Wascher 及其同事报道，27% 的高能量创伤性膝关节脱位的患者同时有其他威胁生命的损伤，如头、胸、腹损伤。这些患者中50% ~60% 有骨折，高达41% 有多发骨折。显然这些患者不同于那些单纯膝关节损伤的患者，尽管后者可能有多条韧带受累。

这些患者的早期评价原则与低能量创伤性膝关节脱位相同。尤其是高能量多发伤患者，即使早期没有明显的关节脱位，医生也必须考虑到患者可能有严重膝关节损伤。当然，应该首先处理威胁生命的损伤，但是必须检查血管和膝关节远端肢体的血供是否充分。如果怀疑血管损伤，则应迅速处理。

如果患者有明显的膝关节脱位，则应立刻行 X 线摄片。然后尽可能在急诊室使膝关节复位、固定，再去拍摄 X 线片证实复位是否完全。对于多系统损伤的患者，应该每周或每 2 周连续拍摄 X 线片以确保复位能够得到维持。复位固定后，MRI 能够确定韧带损伤的部位和范围，还有助于制订随后的手术修复重建计划。然而，有些患者不能做 MRI，尤其是那些用金属片修复血管或者为防止血栓而放置静脉过滤器的患者。当知道或怀疑膝关节损伤时，尽可能选择那些对磁共振成像无影响的器材。另外，在少数医院 CT 可用于评估膝关节损伤，但是 MRI 软组织分辨率更佳，所以更受欢迎。

高能量创伤性膝关节脱位的患者，通常同时存在的多系统损伤会妨碍膝关节损伤的治疗。如果患者由于其他原因而去手术室，特别是因为血管损伤，跨膝关节的外固定架能够维持关节复位，同时允许实施最终的膝关节韧带修复和重建。股骨和胫骨上骨针之间的跨度要足够大，同时距离关节也要足够远，以能够为将来的手术入路提供足够的空间。通常将两骨针分别置于股骨近端内侧和胫骨远端前内侧。应该预钻孔，尤其是遇到胫骨干密质骨时。然后把能透射线的棒置于两钢针之间，并用两把钳子连接棒和两钢针。第二根棒用于固定。然后在手术室荧光检查下调整固定架，并证实膝关节已经复位。如果病情不稳定而无法应用外固定架，可用两根短粗的（5 mm）穿刺针穿过膝关节。如果两针不在膝关节内交叉，关节稳定性就能改善。这些钢针维持关节复位状态直至病情稳定，然后用外固定架替代或在最终治疗前去除。如果后部关节囊和其他结构损伤，则脱位的膝关节不应该置于完全伸直位。这些损伤会将后部组织绷紧，可能妨碍组织愈合。如果病情非常不稳或不能立刻去手术室，可在急诊室屈膝 10°~20°位用后部长腿夹板固定。避免应用圆形石膏，以方便连续检查，并防止骨筋膜室综合征。如果患者去手术室进行其他治疗，则须将夹板更换为外固定架。

如果病情不稳或由于其他原因而不能手术治疗，则 4~6 周待去除跨膝关节外固定架后，再在麻醉下进行手法处理和检查。如果那时膝关节相对稳定，病情得到改善，则可用带铰链的膝关节支架固定，然后制订恢复计划。恢复计划完成后膝关节仍不稳定者，如果病情稳定，则应该进行韧带修复或重建。

（王增坤）

第五节　膝关节脱位的手术疗法

为确保最佳预后，必须根据患者需要和病情进行个体化治疗。传统上此类患者用圆形石膏或支架进行保守治疗。经治疗，有些患者预后较好。然而，这是 20 世纪 90 年代之前的报道，现在韧带重建技术得到大幅进步。患者的预后期望也提高了。过去认为老年患者不应该进行韧带重建，因为他们的预后不如年轻患者，相比而言更容易耐受膝关节不稳。现在普遍认为，一些患者希望保持中年人的活跃状态，而不愿接受膝关节不稳定。因此，与其他因素相比，受伤前的活动水平和患者期望，年龄成为决定是否进行韧带重建的次要因素。过去的报道也认为早期韧带重建的预后优于晚期重建。过去 20 年中，辅助前后交叉韧带重建的关节镜技术得到十足的进步，现在普遍认为是韧带重建的标准技术。现在不建议缝合修补撕裂的交叉韧带。关节镜设备的进步、移植固定技术的提高、新手术技术以及同种异体移植组织的使用共同改善了膝关节脱位和单纯韧带损伤手术治疗的预后。然而，随着上述技术进步和保持膝关节稳定时限的延长，许多患者却发生了膝关节骨关节炎，甚至是需要行单纯韧带重建的患者。

高能量创伤后，通常不可能早期手术治疗膝关节。病情和膝关节软组织损伤范围是决定何时实施韧带重建的两个最主要因素。如果软组织愈合充分，患者病情稳定，手术能够安全实施，那么医生和患者就可以安排韧带重建计划了。对应该何时实施韧带修补和重建没有硬性指标，大部分患者能够在损伤后3周内进行手术。也可能因其他损伤和治疗而推迟手术。

一、低能量前/后交叉韧带和内侧副韧带联合伤

对于交叉韧带和内侧副韧带复合伤，经过4~6周的支架固定可能使内部关节囊结构和内侧副韧带愈合。经保守治疗，后交叉韧带和后关节囊也可能愈合。另外，我更喜欢保守治疗内侧副韧带损伤，因为这样可以早期实施重建手术，且只需重建前后交叉韧带。如果交叉韧带重建时仍然存在内侧副韧带严重松弛，可提高或修补内侧副韧带和关节囊。对于罕见的慢性损伤患者，除交叉韧带外，内侧副韧带也需要用自体或同种异体移植组织进行重建。

二、低能量交叉韧带和外侧副韧带复合伤

这种复合伤的治疗不同于交叉韧带和内侧副韧带联合伤。保守治疗膝关节后外侧角和外侧副韧带损伤，预后通常不理想。而最佳的手术时机在伤后2~3周。推迟手术会使手术更加困难，可能降低预后效果。损伤2~3周后，关节囊通常能充分愈合，此时可用关节镜辅助交叉韧带重建，同时修补或扩大外侧结构。

三、高能量创伤性膝关节脱位

高能量创伤性膝关节脱位和多器官损伤且不能实施亚急性期重建手术的患者，待病情稳定后，可以一次性处理所有损伤，这样也许效果更好。据文献报道，累及多韧带的膝关节损伤即使推迟重建手术，也可产生良好效果，这也和我们经验一致。

这些高能量创伤性膝关节损伤患者通常有严重软组织损伤，因此，对这类患者实施多韧带重建通常需要同种异体组织移植。同种异体移植组织能防止移植部位的病理变化继续发展，这通常取决于损伤的严重程度，同时没有充足的自体移植组织来重建所有的损伤结构。医生对特定手术技术的爱好和熟悉程度决定了所选择的特定的同种异体移植组织。用于韧带重建的各种移植组织有各自的优点和缺点。一些移植组织完全是软组织，而其他一些含有骨和软骨。最终选择何种移植组织，其目的都是移植组织能够提供坚强固定的作用，从而使术后尽快恢复。骨移植可得到理想愈合，但是现在软组织移植固定新技术的发展，使其强度与联合移植组织强度不相上下。

对于高能量多韧带膝关节损伤，我们喜欢用Achilles肌腱同种异体移植进行后交叉韧带重建，因为它横断面积大、强度高，在应用胫骨嵌入后交叉韧带重建技术时，此韧带能够加固远端骨塞。这样能够避免骨—髌骨/肌腱—骨移植组织长度不相符和股骨隧道妥协固定的问题，我们认为跨胫骨通道Achilles肌腱同种异体移植也完全适用于关节镜辅助后交叉韧带重建。对于前交叉韧带重建，我也喜欢用同种异体组织移植，因为移植组织可防止这些严重膝关节损伤患者的局部组织再次损伤。我们经常选择骨—髌骨/肌腱—骨同种异体移植，但在患者情况允许的情况下，也可使用自体移植组织进行重建，如半腱肌、股薄肌及胫骨肌等的肌腱。若膝关节内侧损伤经保守治疗不能愈合，且仍有需要手术才能修复的韧带松弛，通常修复内侧副韧带，并上提后内侧关节囊。但如果由于软组织损伤严重而需要扩大软组织，

用半腱肌肌腱自体/异体移植进行内侧副韧带重建是一个较好的选择。处理外侧副韧带和后外侧角时可有多种选择。我们会试着修复尽可能多的外侧结构，通常能够顺利找到腘斜韧带。因此，通常不用同种异体移植进行静态后外侧角重建，但是外侧损伤也可能很严重，需要重建来恢复膝关节的稳定性。我们喜欢用 Achilles 同种异体移植来重建外侧副韧带，但也可选择股二头肌或半腱肌肌腱。另外，也曾有学者用骨—肌腱/骨—髌腱自体或同种异体移植，这时需要用螺钉在股骨或腓骨近端固定移植组织。因此，膝关节多韧带损伤重建有多种方法可供选择。对各种技术的熟悉程度在一定程度上影响着最终治疗方法的选择。

处理膝关节脱位时，我们喜欢尽可能一次手术处理所有损伤。然而，必须清楚此方法的潜在并发症。如果患者有血管损伤或需要修复血管损伤，最好在处理膝关节时或处理之后立即请血管外科医生会诊，以防止再次出现肢体缺血。在重建的过程中，不必请血管外科医生去手术室，但要保证一旦出现问题，能够随叫随到。使用关节镜辅助重建需要在关节囊上做多个切口，液体通过切口外溢时必须细心监测，因为这种手术方法可能导致小腿骨筋膜室综合征。如果对这种液体灌洗不放心，手术医生可采用切开手术。现在还没有关于重建手术中止血带使用方法的权威性文献。我们通常使用止血带，但是尽量减少止血带使用时间，在处理过程中常使其松弛 20~30 分钟，以防止出现问题。止血带每次充气后持续时间不应该超过 2 小时，应该尽可能降低充气压力。在膝关节多韧带损伤重建过程中使用止血带大有裨益，可减少并发症。任何能够缩短手术时间或使手术更简易的方法都应该采用。

膝关节多韧带损伤重建的总原则是：确认和处理所有损伤；精确放置管道和移植组织插入位置；使用合适的移植材料；早期牢固固定，以促进术后早期康复；避免医源性损伤。在使用关节镜处理过程中，要观察所有的软骨和半月板损伤，按需要进行修复或去除。全面评价关节内状况后，再通过关节镜除去撕裂的前后交叉韧带。进行前交叉韧带重建时，如果需要确认韧带沿股骨外侧髁内侧壁超出正常界限的位置，可以划痕进行标记。部分去除后交叉韧带沿股骨髁内侧壁的附着部位，以使轮廓完整。然后将后交叉韧带导钻直接置于其前外侧束的中点。这样可以精确穿股骨内侧髁钻制后交叉韧带通道，并保证在通道前部与关节软骨边缘之间有 2~3 mm 的骨质。常见的错误是股骨通道太靠后而远离关节边缘，应该尽量避免。重建前交叉韧带时，股骨通道需要尽可能靠后，但也要在解剖插入点上。可用许多不同的技术钻入股骨通道导针，例如，通过使用跨顶导针在后沟内钻制穿胫骨的通道；关节镜下用后部跨顶导针穿股骨内侧部的通道；或用双切口技术，单独放置股骨通道。每种技术都有其优缺点，但最终的目的是将股骨通道放置在正常的解剖位置。方法的选择取决于医生的习惯和爱好。

现在没有一致认可哪种后交叉韧带重建方法最好。大多数医生采用两种不同的技术沿胫骨固定移植材料。一种是关节镜下穿胫骨重建法；另一种叫胫骨嵌入法，此法需要在关节后部切口来固定移植材料。两种方法都有赞成者和反对者。试验研究显示，胫骨嵌入技术能改善后部稳定性，然而两种方法的临床结果相似。

如果实施穿胫骨后交叉韧带重建，必须保证前后交叉韧带胫骨通道之间的骨桥至少有 1 cm宽。一些人建议在关节内侧做一 1~2 cm 的关节外切口，通过此切口可以解剖后关节囊，也可插入手指以保护神经、血管结构，还可用手指触摸钻头和胫骨通道的位置。然后，通过荧光向导，并在后内侧安全切口辅助下，经后交叉韧带胫骨通道将导针和钻穿过胫骨。

穿胫骨后交叉韧带重建时，避免这些问题的一种方法是应用切开胫骨内置技术。无论是单纯后交叉韧带撕裂，还是多韧带损伤，我们都喜欢用这种方法。同时重建前、后交叉韧带时，这种方法可避免双胫骨通道技术遇到的麻烦，可以直视下沿胫骨后部将后交叉韧带解剖性嵌入，同时避免穿胫骨后交叉韧带重建时遇到的锐利拐角。移植物的锐利拐角是由胫骨通道的倾斜造成的，通道在关节内沿胫骨后部走行时就产生这种倾斜。因此，后交叉韧带移植物沿胫骨通道上升到达前面的股骨通道时就会出现锐利拐角。这样，胫骨通道的前缘可能导致移植物断裂或延迟出现的退行性松弛。这种锐利拐角导致的一些并发症可通过调整沿胫骨后部走行的通道开口处骨插头的方向而使其最小化。如果后交叉韧带穿胫骨移植重建只用软组织移植而不用骨插头，那么就无法避免通道锐利拐角导致的问题。

需要后交叉韧带胫骨内置重建的膝关节多韧带损伤，在做后部切口之前，首先在关节镜辅助下准备前后交叉韧带股骨通道和前交叉韧带胫骨通道。我们更喜欢在俯卧位下做后交叉韧带内置术，但其他一些学者还提出了一种改良侧卧位。如果术者熟悉这种技术，可以节省时间，但不要为了追求速度而盲目放置后交叉韧带骨插头。使患者由仰卧位转为俯卧位也需要松弛止血带15～20分钟，而在此期间血液又重新回到下肢，患者保持这种俯卧体位直至完成股骨和胫骨通道。关于后交叉韧带内置重建术，最初使用的是由 Berg 等提出的关节后部曲棍球球柄状切口，用神经、血管器械将腓肠肌内侧部牵向外侧以暴露胫骨后部和后交叉韧带附着点。这种入路能够提供良好的保护，并能直视胫骨后部。整个手术过程中，神经、血管受到腓肠肌和牵引器的保护。如果需要进一步暴露，可放松腓肠肌内侧部，从股骨后侧进行修复，但我们未这样做过。用骨凿沿胫骨后部原后交叉韧带附着部位制作一长方形凹槽，将 Achilles 移植骨插头置于凹槽中，并确保骨插头完全置入凹槽内。用6.5 mm 的部分螺纹的螺钉和垫圈将其固定，通常再在骨插头远端用骨钉加强固定。并在手术过程中照相以确定骨插头的位置。移植的软组织成分通过关节囊后切口进入，从股骨内侧髁上的股骨通道穿出，然后拉紧并固定。放松止血带后，所有的出血应该能够用电刀轻易控制，也要为后部血管损伤做好准备。然后关闭皮下组织和皮肤，把患者转回仰卧位进行手术的其他部分，这时止血带将会再次松弛至少20分钟。

在仰卧位下，将关节镜放回关节腔内。确认后交叉韧带移植物已经置入股骨通道内，然后在关节镜控制下，将前交叉韧带准确穿过通道。我的经验是，屈膝90°位下，先将后交叉韧带 Achilles 移植物固定到股骨通道中，然后在胫骨近端后部向前推，人为制造胫骨前部正常的前突。拉紧后交叉韧带 Achilles 移植物，再用生物吸收性螺钉固定。然后，使膝关节全方位被动运动，进行后部抽屉试验，观察后交叉韧带移植物固定是否牢固，以及屈膝时胫骨前突是否适度。若重建满意，将膝关节伸直，先将骨—髌骨/肌腱—骨前交叉韧带移植物固定到股骨通道，然后拉紧并用钢或生物吸收性螺钉固定到胫骨通道。再次全方位运动膝关节，以检验前后交叉韧带的稳定性。然后在关节镜下拍打移植物来评价其稳定性。前后交叉韧带重建完成后，可实施内外侧副韧带及其他结构修补手术。

可在股骨外上髁和腓骨近端之间沿膝关节做曲棍球球柄状切口实施外侧重建。先分离腓神经并加以保护，以防止医源性损伤。严重膝关节后外侧损伤后处于慢性期的患者，其腓神经常包裹在瘢痕组织中。将其从瘢痕组织中分离可能会减轻疼痛和改善功能。如果术前考虑腓神经已经破坏，并在分离时发现断端，可考虑初级修复或神经移植。如果术前不知存在严重的腓神经损伤，应该标记断端以易于将来实施修复或重建手术。如果髂胫束完整，则应顺其纤维方向做纵向切口，以暴露膝关节外侧结构。然后从腓骨近端向股骨外上髁进行分离，辨认完整的和需要修补的结构。如果在伤后 2～3 周实施手术，通常能够修复损伤的外侧结构，若处于慢性期，很可能需要组织移植重建或修补来恢复关节稳定性。外侧副韧带可用多种方法进行重建，包括各种同种异体移植和自体移植。可以跨腓骨上端置入小的骨插头和螺钉进行固定，尽管可能由于沿腓骨近端的管中缺少骨质而导致固定不理想。另外，这种固定方式可能损伤股二头肌腱，且沿腓骨干向下钻孔时，需要将外侧副韧带附着于原位。关于这种基于腓骨近端的固定方式的另一个问题是，此方法需要将外侧副韧带拉紧固定到股骨外侧，而这可能需要在股骨外侧髁再次钻孔。而这种操作可能产生应力或撞击先前重建的前交叉韧带。我们的经验是使用 Achilles 同种异体移植组织，将小骨块轻轻置入沿股骨外上髁的纵行凹槽。然后将骨插头用骨钉固定到外上髁，将腘韧带置回原位。可将一根非吸收缝线穿过腘肌系到骨钉的一根腿上来加强固定。在腓骨近端远侧钻一前后方向 7～8 mm 的通道来保护股二头肌附着点，将 Achilles 移植组织分成两支：一支从前向后穿过腓骨；另一支沿相反方向穿过。检查膝关节运动情况后，将两支移植组织拉紧，用非吸收缝线捆绑到一起，从而完成修补。然后内旋小腿，屈膝 30°位放置膝关节，此时腘肌是拉紧的，如果需要，可修补或重建腘纤维韧带，上提后外侧关节囊，用缝线修复受胫骨或股骨卡压的关节囊。如果自体外侧副韧带部分完整，可将其缝合进行重建加固。我喜欢用这种可靠的方法对膝关节后外侧复合不稳定进行重建。同时提到了其他的移植材料和技术，但最终的治疗方法应该根据术者的爱好和经验而定。

通常最后处理关节内侧损伤。如果患者需要后交叉韧带重建，可将股骨通道入路切口向远端扩展，以便直视关节内侧结构。如果不需后交叉韧带重建，可取跨内上髁和关节的轻微弯曲的纵行膝关节切口入路。需注意的是，该切口与前方任何切口之间至少有 7 mm 的皮肤桥，以防止皮肤坏死。远端前内侧切口是用于钻取前交叉韧带胫骨通道的，在特殊情况下也可将此切口向近端和内侧扩展。如果内侧副韧带近端或远端损伤，通常可以将其修复，用缝针固定到近侧的股骨内上髁或者是远侧的胫骨近端。如果内侧副韧带的两附着点均未损伤，可用非吸收缝线修复或拉紧其中部，也可上提内侧关节囊和后斜韧带（POL）并拉紧，以防止再次发生后内侧旋转不稳。在罕见的单纯内侧损伤或慢性期内，内侧副韧带和其他组织不足以修复或上提，此时可自体移植或同种异体移植半腱肌肌腱来重建内侧副韧带。此时可根据术者的倾向，用骨钉、锥形韧带垫固定，甚至是将螺钉置于骨通道内进行固定。切记不要将内侧副韧带拉得过紧，或将其置于与其长度不相符的位置，这样很容易导致关节屈曲困难和关节纤维化。

最近流行多束前后交叉韧带重建，但这个令人感兴趣的课题超出了本章的讨论范围。对于两束后交叉韧带和两束或三束前交叉韧带重建术，最近文献未支持或显示其具有更佳的关节稳定性或功能。现在判断这种多束交叉韧带重建术是否适合于单纯膝关节韧带损伤为时尚早。描述此方法对膝关节脱位多韧带重建的优点则更加困难。现在，应该将后交叉韧带前外侧束或前交叉韧带前内侧束移植物单独固定视为金标准。随着新的多束重建技术的改进，如果研究显示此方法能够改善关节稳定性和功能，可能受到欢迎。

现在的结果显示多束韧带重建的效果较理想，但是由于很少有医生实施这种重建手术，所以目前很难进行对比研究。另外，通常高能量膝关节损伤患者的病情各不相同，所以不能两两比较。

四、术后恢复

膝关节多韧带重建后恢复过程中病情持续好转。文献中提到很多建议，但大部分建议观点不同，所以很难进行比较。现在还没有回顾性随机对照试验，大部分康复方案来自医生的个人经验和对自己患者的治疗过程，所以很难总结出普遍适用的方案，现在也没有哪一种方案可以当作金标准。

一些学者认为，早期活动和应用持续被动运动机有利于恢复，尽管这样可能部分牺牲关节稳定性，但可帮助关节获得更大的活动范围。尽管很多医生不赞成这种方案，但还没有权威性研究肯定或拒绝此方法。通常的做法是术后立即于伸膝位制动膝关节，然后随时间逐渐小幅度增加关节被动活动。屈膝90°还不能完全防止牵拉重建的后交叉韧带。据 Fannelli 及其同事报道，按这种限制运动的方案进行恢复，极少部分患者会丧失关节运动功能或出现关节纤维化，此时需要再次处理。无论选择哪种方案，都可能由于延迟活动而导致关节僵硬，或由于活动过度牵拉重建或修复的韧带而导致关节松弛，所以必须平衡两者之间的关系。

类似于文献中的报道，根据经验，我们将膝关节多韧带重建后的恢复分为几个阶段。最初，伸膝位将关节用长腿支架固定1周，然后第一次术后复查。术后1周，除去敷料和缝线，此时可拄拐负重行走。将支架松解到30°~40°以利于早期被动运动，并可防止髌股关节内形成瘢痕组织。术后第2~3周，如果患者能够忍受康复方案，可将支架从0°调整到70°，并增加拄拐负重。后交叉韧带或后外侧结构修复的患者术后4~6周屈膝不应超过90°。对于只有前交叉韧带/内侧副韧带损伤的患者，可适当加快运动方案的安排，对屈膝角度也没有限制。所有进行侧副韧带重建或修补的患者，术后用铰链膝关节支架固定至少6周，以防止内外翻应力对韧带造成损伤。逐渐增加负重，术后第3~6周时患者应该能够不拄拐行走。然后，患者继续全方位活动，希望术后6~12周时能够恢复完全屈膝和伸膝功能。如果病情持续恢复，此时可开始应用静止自行车和闭合链活动机。术后4~6个月，患者可通过特殊器械锻炼肌肉力量和灵敏度，以重获下肢股四头肌和肌腱的力量。术后6~9个月大部分患者可以进行运动和其他活动，但小部分患者需要1年或更长时间来达到关节完全恢复。

由于文献中未记录功能性支架的优点，所以通常不用其固定单纯前/后交叉韧带重建的患者。文献中对于多韧带重建的描述更模糊，但是当患者侧副韧带损伤和修复时，考虑应用功能性膝关节支架有一定的合理性。这些支架是否能够完全保护交叉韧带免受旋转应力和损伤还是个未知数，但是功能性支架能够保护关节免受内外翻应力的损伤，从而保护修复的侧副韧带。治疗方式的选择需要患者和医生共同决定。无论患者是否穿戴功能性支架，都必须告知患者，膝关节多韧带重建后容易反复受伤，即使功能性支架也不一定能够完全使关节避免损伤。下肢的力量和总体状况比应用功能性支架更重要。如果需要支架，应该量身定做一套重量较轻的碳纤维或钢支架。这应该能够改善患者的依从性，但是在康复过程中，随着肌肉体积的增大，需要调整支架。

（姜　剑）

第六节　半月板损伤

纤维软骨性质的半月板对保持膝关节正常功能极为重要。当半月板断裂时，膝关节运动机制就会发生异常。随后导致膝关节逐渐退化和关节软骨的缺损。早期人们认为半月板对关节功能不重要，通常经关节切开术将其完全摘除。但是半月板在关节内有许多重要功能，这些功能包括负重、缓冲震动、润滑关节及稳定关节等作用。半月板也可反馈膝关节的本体感觉。因此，现在普遍认为应该尽可能保护半月板，但是当半月板撕裂时，只能摘除一部分。在美国，关节镜下半月板摘除术是一种常见的骨科手术技术，但是现在的治疗与研究已经进展到如何用关节镜保存和修复半月板了。影响半月板成功修复的主要因素是半月板血管较少，愈合潜能较差。研究显示，内侧半月板只有外周23%的面积有血供，而外侧半月板的血供面积不到25%。因此，如果血供部位外侧受到撕裂，则修复后的半月板的愈合能力将大大降低。现在的研究正致力于如何调整半月板血供部位的愈合能力，现在这项研究正处于初始阶段。

一、半月板的功能

伸膝时，50%的负重将通过半月板向下传递，而屈膝时，此比例将高达90%。摘除半月板内侧1/3后，膝关节的接触应力将增加65%。因此，关节软骨的缺损将导致骨关节炎，哪怕只切除损伤半月板的一小部分。另外，半月板有一种逐渐退化的倾向，这种退行性变化可能导致半月板极易撕裂。对于半月板退行性撕裂，大部分患者无特殊病史。创伤性撕裂则不同，此时患者能够描述受伤的时间和机制。可以是单纯半月板撕裂，也可合并其他损伤，如膝关节脱位或韧带损伤。退行性撕裂同样发生于老年人，通常不能自行修复愈合。年轻患者的创伤性撕裂可以修复，但手术前应该考虑许多因素。大部分半月板撕裂患者有膝关节机械症状和疼痛。如果撕裂的半月板活动度较大，通常患者描述有关节交锁，但是退行性撕裂的患者通常只有屈膝和旋转活动时才出现疼痛。然而许多半月板撕裂的患者只有疼痛而没有机械症状，这种情况也常发生于退行性撕裂者。

二、诊断

半月板损伤的急性诊断需要全面回顾病史和体格检查。然而，没有哪一项检查能够确诊半月板撕裂。

行半月板挤压试验时，半月板撕裂患者通常会轻抚关节间隙并有疼痛感。对膝关节同时施加轴向压力和旋转应力时，通常能引出疼痛和机械症状。①McMurray试验：膝关节从过屈位回到伸直位的过程中，使胫骨内旋和外旋。在此过程中，常出现关节右侧疼痛或者机械症状，如交锁声、咔嗒声或撞击声。②Apley试验：患者俯卧，屈膝90°，内外旋小腿，同时纵向挤压。如果有半月板撕裂，此试验常能引出症状，但是一定要保证不出现髋部或脊柱疼痛。③使患者蹲下并走"鸭步"，此试验可能引出半月板病理症状。进行体格检查时，必须同时检查膝关节韧带损伤和稳定性，但是对于退行性半月板撕裂患者不常用，除非是已知有前交叉韧带慢性损伤。然而，急性膝关节韧带损伤患者同时伴半月板撕裂的概率达50%甚至更高。偶尔患者会出现间歇性关节交锁。此症状提示半月板撕裂并错位，具体情况取决于撕裂的位置和形态，常需要修补。检查韧带过程中发现关节不稳可能会改变半月板撕裂的治疗，因为它是影响半月板修复和愈合的重要因素。

某些情况下可能出现类似于半月板撕裂的膝关节症状，此时要注意鉴别。很可能是由于软骨或骨软骨骨折块造成的关节软骨病理征。髌股关节病理征也类似于半月板损伤，仔细检查髌股关节常能发现。滑膜性疾病，如色素绒毛结节性滑膜炎；结晶性关节病，如痛风或假性痛风可类似于半月板病理征，所以一定要拍膝关节平片。伸膝和屈膝负重位片、侧位片、髌股位片都应该拍摄，以排除退行性关节疾病，并可观察关节对线情况，排除其他关节异常。如果病史明确，体格检查症状与半月板撕裂相符，则不必做 MRI 协助诊断，尽管 MRI 有助于诊断其他损伤，且诊断半月板撕裂的精确度达 91%～95%。若患者有可用非手术治疗的韧带损伤或膝关节其他损伤，此时做 MRI 大有益处。如果 MRI 发现半月板撕裂伤，可能需要关节镜下切除或修复撕裂的半月板，尽管此时关节其他损伤可保守治疗。如果 MRI 显示半月板可被修复，可能会改变孤立性韧带损伤的治疗方案，如前交叉韧带，此时很可能需要重建前交叉韧带来保护修复的半月板。如果患者不希望重建韧带，此时也不应该修复半月板，因为此时修复失败的概率很高。MRI 可以明确显示关节内病理状况，有助于医生和患者选择治疗方案，以及预先评价手术效果。

与 MRI 相比，传统的关节成像方法价值很小。可在各种选择的情况下进行磁共振关节成像，但大部分医生认为没必要，除非是在半月板修复或部分切除术后评价再撕裂的可能性。MRI 的优点是无创，对患者无放射性，并且灵敏度和特异度高。

三、半月板撕裂的治疗

无机械症状的退行性半月板撕裂通常采用非手术治疗。通过非甾体抗炎药通常能很好地控制病情，如关节内注射药物，通过理疗改善关节运动和肌力。并不是所有的有症状性半月板撕裂患者都需要手术治疗，因为很多人在受伤后 4～6 周会自行恢复。如果经保守治疗后仍然有症状，或者在日常活动时仍然有疼痛，则应该考虑手术修复。

是否手术修复半月板撕裂取决于多种因素。撕裂部位与半月板血供的关系以及撕裂的形态是决定实施关节镜半月板部分切除术还是修补术的两个最主要因素。半月板撕裂有多种形态，最常见的是纵行撕裂，常见于前交叉韧带损伤后，也可见于年轻人未累及交叉韧带的孤立性膝关节损伤。如果撕裂部位位于外周 1/3 或中 1/3，则可修复。据文献报道，如果重建同时修复受损的前/后交叉韧带则效果更佳。很可能需要关节镜部分切除的撕裂形态有放射状撕裂或"鸟嘴状"撕裂，这种撕裂形态起始于血供较少的半月板游离缘。横行撕裂血供也较差，此时很可能需要部分切除。复杂性半月板撕裂可能有多个损伤平面，这时最好也采用关节镜半月板部分切除术。

描述半月板撕裂部位和修复可能性的常见方法是，从前向后将半月板平均分成前、中、后 3 部分。也可从外周向中间将半月板分成外周、中部、内部 3 部分，内部包括游离缘。半月板的血液供应从外周到内部逐渐减少。关节镜探查发现的长度大于 1 cm 的半月板纵行撕裂应该尽可能复位并修复。位于半月板关节囊交界处的撕裂伤，半月板侧和关节囊侧的血供都很好，此处愈合潜力最好，称为红—红撕裂。红—白撕裂伤的血供来自半月板后侧边，但是中部大部分是有血供的。因为外侧的血管可以发出纤维管长入，所以这些撕裂伤仍然可以修复。累及中 1/3 和内 1/3 的撕裂伤称为白—白撕裂，因为此处血供极少，修补后愈合率较低。半月板严重缺损的患者组织退化和关节软骨缺损发生较早。因此，严重半月板白—白撕裂的年轻患者仍然考虑进行修补，尤其是需重建韧带的患者，这可能需要纤维凝块、骨髓等刺激物或其他生长因子来促进愈合。年轻患者发生较大的、延伸到半月板关节囊交界处的放射状撕裂伤口时也要考虑修复。如果不处理这类损伤，就相当于半月板完全切除。对于特殊患者，即使是半月板外侧放射状撕裂也要考虑修补，因为此处的愈合能力比内侧好。

修复后影响愈合的还有其他因素。一项研究显示，伤后 19 周内进行的修复愈合更好，但是这不意味着慢性撕裂伤不能够修复。同时也要考虑患者的年龄，因为老年患者半月板愈合能力较差。对于骨骼未发育成熟的患者，需等骨骼成熟后再将前交叉韧带重建在宽阔的生长板上，也应该同时修复半月板。

半月板修复技术有多种。在过去，金标准是后内侧或后外侧切口缝合修补，这样缝线可以系在关节囊上。试验研究显示，穿半月板上下面的垂直缝线提供的牵拉力最强。但是，还不清楚此方法的愈合率。近来关节镜技术使用的多种内置物和缝合器械都得到进一步发展。每一种方法都有其弊益，但是如果正确使用关节镜技术，其优点更明显。这种技术不需附加切口，与切开手术相比其所需时间更短，甚至可以将缝合器械置于关节后部，如果正确使用，则神经、血管损伤的风险更小。但是，即使使用关节镜技术，也要遵循半月板修补的基本原则。必须去除不能修复的损毁半月板组织，除修补技术之外，也要处理半月板撕裂面产生的磨损和刺激滑膜的后关节囊及血管再生等问题。将来随着纤维蛋白凝块、生长因子甚至基因技术的应用，半月板愈合率将会增加，但是现在这些技术还处于试验阶段。

除了半月板修复带来的并发症，患者也要清楚延长术后恢复期及相关的疾病。要将各种并发症告知患者，包括神经和血管损伤、切口感染、半月板修补材料放置不当导致的损伤及关节纤维化的可能。关节镜部分半月板切除术并发症少，恢复快，与半月板修复相比，此方法能较早进行活动。这不应该成为医生或患者手术指征良好而不做半月板修补术的理由，因为如果半月板得到修补愈合，其功能将会得到改善。

关于半月板修补术后恢复的文献显示，与多韧带重建面临的问题类似，该技术也面临着相同的问题。现在还没有哪种方案能够提高半月板的愈合率。因为每名医生的方案都不相同，所以两两比较得不出理想结论。大部分医生认为，单纯半月板修补术后应该避免膝关节过屈和负重，但这种思想并不普遍适用。如果半月板修补的同时也进行韧带重建，那么恢复计划应该遵循韧带重建恢复计划。即使单纯半月板修补术，患者也不应该在术后 6 周内进行运动。半月板切除术后 2 周患者就可以进行各种活动，而与半月板切除术相比，这种手术的恢复期更长。如同其他疾病的恢复方案，需要做更多的工作来阐明半月板愈合的最佳方案。如果术后患者不能约束自己的活动，或者不能承受由于修复失败将来再次手术的风险，就不应该做这种手术。手术前要与患者沟通，使其了解并同意术后康复计划，否则术后会引起医患问题。

总之，关节镜部分半月板内切除术可去除症状，使患者在相对短的时间内重获活动能力。然而，从长远来看，半月板切除可能对膝关节功能有害，可能加速退行性。因此，采用新技术修补半月板，提高愈合率应该成为医生选择手术患者的目标。

（姜　剑）

第五章

颈椎创伤

第一节　脊柱创伤概论

在所有节段的脊柱损伤患者中，10%～25%会发生不同程度的脊髓神经损伤，其中发生于颈椎者神经损伤可达40%，发生于胸、腰椎者为15%～20%。这些患者平均和中位数年龄在25～35岁，80%～85%为男性。脊柱损伤最主要的原因为交通伤，其次为摔伤、运动损伤、暴力打击以及其他原因。对于个人和社会而言，处理这些损伤的经济负担是非常巨大的。

一、脊柱解剖生理特点在脊柱创伤中的意义

脊柱是人体的中轴，四肢和头颅均直接或间接附着其上，故身体任何部位的冲击力或压力，均可能传导到脊柱而造成损伤。在诊治多发损伤患者时，应记住这一点，以免漏诊。

脊柱有4个生理弧度，在脊柱的后凸和前凸的转换处，受力作用较大，是整个脊柱中最易受伤害的部分。绝大多数的脊柱骨折和脱位发生在脊柱活动范围大与活动度小的移行处，此处也正是生理性前凸和后凸的转换处，如$C_{1\sim2}$、$C_{5\sim6}$、$T_{11\sim12}$、$L_{1\sim2}$和$L_{4\sim5}$处的骨折脱位最为常见，占脊柱骨折的90%以上，而胸腰段$T_{11\sim12}$和$L_{1\sim2}$的骨折占脊柱骨折的2/3～3/4。

不同部位脊椎关节突的方向不同。第一颈椎无椎体和棘突，寰椎的前部及背部均比较细，和侧块相连处尤为薄弱，故局部容易发生骨折。颈椎关节突的方向呈冠状位，与横断面呈45°，可做屈、伸、侧屈和旋转运动，故易向前后或左右脱位，又容易在脱位后自然复位，在临床上常可见到外伤性高位截瘫的病例，其X线摄片显示颈椎的解剖结构正常。胸椎关节突的方向呈冠状斜行，与横断面呈60°，可做旋转、侧屈运动，但只有少量屈伸运动，故极少脱位。腰椎关节突的方向呈矢状面，与横断面呈90°，小关节突的排列是一内一外，即上关节突在外、下关节突在内，可做屈伸和侧屈运动，但几乎不能旋转。因此，腰椎不易发生单纯性脱位和绞锁，除非并发有一侧的关节突骨折。

胎儿1～3个月时脊髓与椎骨长度一致。自胚胎第4个月起，脊髓与椎骨的生长不一致，椎骨生长速度快而脊髓生长速度慢，终使脊髓的节段和椎骨的平面不相符。新生儿脊髓的下端平对第三腰椎；至成人时则平对第一腰椎下缘。第二腰椎以下无脊髓，仅有脊髓发出的马尾神经。因而脊髓内部运动和感觉的分节及其神经的分出均与相应的脊椎平面不符合，脊髓分节平面较相应椎体节段高，在颈部高1个节段，在$T_{1\sim6}$部位高2个节段，$T_{6\sim11}$部位高3个

节段。整个腰脊髓位于 $T_{10\sim12}$，骶脊髓位于 T_{12} 与 L_1 之间。应根据脊柱损伤的节段来分析神经损伤的情况。

二、损伤原因及机制

造成脊柱骨折的各种暴力包括屈曲暴力、旋转暴力、后伸暴力、侧屈暴力和纵向压缩暴力，也可以是复合暴力。由各种暴力引起的骨折、脱位和骨折脱位的形式取决于脊柱受累的部位以及前方或后方韧带结构是否破裂。脊柱损伤后稳定与否，除与骨、关节损伤类型有关外，与周围软组织和韧带损伤的程度也很有关系。如周围的软组织和韧带还比较完整，则脊柱可保留一定的稳定性，若软组织和韧带也同时破裂，则脊柱将丧失其稳定性。

（一）屈曲暴力引起的损伤

最常见，占全部脊柱骨折的 60% ~70%，致伤原因如下。

（1）从高处跌下，足或臀部先着地，脊柱随之猛烈向前屈曲，上位椎体的前下部挤压下位椎体的前上部，致使下位椎体发生楔形压缩骨折。若屈曲力较弱，则椎体压缩只累及 1~2 个椎体。屈曲力较大时可波及 5~6 个椎体。后方韧带结构可有不同程度的断裂。脊柱可有后凸、侧弯等畸形。

（2）向前弯腰时，重物砸于上背部，致使脊柱极度前屈，发生椎体压缩性骨折，压缩范围可达椎体 1/2 以上，且常为粉碎性骨折。脊椎的后方韧带结构也可断裂，常并发椎间关节半脱位、脱位、绞锁等。也常有关节突骨折。

（3）正在运动的物体撞击于站立或行走的人体背部，可发生脊柱的骨折脱位。椎体可压缩或粉碎，后方有椎板骨折、关节突骨折脱位，常有脊髓损伤。上位椎体大都移位至下位椎体的前方或侧方。在纯粹的屈曲应力下，后方韧带结构是很难破裂的。后方韧带结构完整时，应力消耗在椎体上，产生楔形压缩性骨折。这是由纯粹的屈曲应力引起的。常见于胸、腰椎。

（二）屈曲旋转暴力

若受伤时的作用力不仅屈曲且伴有旋转，椎体除可发生前楔形或侧楔形压缩外，还可有一侧椎间关节脱位、半脱位或绞锁。后方韧带结构常破裂，而且旋转的成分越大，破裂的程度越严重。后方韧带断裂后，1 个或 2 个关节突同时骨折，上位椎体带着椎间盘和下椎体上部薄薄的一块三角骨片在下位椎体之上旋转，形成典型的屈曲旋转骨折脱位，常并发截瘫。这种骨折脱位极不稳定。

（三）后伸暴力

因前纵韧带很坚强，且外力使脊椎后伸较前屈的机会少，故后伸性损伤少见。可发生于舞蹈、杂技等演员，腰部急剧过度后伸时，有时可发生椎板或关节突骨折或骨折脱位。跌倒时面部着地，颈椎过伸，也可发生此类损伤，易并发脊髓损伤。在纯粹的后伸暴力作用下，韧带通常是完整的。椎体的后部可有椎板和椎弓根骨折，较罕见。

（四）后伸旋转暴力

后伸性损伤少见，后伸旋转性损伤也极少。损伤的类型同后伸性损伤。因并发韧带断裂，故更不稳定，更易并发脊髓损伤。

（五）纵向压缩暴力

暴力直接沿着脊柱纵轴传导，只能发生于能保持直立的脊柱，即颈椎和腰椎。暴力作用于颅顶后，沿着脊柱纵轴向下传导至脊柱，产生椎体的爆散骨折。在颈部常并发四肢瘫痪，脊髓常被椎体后部所伤。这种暴力也可引起典型的寰椎前后弓骨折。

（六）侧向暴力

发生的机会相对少，多发生于颈椎，可造成侧块关节突的骨折。

三、事故现场处理

对各种创伤患者进行早期评估应从受伤现场即开始进行。意识减退或昏迷患者往往不能诉说疼痛。对任何有颅脑损伤、严重面部或头皮裂伤、多发伤的患者都要怀疑有脊柱损伤的可能，通过有序的救助和转运，减少对神经组织的进一步损伤。

不论现场患者的体位如何，搬运时都应使患者脊柱处于沿躯体长轴的中立位。搬动患者前，最重要的事就是固定患者受伤的颈椎或胸腰椎。用硬板搬运，颈椎用支具固定，移动患者要用滚板或设法使其躯干各部位保持在同一平面，避免扭曲和头尾端牵拉，以防骨折处因搬动而产生过大的异常活动，引起脊髓继发损伤（通过直接脊髓牵拉、挫伤或刺激供应脊髓的血管引起痉挛致伤）。

遵循 ABC 抢救原则，即维持呼吸道通畅、恢复通气、维持血液循环稳定。要区别神经性休克和失血引起的低血容量休克而出现的低血压。神经源性休克是指颈椎或上胸椎脊髓损伤后交感输出信号阻断（$T_1 \sim L_2$）和迷走神经活动失调，从而导致血管张力过低（低血压）和心动过缓。低血压并发心动过速，多由血容量不足引起。不管原因为何，低血压必须尽快纠正，以免引起脊髓进一步缺血。积极输血和补充血容量，必要时对威胁生命的出血进行急诊手术。血容量扩充后仍有低血压伴心动过缓，应使用血管升压药和拟交感神经药。

四、急诊室初步评估

首先评价呼吸道的通畅性、通气和循环功能状态并进行相应处理。快速确定患者的意识情况，进行 Glasgow 评分，包括瞳孔的大小和反射。硬膜外或硬膜下血肿、凹陷性颅骨骨折或其他颅内病理改变都可以造成神经功能的进行性恶化。

检查脊柱脊髓情况，观察整个脊柱有无畸形、皮下淤血及皮肤擦伤。头颈部损伤常提示颈椎外伤，枕部有皮裂伤提示为屈曲型损伤，而前额或头顶的损伤则分别提示为伸展型或轴向压缩型损伤，胸腹部外伤提示胸腰段的损伤，注意肩部或大腿是否存在安全带勒痕。观察呼吸周期中胸腹部活动情况，吸气时胸廓活动正常提示肋间肌神经支配未受损。触摸棘突有无台阶或分离。四肢的感觉运动及反射功能检查，特别是骶段脊髓的功能检查，包括肛门周围皮肤感觉、肛门括约肌自主收缩功能、肛门反射和球海绵体反射。对脊柱脊髓损伤情况作出初步判断，受伤局部用支具制动保护，下一步行影像学检查。

对于多发伤并发脊柱创伤的患者，脊柱损伤的诊断延误可能是影响创伤患者治疗的一个大问题。主要原因是警惕性不高、醉酒、多发伤、意识差以及跳跃性脊柱骨折。严重头外伤患者，表现为意识下降或并发头皮撕裂伤者，很有可能会有颈椎损伤。跳跃性脊柱骨折的发生率在所有脊柱骨折中占 4% ~5%，而在上颈段发生率更高。

相反，存在脊柱骨折时应高度警惕有严重而隐匿性内脏损伤的可能性。胸椎骨折导致截瘫时，很可能并发多发肋骨骨折和肺挫伤，该水平的平移剪力损伤与大动脉损伤密切相关。脊柱损伤患者中内脏损伤的诊断延误率可高达 50%。将近 2/3 的安全带引起的屈曲牵张性骨折患者会并发有空腔脏器的损伤。总之，有 50% ~ 60% 的脊柱损伤患者可并发脊柱以外的损伤，从简单的肢体闭合性骨折，到危及生命的胸腹部损伤。

强直性脊柱炎的患者由于脊柱周围的软组织不断发生骨化以及进行性僵硬，而椎体骨密度减低，因此容易发生创伤性脊柱骨折。发生长节段融合的椎体失了间盘、韧带对能量的吸收作用，一些低能量损伤甚至生理性负荷都可能引起脊柱骨折。在遭受创伤后一定要高度怀疑其有无隐匿性骨折以及跳跃性脊柱骨折，这类患者遭受创伤后应进行全脊柱 X 线摄片检查，因为一旦漏诊，就可能导致进行性脊柱畸形和神经症状。MRI 在评价遭受创伤后的强制性脊柱方面最为敏感，能够显示出急性骨折后出现的髓内水肿和周围血肿。其损伤形式与长骨的损伤形式相似，颈椎是最容易受累的部位。脊柱的骨折往往穿越椎间盘，伴或不伴椎体受累，并且常伴发后柱骨折。

强直性脊柱炎患者发生脊柱创伤后应保持创伤前脊柱的位置，尽量避免使脊柱受到轴向牵引力和使脊柱处于平直位，若将已发生慢性颈椎后凸的脊柱强行伸直，会造成医源性骨折脱位而导致患者出现截瘫或四肢瘫。强直性脊柱炎患者创伤后硬膜外血肿的发生率较高，有报道称高达 20%。若患者出现神经症状加重，尤其是伤后早期并无神经症状，一段时间后出现明显的神经症状，应高度怀疑硬膜外血肿的发生。强直性脊柱炎可能累及肋骨、胸椎以及胸骨等，导致关节融合、呼吸时胸廓扩张度降低，严重者可引起限制性肺疾病。最大吸气时胸廓扩张受限是强直性脊柱炎的特异性表现。在以手术或非手术的方法治疗这类患者所发生的脊柱骨折之后往往会发生肺部的并发症。

五、影像学检查方法的选择

（一）X 线检查

脊柱 X 线检查的目的是明确可疑部位有无骨折，大体观察脊柱的序列、骨折脱位程度，协助确定损伤类型，确定进一步 CT 或 MRI 检查的部位。

颈椎侧位 X 线摄片应尽可能包括颈胸交界区，若不能充分显示 $C_7 \sim T_1$ 结构，应进行其他位置的检查或 CT 检查。侧位片可观察椎体的骨折脱位、关节突的骨折及绞锁、棘突骨折、寰椎后弓骨折、寰椎前后脱位、枢椎的椎弓骨折移位和齿突骨折、椎前软组织影像。前后位片可观察椎体的侧方移位、侧块的压缩性骨折及椎体侧方的压缩性骨折、棘突的旋转、椎体矢状面的骨折。张口前后位片可观察颅底、寰椎及枢椎、齿突两侧间隙、寰枢侧块关节对合关系，可发现寰椎爆散骨折、齿突骨折及枢椎的侧屈骨折，寰椎侧块外移超过 7 mm 提示横韧带断裂。斜位片可显示一侧的椎间孔和对侧椎弓根，椎板呈叠瓦状排列，可较侧位片更好地观察颈胸交界部位，也可更好地观察关节突和椎板的脱位。泳姿侧位片为颈胸交界区轻微斜位像，一侧上肢上举过头顶，另一侧上肢后伸可显示颈胸交界部位，可大体显示椎体序列和损伤部位。屈伸应力侧位片适合于清醒且无神经损伤表现的患者，可观察椎体有无滑移成角，棘突间隙有无变化及关节对顶。

胸腰椎平片一般只用正、侧位片，正位可观察侧凸、侧方移位、椎弓根的上下排列顺序，侧位可观察椎体压缩、前后移位、棘突间分离；骶尾椎的正、侧位片可显示骶尾骨的骨折脱位，但由于肠内容物、盆腔内钙化和周围软组织结构的重叠干扰，前后位像上骶尾骨微小移位的骨折显示不清，CT可用于检查平片上不明显的微小损伤。因为骶尾骨解剖结构的正常变异范围较大，以及女性骨盆生育后的影响，对于这些患者的诊断，相关临床病史特别重要。

（二）CT 检查

可进一步评价 X 线摄片上不确定的影像，详细显示骨性结构损伤情况，为外科手术提供参考，可显示颈胸交界部位、内固定的位置、骨块和异物对椎管的侵占。在颈部可显示枕骨髁、寰椎、齿突及各椎体的关节突、椎板骨折，在胸腰椎及骶尾部损伤的重要用途是显示骨块和异物对椎管的侵占。

（三）MRI 检查

在矢状和横断显示脊柱结构，更准确地显示软组织损伤，准确显示硬膜外间隙，以便观察血肿、骨块、间盘组织及骨刺，直接显示脊髓本身的损伤，对脊髓损伤的预后提供参考依据。T_1 加权像显示基本解剖结构，T_2 加权像显示病理结构和韧带损伤。急性颈椎损伤 MRI可显示脊髓的水肿出血和挫伤，水肿时 T_1 像正常或呈略低信号，T_2 高信号；急性和亚急性出血（1～7 日）T_1 像呈高或与脊髓等信号，T_2 低信号，7 日后 T_1 和 T_2 像均为高信号。

六、脊髓损伤的急诊室药物治疗

脊柱损伤患者复苏满意后，主要的治疗任务是防止已受损的脊髓进一步损伤，并保护正常的脊髓组织。要做到这一点，恢复脊柱序列和稳定脊柱是关键的环节。在治疗方法上，药物治疗是降低脊髓损害程度最为快捷的方法。

（一）皮质类固醇

甲基泼尼松龙（methylprednisolone，MP）是一种被 FDA 批准的治疗脊髓损伤（spinal cord injury，SCI）的药物。1979 年、1985 年美国两次全国急性脊髓损伤研究（national acute spinal cord injury study，NASCIS）表明，在 SCI 早期（伤后 8 小时内）给予大剂量 MP［首次冲击量 30 mg/kg 静脉滴注 30 分钟完毕，30 分钟之后以 5.4 mg/（kg·h）持续静脉滴注 23 小时］能明显改善 SCI 患者的运动、感觉功能。第三次 NASCIS 研究证明，对 SCI 后 3 小时内用 MP 者，宜使用 24 小时给药法［首次冲击量 30 mg/kg 静脉滴注 30 分钟完毕，30 分钟之后以 5.4 mg/（kg·h）持续静脉滴注 23 小时］，对伤后 3～8 小时内给 MP 者，宜使用 48 小时给药法［首次冲击量 30 mg/kg 静脉滴注 30 分钟完毕，30 分钟后以 5.4 mg/（kg·h）持续静脉滴注 48 小时］，但超过 8 小时给药甚至会使病情恶化，因此建议 8 小时内给药。但是，这 3 个随机试验想当然地被用来证明类固醇对运动功能的微弱作用，这些分析均存在明显的瑕疵，使结论的有效性令人怀疑。这些研究已经使两个全国性组织发表了指南，推荐甲基泼尼松龙作为治疗的选择，而不是将其作为标准性治疗或推荐性治疗方法。另外，也有少数学者的研究结果表明 MP 治疗急性脊髓损伤无效并可造成严重的并发症。

MP 对脊髓断裂者无效，脊髓轻微损伤不需要应用 MP，可自行恢复，完全脊髓损伤与严重不全脊髓损伤是 MP 的治疗对象。但应注意，大剂量 MP 可能产生肺部及胃肠道并发症，高龄者易引起呼吸系统并发症及感染。总之，在进行 MP 治疗的过程中应注意并发症的预防。也可应用地塞米松，20 mg 每日 1 次，持续应用 5 日停药，以免长期大剂量使用激素出现并发症。

（二）神经节苷脂

神经节苷脂是广泛存在于哺乳类动物细胞膜上含糖酯的唾液酸，在中枢神经系统外层细胞膜有较高的浓度，尤其在突触区含量特别高。用 GM-1 治疗脊髓损伤患者，每日 100 mg 持续18～23 日静脉滴注，1 年后随访发现较对照组有明显疗效。尽管它们的真正功能还不清楚，但实验证据表明它们能促进神经外生和突触传递介导的轴索再生和发芽，减少损伤后神经溃变，促进神经发育和塑形。研究认为，GM-1 一般在损伤后 48 小时给药，平均持续 26 日，而甲基泼尼松龙在损伤后 8 小时以内应用效果最好。也有学者认为 GM-1 无法阻止继发性损伤的进程。目前神经节苷脂治疗脊髓损伤虽已在临床开展，但由于其机制仍不明确，研究仍在继续，因此其临床广泛应用也受到限制。

（三）神经营养药

甲钴胺是一种辅酶型 B_{12}，具有一个活性甲基结合在中心的钴原子上，容易吸收，使血清维生素 B_{12} 浓度升高，并进一步转移进入神经组织的细胞器内，其主要的药理作用是：增强神经细胞内核酸和蛋白质的合成；促进髓鞘主要成分卵磷脂的合成，有利于受损神经纤维的修复。

（四）脱水药减轻脊髓水肿

常用药物为甘露醇，应注意每次剂量不超过 50 g，每日不超过 200 g，主张以 0.25 g/kg 每 6 小时 1 次静脉滴注，20% 甘露醇静脉输注速度以 10 mL/min 为宜，有心功能不全、冠心病、肾功能不全的患者，滴速过快可能会导致致命性疾病的发生。对老年人或潜在肾功能不全者，应密切观察尿量、尿色及尿常规的变化，如每日尿量少于 1 500 mL 要慎用。恰当补充水分和电解质，以防脱水、血容量不足，并应监测水、电解质与肾功能。

（王开强）

第二节　寰枕关节脱位

寰枕关节脱位多为创伤导致。创伤性寰枕关节脱位是指寰椎和枕骨分离的病理状态，是一种并不罕见的致命性外伤，患者多在事故现场死于脑干横贯性损伤。随着时间的推移，越来越多的病例被报道，车祸伤增加是原因之一，而 CT、MRI 等设备的使用和对寰枕关节脱位认识水平的提高也是重要因素。

一、损伤机制和分型

枕骨、寰椎和枢椎构成一个功能单元，有独特的胚胎学发生和解剖学构成。这个功能单元有最大的轴向活动范围。依枕骨髁的形状仅能对寰枕关节起有限的骨性稳定作用。枕寰之间的稳定性主要由复杂的韧带结构来保障。这些韧带可以分为两组：一组连接枕骨和寰椎，另一组连接枕骨和枢椎。连接枕骨和寰椎的韧带包括寰枕关节囊和前、后、侧寰枕膜。连接枕骨和枢椎的韧带包括覆膜、翼状韧带和齿突尖韧带。这后一组韧带对寰枕关节的稳定起更重要的作用。尸检发现，切断覆膜和翼状韧带后寰枕关节即失去稳定性。寰枕关节脱位通常是由暴力产生的极度过伸动作所致，有时在过屈动作下也可以发生，偶有在侧屈动作下发生的。在暴力作用下，覆膜和翼状韧带断裂，可以发生单纯的韧带损伤，也可以并发枕骨髁骨折。

依据 X 线侧位片提出以下分型。①Ⅰ型：前脱位，枕骨髁相对于寰椎侧块向前移位。②Ⅱ型：纵向脱位，枕骨髁相对于寰椎侧块垂直向上移位大于 2 mm。③Ⅲ型：后脱位，枕骨髁相对于寰椎侧块向后移位，此型相对少见。

二、临床表现

寰枕关节脱位的临床表现差异很大，可以没有任何神经症状和体征，也可以表现为颈部疼痛、颈椎活动受限、低位颅神经麻痹（特别是展神经、迷走神经和舌下神经）、单肢瘫、半身瘫、四肢瘫和呼吸功能衰竭。据 Przybylski 等学者的文献综述统计，18% 的患者没有神经损伤，10% 存在脑神经损伤，34% 表现为单侧肢体功能障碍，38% 为四肢瘫。有学者认为，颅椎区创伤引起的神经损害多是血管源性的，而非直接的机械性损伤，是椎基底动脉或其分支（如脊髓前动脉）供血不全所致。

三、诊断

寰枕关节脱位靠平片诊断比较困难。大多数伴有完全性脊髓损伤的病例都可见到枕骨髁与寰椎侧块的分离。对于尚存在部分脊髓功能的病例，平片上均无明显异常，寰枕关节的对线尚可，也没有纵向分离，这是因为颈部肌肉痉挛的缘故。大多数寰枕关节脱位的患者都有严重的脑外伤，这使诊断更加困难。平片诊断寰枕关节脱位的依据包括：严重的椎前软组织肿胀、颅底点与齿突尖的距离（Basion-Dens distance）加大和枕骨髁与寰椎侧块的分离。

有几种用 X 线平片测量的方法可以检测寰枕关节脱位。这些方法都是利用侧位平片测量颅底与颈椎的关系（图 5-1）。

Wackenheim 线是斜坡后表面的一条由头向尾侧的连线，这条线应与齿突尖的后部相切。如果枕骨向前脱位，这条线将与齿突交叉。如果枕骨向后脱位，这条线将与齿突分离。它可以对寰枕关节脱位有一个大概的评价。

Power's ratio 是两条线的长度比：颅底点与寰椎后弓间的连线为 BC 线，颅后点与寰椎前弓的连线为 OA 线。正常人 BC/OA＝0.77，如果比值大于 1.0 即可诊断前脱位。这种方法不能应用于儿童或颅椎区先天畸形的病例，当存在纵向及后脱位时可以表现为假阴性。另有研究证实，在重建 CT（矢状面）上测量该指标的准确性优于平片。

Basion-Dens 距是测量颅底点与齿突尖中点的间距。正常人平均是 9 mm，如成人大于 15 mm 或儿童大于 12 mm，应视为异常。

对各种原因造成的寰枕关节脱位，平片上的测量方法都不够敏感和精确。标准位置的侧位片是必需的，但在片子上不易得到可靠的标志点，乳突和乳突气室都会干扰对寰枕关节面的观察。有学者认为平片至多只能检测出 50%～70% 的病例。虽然平片对寰枕关节脱位的直接检出率不高，但颈椎椎前软组织肿胀却很常见，文献报道在 41 例寰枕关节脱位的病例中 37 例有软组织肿胀（90%）。这个异常影像可以作为警示信号，提示有做进一步检查的必要。正常情况下，颈部椎前软组织的宽度，观察椎前软组织对于诊断颅椎区的损伤相当重要。

对可疑病例行颅椎区 CT 检查，薄层扫描的 CT 及三维影像重建对于确定诊断很有帮助。

文献报道25例寰枕关节脱位的病例中21例经CT检查获得证实（84%）。颅椎区CT检查发现椎管内出血灶是诊断寰枕关节脱位的一个间接依据。在29例寰枕关节脱位病例中有24例CT检查发现了出血的影像。在9例平片未发现寰枕关节脱位的病例中，8例CT发现有蛛网膜下隙或并发其他部位出血。

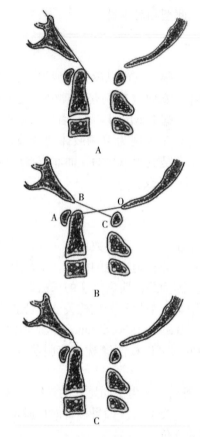

图 5-1　寰枕关节脱位的 X 线摄片测量

A. Wackenheim 线；B. Power's ratio；C. Basion-Dens 距

MRI虽然不能清楚地显示骨的解剖结构，但它可以确定颅椎区广泛的韧带和软组织损伤，可以估计脊髓和脑干的完整性。

四、治疗

寰枕关节脱位后，由于韧带撕裂，会出现非常严重的不稳定，有迟发性神经损伤的危险，现场救治时头颈部制动很重要。纠正脱位的尝试可能会造成进一步损伤，应在X线摄片或透视监测下小心施行。对于仅有纵向移位的Ⅱ型脱位，轴向的负荷或轻压头可以减轻分离，而颈椎牵引或颈围领都可以产生使寰枕关节分离的损伤应力，使神经症状加重。

对于寰枕关节不稳定的治疗有外固定和内固定植骨融合两种方法可以选择。儿童的组织愈合能力强，在Halo-vest的制动下即可以达到坚强的纤维愈合，不必手术治疗；对成年病例保守治疗效果不好，枕颈内固定植骨融合术才是更好的选择。

（王开强）

第三节 寰椎横韧带损伤

一、寰椎横韧带的结构与功能

寰椎横韧带位于枢椎齿突的后方，它的两端附着于寰椎侧块内结节上。横韧带将齿突束缚于寰椎前弓的后面。横韧带腹侧与齿突后面相接触的部位有纤维软骨，韧带在此处增厚，并与齿突构成寰齿后关节。横韧带长约 20 mm，中间部比较宽，宽约为 10.7 mm，在接近两侧块的附着部最窄，宽度约为 6.6 mm，横韧带中点部位的厚度约为 2.1 mm。

寰椎横韧带几乎完全由胶原纤维构成，仅有少量的弹性纤维以疏松结缔组织的形式包绕在韧带表面，韧带的中部没有弹性纤维。总体来说，纤维组织的走行与韧带是一致的。横韧带由侧块内结节附着点走向齿突的过程中逐渐变宽，纤维束以约 30° 角互相交叉形成网状。这种组织结构使得以胶原纤维为主体的横韧带也具有了一定程度的弹性，在张力作用下横韧带可拉长 3%。这样，屈颈时，由于横韧带被拉长，寰椎前弓与齿突间可以有 3 mm 的分离。

寰椎横韧带是维持寰枢关节稳定的最重要的韧带结构，它的作用是限制寰椎在枢椎上向前滑移。当头颅后部突然遭受暴力时，寰椎前移，横韧带受齿突切割可能发生断裂。生物力学实验发现，横韧带的载荷为 330 N，超过这个量横韧带即可断裂。

二、临床表现和诊断

寰椎横韧带断裂后寰椎前脱位，在枢椎齿突与寰椎后弓的钳夹下可能出现脊髓损伤。由于呼吸肌麻痹，患者可以当场死亡。由于有脊髓损伤的病例多来不及抢救而死于呼吸衰竭，所以临床上见到的因外伤导致横韧带断裂的病例多没有神经损伤。

普通 X 线摄片无法显示寰椎横韧带，但可以从寰枢椎之间的位置关系判断横韧带的完整性。最常用的方法是观察颈椎侧位 X 线摄片上的寰齿间距（atlanto-dental interval，ADI），当屈颈侧位 X 线摄片上由寰椎前弓后缘至齿突前缘的距离超过 3 mm（儿童超过 5 mm）时即表明寰椎横韧带断裂。CT 也不能直接观察到韧带，但可以发现韧带在侧块内结节附着点的撕脱骨折，在这种情况下，虽然韧带是完整的，但已失去了它的功能。MRI 用梯度回波序列成像技术可以直接显示韧带并评价它的解剖完整性，在韧带内有高强度信号、解剖形态中断和韧带附着点的积血都是韧带断裂的表现。

Dickman 把寰椎横韧带损伤分为两种类型：Ⅰ型是横韧带实质部分的断裂，Ⅱ型是横韧带由寰椎侧块附着点的撕脱骨折。两种类型有不同的预后，需要采用不同的处理方式。

三、治疗

Ⅰ型损伤在支具的保护下是不能愈合的，因为韧带无修复能力。这种损伤应尽早行寰枢关节融合术。Ⅱ型损伤应先行保守治疗，在头环背心固定下，Ⅱ型损伤的愈合率是 74%。如果固定了 3~4 个月，韧带附着点仍未愈合，仍存在不稳定，则应手术治疗。

（崔立煌）

第四节　寰椎骨折

寰椎骨折各种各样，常伴发颈椎其他部位的骨折或韧带损伤。寰椎骨折占脊柱骨折的1%～2%，占颈椎骨折的2%～13%。在临床实践中，典型的Jefferson骨折是很少见的，3处以下的寰椎骨折比较多见。如果前后弓均有骨折，导致两侧块分离，称为寰椎爆裂骨折。寰椎骨折后椎管变宽，一般不会出现脊髓损伤。

一、损伤机制及骨折类型

最常见的致伤原因是高速车祸，其他如高处坠落、重物打击及与体育运动相关的损伤都可以造成寰椎骨折。Jefferson推测，当暴力垂直作用于头顶，将头颅压向脊椎时，作用力由枕骨髁传递到寰椎，寰椎在膨胀力的作用下分裂为4个部分。实际上，来自头顶的外力在极特殊的方向作用于寰椎时才可以造成典型的Jefferson骨折。Panjabi等在生物力学实验中对处于中立位及后伸30°位的尸体颈椎标本施加以垂直应力，结果在10个标本中只出现了一个典型Jefferson骨折。在Hays的实验中用46个标本模拟寰椎骨折，出现最多的是2处骨折，其次是3处骨折，没有出现4处骨折。Panjabi等认为，当头颈侧屈时受到垂直应力容易出现前弓根部的骨折，而颈椎过伸时受力，颅底撞击寰椎后弓或寰枢椎后弓互相撞击容易导致寰椎后弓骨折。事实上，各种损伤机制可以单独或合并发生，形成各种类型的骨折。这取决于诸多因素，如作用于头颅的力的向量、受伤时头颈的位置、寰椎的几何形状以及伤者的体质。

寰椎骨折可以出现在前、后弓，也可以在寰椎侧块（图5-2）。Sherk等认为，后弓骨折占寰椎骨折的67%，侧块的粉碎性骨折占30%。当前后弓均断裂时，侧块将发生分离，寰椎韧带在过度的张力作用下断裂。韧带可以在其实质部断裂，也可以在其附着处发生撕脱骨折。横韧带撕脱骨折的发生率占寰椎骨折的35%。不论横韧带断裂或是撕脱骨折都会丧失韧带的功能，使寰椎向前失稳。如果前弓的两端均断裂，将会出现寰椎向后失稳。如果寰椎后弓的两端均断裂，对寰枢关节的稳定影响不大。

二、影像学诊断

寰椎骨折的诊断首先要做X线检查，在颈椎侧位片上可以看到寰椎后弓的骨折。但是，如果骨折位于后弓与侧块结合部，可能看不清楚。如果是前弓骨折，可以在侧位片上看到咽后壁肿胀。但要留意，伤后6小时咽后壁肿胀才会出现。在开口位X线摄片上观察寰枢椎侧块的对位情况，如果寰椎侧块向外移位，说明有寰椎骨折。Spenre等发现，当左右两侧寰椎侧块移位总计达到6.9mm时，提示寰椎横韧带已断裂。有时，在开口位片上还可以看到横韧带在侧块附着点的撕脱骨折。CT扫描可以显示寰椎的全貌，可以看到骨折的位置以及是否有横韧带的撕脱骨折，从而确定寰椎的稳定性。屈颈侧位X线摄片观察寰齿前间隙是否增大，进而判断寰椎横韧带完整性的方法是不实际的。因为寰椎骨折后疼痛导致的肌肉痉挛将影响患者做屈颈动作。

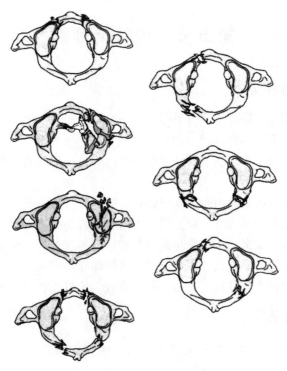

图 5-2　寰椎骨折的各种类型

三、治疗

寰椎骨折首选保守治疗。对于侧块没有分离的稳定型寰椎骨折，用软围领保护即可。如果寰椎侧块分离小于 6.9 mm，应用涉及枕颏胸的支具（SOMI brace）3 个月。侧块分离超过 6.9 mm 的病例应用头环背心（Halo-vest）固定。头环背心只能制动，而没有复位的作用。颅骨牵引可以使分离的侧块复位，但头环背心难以防止侧块再度分离，因为这套装置没有轴向牵引的作用。要想最终获得良好的对位，只有将牵引的时间延长至 3 周以上，以便侧块周围的软组织达到瘢痕愈合，有了一定的稳定性后再用头环背心固定。文献报道，寰椎骨折保守治疗的效果是很好的，横韧带撕脱骨折的骨性愈合率在 80% 以上。只有极个别的病例因迟发性的寰枢关节不稳定需要手术治疗。寰椎侧块粉碎骨折的病例后期颈椎运动功能的恢复较差。对于寰椎骨折伴有横韧带实质断裂的病例，尽管韧带不可能愈合，也不应急于做寰枢关节融合术，可以先用外固定保守治疗，待寰椎骨折愈合后再观察寰椎关节的稳定性，如果稳定性尚好，就可以不做融合术。轴向负荷作用于寰椎导致横韧带断裂的情况与屈曲暴力造成的情况不同，在前一种情况下，翼状韧带和关节囊韧带都是完好的，它们对寰枢关节的稳定能起一定的作用；在后一种情况下，横韧带断裂的同时翼状韧带和关节囊均已断裂，寰枢关节必然失稳。

如果骨折愈合后确有寰枢关节不稳定，则应做寰枢关节融合术。枕颈融合术只有在寰椎侧块粉碎骨折不良愈合而产生顽固性疼痛时才有必要，对于伴有横韧带断裂或 Ⅱ 型齿突骨折的后弓骨折没有必要做枕颈融合术。

（白皓宇）

第五节　齿状突骨折

一、相关解剖和分型

作为第二颈椎的枢椎，除了有一个向上突起的齿突外，在结构上比寰椎更像下面的脊椎。齿突的前面有关节面，与寰椎前弓的后面形成关节。齿突有一个尖状的突起，是尖韧带的起点。齿突的两侧比较平坦，各有翼状韧带附着。齿突的后面有一个凹槽，寰椎横韧带由此经过。

枢椎的骨折大多涉及齿突。Anderson 根据骨折的部位将齿突骨折分为 3 型：齿突尖骨折（Ⅰ型）、齿突基底部骨折（Ⅱ型）、涉及枢椎体的齿突骨折（Ⅲ型）。Anderson 的分型方法对治疗方式的选择有指导意义：Ⅰ型骨折是翼状韧带的撕脱骨折，仅需保守治疗；Ⅱ型骨折位于齿突直径最小的部位，愈合比较困难，可以选择保守治疗或手术治疗；Ⅲ型骨折由于骨折的位置很低，骨折面较大，骨松质丰富，易于愈合，所以适合保守治疗。

二、影像学检查

颈椎侧位和开口位 X 线摄片是首先要做的影像检查。如果患者确有齿突骨折，将会表现为头颈部剧痛，此时做颈椎屈、伸侧位摄片会很困难。如果就诊时创伤已经发生几小时，在颈椎侧位 X 线摄片上可以见到咽后壁肿胀。如果 X 线摄片难以确定有否齿突骨折，可以做枢椎 CT，以齿突为中心的冠状和矢状面重建 CT 可以证实平片上的可疑影像。CT 比 X 线影像可以提供更多的信息，但也容易因为成像质量的问题而产生误导，造成误诊。患者如果没有神经损伤就不必做 MRI 检查。在中矢面重建 CT 和 MRI 影像上见到的软骨结合（synchondrosis）残迹容易被误认为是齿突的骨折线。

三、治疗

齿突骨折的治疗包括使用支具固定的保守治疗和借助于内固定的手术治疗。支具可以选择无创的，如颈围领（Philadelphia collar）、枕颈胸固定装置（SOMI brace）和有创的头环背心（Halo-vest）。手术有前、后两种入路。前入路用中空螺钉经骨折端固定；后入路手术固定并植骨融合寰枢关节，不指望骨折端的愈合。由于齿突中空螺钉固定可以保留寰枢关节的旋转功能，所以应作为首选的手术方式。

Ⅰ型骨折由于位于寰椎横韧带以上，对寰枢关节的稳定性影响不大，所以用最简单的支具保守治疗即可。

确定Ⅱ型骨折治疗方案要参考骨折原始移位的程度、齿突与枢椎体成角的度数、患者的年龄、骨折端是否为粉碎性的、骨折面的走向以及患者自身对治疗方式的选择。骨折发生的一瞬间，齿突平移或与枢椎体成角的程度越大，骨折愈合的可能性越小；患者的年龄越高，骨折越不易愈合；粉碎性骨折即使得到很好的固定也很难自然愈合。如果估计骨折愈合的可能性很小，可以选择直接做后路寰枢关节融合术。

对Ⅱ型骨折，如果选择保守治疗则必须用最坚固的外固定方式（Halo-vest，头环背心）。由于头环背心仅有固定而没有牵引复位的作用，所以，如果在骨折发生后马上就安装，不一定能将骨折在解剖对位状态下固定。Ⅱ型骨折由于骨折的对合面比较小，而对合程度与骨折的愈合结果又密切相关，所以应努力将其固定在解剖对位状态。如此，可以先使用头环或颅骨牵引弓在病床上做颅骨牵引，待骨折解剖对位后再持续2~3周，以便寰枢关节的软组织得到修复，骨折端形成初期的纤维连接。此时再安装头环背心，就可以很容易地将骨折端固定在解剖复位状态。文献报道，Ⅱ型齿突骨折用头环背心固定的愈合率为70%左右。

Ⅱ型齿突骨折如果骨折面是横的或是从前上向后下的，就适合做中空螺钉固定。如果骨折面是由后上向前下的，在用螺钉对骨折端加压时会使骨折移位，这样的病例相对来说不适合做中空螺钉固定。

Ⅲ型骨折用一枚中空螺钉内固定是不可靠的。这是因为骨折的位置低，螺钉在骨折近端的长度太短；骨折端的骨髓腔宽大，螺钉相对较细。Ⅲ型骨折比较适合保守治疗，文献报道，用头环背心固定，Ⅲ型骨折的愈合率可以达到98.5%。

（袁仕国）

第六节　枢椎峡部骨折

枢椎峡部骨折又称Hangman骨折、枢椎椎弓骨折，是发生于枢椎椎弓峡部的垂直或斜形的骨折，它可使枢椎椎弓和椎体分离，进而引发枢椎体向前滑移，所以也称为创伤性枢椎滑脱。常由交通事故、跳水伤或坠落伤造成。因为出现骨折移位后，椎管是增宽的，所以很少并发神经损伤。有学者顾名思义将Hangman骨折说成是绞刑骨折，这样的命名从骨折的发生机制上说是不确切的。实施绞刑时，受刑者的颈椎经受过伸和轴向牵拉力，可以造成枢椎与其下颈椎的分离。而我们见到的Hangman骨折，虽然也由颈椎过伸损伤造成，但是往往并发有垂直压缩力。发生Hangman骨折时可能并发前、后纵韧带和第2、第3颈椎间盘纤维环的撕裂，可继发颈椎失稳。

Effendi将该骨折分为3型，并结合其损伤机制提出了治疗方式。Levein和Edwards改进了该分型（图5-3）。

绝大多数Hangman骨折都可以在支具的固定下得到良好愈合。对于没有移位的骨折（Ⅰ型），推荐用Philadephia围领和枕颏胸固定支具治疗。如果颈2相对于颈3前移4 mm或有11°以上的成角（Ⅱ型），仅靠支具保护是不易自然愈合的，头环背心效果较好。手术治疗仅仅适于那些用头环背心不能维持良好复位、骨折陈旧不愈合或并发颈2、3关节突关节脱位（Ⅲ型）的病例。

如果只有枢椎椎弓骨折分离而没有第2、第3颈椎间关节的损伤，而患者又无法接受外固定治疗，可以选用后路枢椎椎弓根（即椎弓峡部）螺钉固定。使用拉力螺钉可以将骨折端加压对合。这种固定方法更适合骨折接近枢椎下关节突的病例，这样的病例螺钉在骨折的远端有更长的固定长度，固定效果更好。如果枢椎椎弓骨折分离很严重，伴发枢椎体向前滑移或成角移位，就需要对第2、第3颈椎间关节施以固定并植骨融合。前路第2、第3颈椎间关节植骨加椎体间钢板螺钉固定是比较可靠的方法。对于颈2、3脱位严重的病例，应在使用颅骨牵引将枢椎尽量复位后再做植骨、固定。也有从后路做颈2、3固定、植骨的方法：枢椎做椎弓根螺钉固定，技术难度并不高，利用拉力螺钉还可将枢椎椎弓的骨折分离加以复位。但如果颈 3 用关节突螺钉固定，则稳定性不可靠；如用椎弓根螺钉固定，在操作上有相当的难度，风险较大。

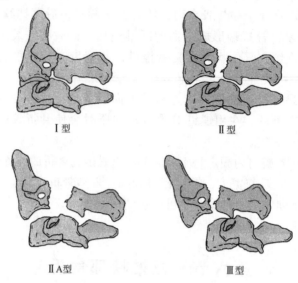

I 型   II 型

II A 型   III 型

图 5-3 Hangman 骨折分型

（周立哲）

第七节 枢椎椎体骨折

枢椎椎体骨折即发生在齿突基底与椎弓峡部之间区域的骨折，这一定义将部分 Anderson 定义的 III 型齿突骨折也纳入枢椎椎体骨折的范畴。

枢椎椎体骨折占枢椎损伤的 11.0% ~ 19.7%，占上颈椎损伤的 10% ~ 12%，临床上并非罕见。枢椎椎体骨折的致伤原因多见于交通事故伤，占 71% ~ 80%，其他原因见于坠落伤（13% ~ 14%）、滑雪伤（6%）、跳水伤（4%），男性略多于女性。

Benzel 将该骨折分为 3 型：I 型骨折，侧位 X 线摄片可见类似于 Hangman 骨折的表现，即表面上看为双侧椎弓峡部骨折，同时伴有 C_2 相对 C_3 的前移，轴位 CT 可见冠状面骨折线位于 C_2 椎体后缘。鉴于损伤机制的不同，伸展型骨折可在椎体前下方看到泪滴样撕脱骨折片，这通常是由于 $C_{2~3}$ 水平过伸所致。一般 $C_{2~3}$ 水平椎间盘也有撕裂，$C_{2~3}$ 椎间隙前方增宽；而屈曲型损伤可看到 $C_{2~3}$ 背侧间隙增宽，同时可能在 C_2 椎体后下方看到泪滴样撕脱骨折片，轴位 CT 可能见到骨折线累及横突孔。Benzel II 型骨折，矢状位 CT 重建能更清楚地显示骨折位置，冠状位 CT 重建可见到 C_2 椎体呈矢状位的骨折线，寰椎侧块向下压到枢椎椎体，这也印证了 II 型骨折的损伤机制主要是轴向负荷。若轴向负荷的暴力稍偏外侧，可能造成 II 型骨折的变异型，骨折线仍垂直，但可以累及横突孔及椎板。Benzel III 型即为 Anderson III 型齿突骨折，开口位 X 线摄片及 CT 矢状位重建可见骨折线位于齿突基底，呈水平位，而单纯轴位 CT 扫描有可能会漏诊骨折。

绝大多数枢椎椎体骨折均可行非手术治疗获得痊愈。若骨折存在较多的成角或移位，可以先行颅骨牵引复位，1 ~ 2 周后进行外固定。根据患者损伤的稳定性可选用颈部围领、枕颏胸支具或头环背心（Halo-vest），固定时间 8～16 周。保守治疗骨折愈合率 90% 以上。由于该节段椎管储备间隙较大，该病并发神经损伤的概率相对下颈椎椎体骨折少，保守治疗后大多预后较好。

（贺永雄）

第八节　下颈椎骨折脱位

一、概述

颈椎外伤占整个脊柱外伤的 50% 以上，大部分与高能损伤有关，其中交通事故伤约占 45%，坠落伤约占 20%。在所有钝性损伤中，颈椎外伤占 2%～6%。约 40% 的颈椎外伤患者并发神经功能损伤。颈椎外伤，尤其是骨折脱位后，经保守治疗后病死率及致残率均较高。现在，随着诊断及治疗手段的提高和内固定技术的发展，颈椎外伤的病死率及致残率有了显著的改善。

二、病史及体格检查

对于清醒患者，可简要了解既往病史及这次外伤的发生经过，包括坠落高度、汽车撞击的方向、重物击打的方向及部位等，由此可推测颈椎外伤发生的机制。体格检查要包括脊柱及身体其他部位的系统检查，避免遗漏肢体及脏器损伤，检查脊柱时要逐一触摸棘突，检查有无压痛、骨擦音及台阶，观察瘀斑、裂伤及穿通伤口的部位，颈前部的肿胀及饱满提示颈椎前方的血肿及颈椎外伤的发生。头部及颈椎的旋转畸形往往提示颈椎单侧小关节交锁，头面部的瘀斑往往是外力直接作用的结果，提示外力的播散方向。清醒患者要进行详细的神经学检查，包括所有皮节及肌节感觉、运动及相应反射，肌肉力量按照 0～5 级记录，注意反复检查记录神经损害有无进展，肛门周围感觉存在提示骶髓功能残留，是不全损伤的体征，提示治疗后会有所改善，脊髓损伤可按照美国脊柱损伤协会的分级标准进行分级。不清醒患者的神经学检查受到限制，但肛门张力可以评价，球海绵体反射也可检查，其恢复提示脊髓休克结束，通常在 48 小时内结束。

三、初期影像检查

对于创伤患者应常规进行颈椎侧位、胸部及骨盆的 X 线检查，颈椎侧位片可发现 85% 的颈椎外伤，对于 C_7～T_1 部位的损伤仅有 57% 的病例在 X 线摄片上能显示。目前 CT 检查已经普及，因此 CT 检查在颈椎外伤早期的影像检查中已经变得不可缺少，一方面可以准确显示颅底及颈胸段的损伤，另一方面可以更精确地显示细微的脱位、关节突交锁及骨折，特别是 CT 重建影像可显示椎体间的顺列及椎间隙的改变情况。颈椎侧位影像要注意观察棘突椎板交界连接线、椎体后缘连接线、棘突间的距离、椎体间的距离、关节突的对合关系及椎体前缘的连线。这些连线的中断或异常往往提示颈椎骨折脱位。

有关除外颈椎外伤的最佳检查方法还存在争论，文献报道漏诊率在 10%～48%。普通 X 线摄片是有效的检查方法，标准的颈椎检查包括正、侧位及开口位片，83%～99% 的颈椎外伤可通过上述 X 线摄片得到显示，斜位片在创伤时应用价值小，可显示椎板及关节突骨折，颈胸段可通过牵引肢体或采取泳姿位显示，即一侧肢体外展，另一侧肢体位于体侧以减少肩部遮挡。对于清醒患者，静态片无异常可进行动态 X 线检查，8% 的患者可显示不稳定，但早期因肌肉痉挛，造成伸屈位片不准确，可延迟进行这项检查。侧位片要观察椎前软组织厚度，$C_{2~3}$ 水平大于 7 mm、$C_{6~7}$ 水平大于 21 mm 高度提示颈椎外伤，颈椎后凸角度可通过 Cobb 方法，即上位椎体上终板及下位椎体下终板连线夹角确定，后凸角度大于 11° 提示后方韧带损伤或不稳定，棘突关节突分离椎体无骨折，提示外力造成颈椎屈曲旋转轴在前纵韧带，椎体骨折伴棘突分离，提示旋转轴在关节突，椎体前后移位可通过测量椎体后缘切线间的距离确定，侧方移位少见，可通过侧块连线测量移位距离。

CT 检查可显示椎体纵向骨折线、骨块突入椎管程度、椎体粉碎程度及椎板椎弓的骨折，重建影像可显示颈椎顺列，特别是小关节对合情况。

MRI 检查可显示脊髓影像、椎间盘及后方韧带结构影像，还可以评价血管情况。T_1 像可显示解剖结构，T_2 像显示病理及韧带结构，MRA 可显示颈椎血管。脊髓水肿 T_1 显示低或等信号，T_2 显示高信号。脊髓出血时其信号与血液的化学状态、磁场强度及检查程序有关，急性期（1~7 日）T_2 显示低信号，7 日后血细胞溶解，T_1、T_2 均显示高信号。正常韧带在 MRI 图像显示低信号，韧带损伤时则显示高信号，同样椎间盘损伤也显示高信号。单侧或双侧小关节脱位时椎间盘突出发生率高，闭合复位可能造成脊髓损伤加重，术前 MRI 检查十分必要，MRI 可清楚显示突出的椎间盘。硬膜外血肿多发于颈椎外伤患者，发生率为 1%~2%。多发生在后方硬膜外，早期（1~3 日）MRI 显示 T_1 像高信号，T_2 低信号，3~7 日血肿中心信号同早期，周围则 T_1、T_2 均显示高信号。

诊断：综合病史、体征及影像资料作出完整诊断，内容包括颈椎损伤解剖部位、程度及分型，神经损伤解剖部位及程度，多发创伤并发其他脏器损伤者应一并作出诊断。

四、下颈椎损伤的分类

良好的损伤分类可以帮助判断损伤程度及预后，同时也可以指导治疗方式和手术入路的选择。目前常用的分类有两种。

（一）Ferguson&Allen 分类

1. 根据颈部受伤时的方向（屈曲或伸展）及损伤后解剖结构的改变（压缩或分离）分类

分为 6 类：①屈曲压缩（compression flexion）；②伸展压缩（compression extension）；③垂直压缩（vertical compression）；④屈曲分离（distraction flexion）；⑤伸展分离（distraction extension）；⑥侧方屈曲型损伤（lateral flexion）。

2. 根据损伤严重程度分类

各类骨折又分为不同级别。

（1）屈曲压缩性损伤（图 5-4）：常表现为椎体前方有泪滴样骨折，严重时椎体压缩，上位椎体后脱位。

1）Ⅰ度：椎体前缘变钝，上终板损伤，后方结构完整。

2）Ⅱ度：椎体前方高度丢失，上、下终板损伤。

3）Ⅲ度：椎体压缩性骨折伴纵裂。

4）Ⅳ度：椎体压缩性骨折并向后移位 <3 mm。

5）Ⅴ度：椎体压缩性骨折并向后移位 >3 mm，后方韧带结构损伤。

（2）伸展压缩损伤（图5-5）：主要表现为后方结构损伤，严重时上位椎体前脱位。

1）Ⅰ度：单侧椎弓骨折。

2）Ⅱ度：双侧椎板骨折，无其他结构损伤。

3）Ⅲ度：双侧椎弓骨折伴单侧或双侧椎板、关节突骨折，椎体无移位。

4）Ⅳ度：Ⅲ度 + 椎体部分前脱位。

5）Ⅴ度：Ⅲ度 + 椎体完全脱位。

（3）垂直压缩损伤（图5-6）：主要表现为椎体爆散骨折。

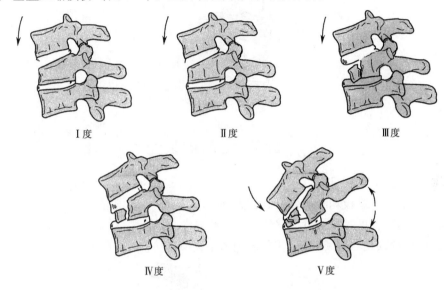

Ⅰ度　　　Ⅱ度　　　Ⅲ度

Ⅳ度　　　Ⅴ度

图 5-4　屈曲压缩损伤

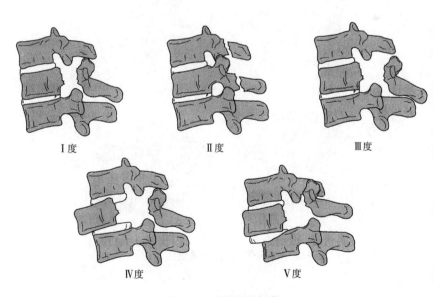

Ⅰ度　　　Ⅱ度　　　Ⅲ度

Ⅳ度　　　Ⅴ度

图 5-5　伸展压缩损伤

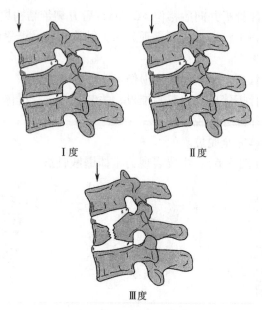

图 5-6 垂直压缩损伤

1) Ⅰ度：上或下终板骨折。

2) Ⅱ度：上、下终板均骨折伴纵裂，无移位。

3) Ⅲ度：爆散骨折，向椎管内移位。

（4）屈曲分离损伤（图 5-7）：主要表现为小关节脱位。

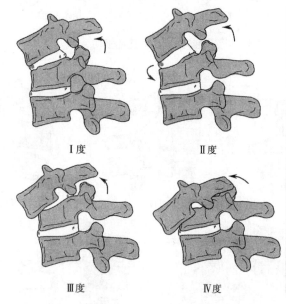

图 5-7 屈曲分离损伤

1) Ⅰ度：小关节半脱位，后方韧带结构损伤。

2) Ⅱ度：单侧小关节脱位，椎体脱位约 50%。

3) Ⅲ度：双侧小关节脱位，关节对顶，椎体脱位约 50%。

4）Ⅳ度：双侧小关节脱位，椎体完全脱位。

（5）伸展分离损伤（图5-8）：主要表现为上位椎体后脱位。

1）Ⅰ度：前方韧带结构损伤或椎体横骨折，椎间隙增宽。

2）Ⅱ度：后方韧带结构损伤，椎体向后脱位。

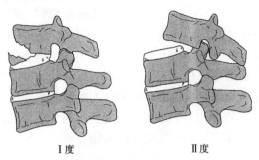

Ⅰ度　　　　　　　　Ⅱ度

图5-8　伸展分离损伤

（6）侧方屈曲型损伤（图5-9）：主要表现为椎体侧方结构损伤。

1）Ⅰ度：单侧椎体压缩性骨折伴同侧椎弓骨折无移位。

2）Ⅱ度：单侧椎体压缩性骨折伴同侧椎弓骨折有移位，或对侧韧带断裂及关节突分离。

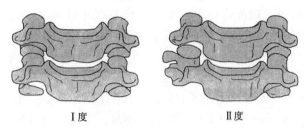

Ⅰ度　　　　　　　　Ⅱ度

图5-9　侧方屈曲型损伤

（二）AO分类

AO分类主要用于胸腰椎骨折脱位的分类，也可用于下颈椎骨折脱位的分类，对于指导手术入路的选择有帮助。

五、颈椎外伤的治疗

（一）保守治疗

部分颈椎外伤可采取保守治疗，保守治疗的适应证包括：①颈部软组织损伤；②颈椎附件骨折，包括单纯棘突、横突骨折；③椎体轻度压缩（小于25%），不并发神经损伤、椎间盘损伤及后方韧带损伤；④因身体原因或其他技术原因暂时不能采取手术治疗或需要转移的患者。

最常用的方法是颈椎围领固定，颈椎围领的作用是减少颈椎活动度，借助颈椎周围的皮下骨突起到固定保护作用，包括枕骨、棘突、肩胛冈、肩峰、锁骨、胸骨及下颌骨。软围领没有制动作用，只应用于颈椎软组织牵拉伤。硬质围领根据材质及设计可起到不同程度的制动作用，围领前方需要开窗，以方便气管切开时连接通气管道，在野外救助时最可靠的方法是将下颌及前额用胶带固定在硬质的担架板上。在应用颈椎围领时要注意相关并发症，包括皮肤压疮，特别是枕骨、下颌骨及胸骨部位，并发严重颅脑损伤的病例约38%会发生皮肤压疮并发症，早期除外颈椎外伤，避免不必要的、时间过长的围领制动。

颈胸固定装置可使固定延续到上胸椎，制动作用比颈围领强，研究显示，颈椎固定装置可使79%~87%的屈伸活动、75%~77%的旋转活动及51%~61%的侧屈活动得到限制。其缺点是不方便拆卸，同样存在皮肤压迫问题，对枕颈及颈胸段固定效果差。

颅骨牵引也是颈椎外伤保守治疗的方法之一，对不稳定的颈椎外伤可获得即刻制动，对等待手术固定或转运的患者是非常有益的。通过牵引可达到颈椎骨折脱位的复位，但对于枕颈不稳定、椎体间存在分离及并发枢椎椎弓断裂伤的病例应禁止使用。牵引可以部分恢复颈椎顺列，部分复位突入椎管的骨块，创伤性后凸也可得到部分矫正，因此可使脊髓压迫减轻。实施牵引要避免过度，过度牵引可造成脊髓损伤加重。

头环背心固定：随着颈椎内固定技术的普及，头环背心在治疗下颈椎骨折脱位的应用越来越少。但对于不适合手术的病例，头环背心是控制颈椎旋转和移位的最好方法，不过其缺乏对抗纵向负荷的功能。

（二）外科手术治疗

1. 术前治疗

正确、及时、有效的术前处理也是确保治疗成功不可缺少的一步，主要包括以下几项。

（1）吸氧：面罩吸氧，浓度维持在40%，保持 PaO_2 100 mmHg、$PaCO_2$ <45 mmHg，如果患者的 PaO_2 与 $PaCO_2$ 比值 <0.75，应考虑行气管插管。

（2）维持血压：血压不低于90/60 mmHg，否则容易造成脊髓损伤加重。

（3）脱水治疗：可减轻继发性脊髓损伤。

1）甲强龙：仅在伤后8小时内给药有效。首次剂量30 mg/kg，15分钟内给入，如伤后少于3小时，用法为5.4 mg/（kg·h），持续24小时；如伤后超过3小时但仍在8小时内，用法为5.4 mg（kg·h），持续48小时。

2）GM-1：仅在伤后72小时内给药有效，用法为100 mg/d，持续18~32日。

2. 手术治疗

（1）复位：可以达到稳定脊柱和间接减压的目的。因此，对于脊椎骨折脱位的患者，在做CT及MRI或检查前必须有颈部支具保护或行颅骨牵引，对于爆散骨折或有脱位的患者必须尽早进行复位，争取在伤后6小时内复位。

目前，颈椎骨折脱位的复位方式有以下方式。

1）全身麻醉下颅骨牵引复位：术前应有MRI检查结果，除外椎间盘突出，椎管内有椎间盘组织占位者不适合闭合牵引复位，以免造成脊髓损伤加重，应尽快准备外科手术复位，经前方入路取出椎间盘组织，再复位椎体。我们的经验证明，绝大部分骨折脱位可经此方法得到复位。其复位时间明显短于传统方式，平均23分钟，牵引重量轻，平均11.0 kg，患者无痛苦，复位成功率达98%，且未出现牵引后神经损伤加重。需要在全身麻醉下进行，必须有透视监测，最好有神经电生理监测。具体方式为：全身麻醉后于双侧耳上1.5 cm同时拧入 Gardner-Well 牵引弓螺钉，患者头颈部屈曲30°，起始重量5.0 kg，间隔5分钟增加2.5 kg，每次增加重量后在透视下观察有无过度牵引，并用电生理仪监测脊髓传导功能有无损害，透视见交锁小关节出现"尖对尖"对顶后，将颈部改为仰伸位，使之完全复位后总量减为5.0 kg维持牵引。

2）床旁牵引复位：此法复位成功率较低，在我院为47%。所用牵引重量较大，由于是在患者清醒状态下实施，患者较为痛苦和恐惧。具体方式为：抬高床头，先在局部麻醉下安放 Gardner-Wells 牵引弓，患者颈部屈曲30°，起始牵引重量为5.0 kg，C_1 以下每增加一节段加2.5 kg，即 C_2 脱位加2.5 kg，C_3 脱位加5.0 kg，C_4 脱位加7.5 kg，以此类推。以后每30分钟增加2.5 kg并拍床旁片，直至交锁小关节出现"尖对尖"对顶后，将颈部改为仰伸位，使之完全复位后总量减为5.0 kg维持牵引。最大重量可加至体重的50%并持续1小时，如仍不能复位或在牵引过程中神经损伤程度加重，则将重量减少到5.0 kg维持，改为手术复位。目前临床常用的牵引弓有 Gardner-Well 弓及 Halo 环，材质包括不锈钢、钛及碳素纤维3种，牵引前要检查固定钉的强度，避免牵引时断裂或脱出。安装牵引弓前应拍摄 X 线片或 CT 检查以除外颅骨骨折。中立位进针点应在耳郭上方1 cm，经过外耳道的纵向线上。在此位置可实施最佳纵向牵引，适度偏前或后可产生后伸或屈曲作用，协助矫正后凸或过度前凸。进针点皮肤使用碘伏消毒，利多卡因局部麻醉包括骨膜，固定针通过进针点拧入，穿透外层骨板，避免过度拧紧穿破内侧骨板引发脑损伤，过松也可造成钉脱落而造成大量出血。

双侧小关节脱位的牵引复位时牵引弓应安装适度偏后1 cm，牵引时可同时产生屈曲，以便于复位，首先调整滑轮屈曲牵引解锁，然后转为中立位或后伸牵引，维持后伸位置。起始牵引重量为2.5~5.0 kg，C 形臂 X 线机或摄片避免枕颈部或脱位部位的过度牵引，注意神经体征变化，每次增加重量5.0 kg，观察15分钟，再次透视或摄片确认无过度牵引，直至复位，牵引重量不应超过30 kg，复位后牵引重量维持2.5 kg或5.0 kg，维持适度后伸位置。牵引时患者要保持清醒，能配合体格检查。

单侧小关节交锁时，往往损伤外力小，颈椎在脱位的状态尚很稳定，所以复位需要更大的力量，牵引弓安装适度偏后，牵引屈曲解锁小关节，术者双手握牵引弓正常侧轴向推压脱位侧牵拉，旋转头部向脱位侧，会听到细微弹响或感到弹跳。摄片确认复位成功，维持牵引重量2.5~5.0 kg轻度过伸位。

闭合复位存在脊髓损伤加重的风险，其中重要的致病因素是椎间盘突出，复位前进行 MRI 检查是必要的，特别是对昏迷不清醒患者或在麻醉下进行复位时，MRI 检查除外椎间盘突出更为必要。

3）手术切开复位（图5-10）：如果闭合复位失败，可以采用手术切开复位。复位方式可依手术方式选择前路或后路切开复位。我院多采用前路，先切除脱位椎体间的椎间盘，用 Caspar 椎体牵开器或椎板撑开器复位，在术中透视的监控下逐渐撑开椎间隙至小关节突对顶，此时将上位椎体向后推移至复位。后路切开复位相对直观、简单，可用两把鼠齿钳分别夹持上下两个脱位脊椎的棘突，向头尾两端牵开棘突，在肉眼直视下观察小关节，直至复位。有时，脱位时间较长，复位困难时则需要切除部分下位椎体的上关节突以达到复位目的。

（2）手术时机选择：手术时间的选择目前尚无定论，早期手术可尽早解除脊髓压迫，稳定脊柱，方便护理。动物实验显示，早期减压手术可促进脊髓功能恢复，临床上尚无证据表明早期减压可改善脊髓功能恢复。早期复位及减压固定不但可以减轻由创伤导致的继发脊髓损伤的程度，还可以达到稳定脊柱，便于护理及翻身，防止肺部感染、PE 等致命并发症的目的。脊髓不完全损伤的患者应力争在 24 小时内进行手术治疗，完全损伤的患者也应力争在 72 小时内手术治疗。

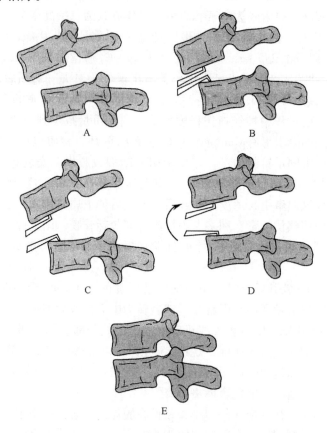

图 5-10　前路切开复位示意图

A. 椎体间放入撑开器；B. 透视下逐渐撑开椎间隙至小关节突对顶；C. 将上位椎体向后推移至复位；

D. 复位后移除撑开器；E. 小关节复位，椎体顺列恢复

（3）手术指征：颈椎外伤后如果出现不稳定性骨折脱位和（或）脊髓神经根功能损害，均应进行手术治疗，保守治疗仅适用于稳定性骨折及无脊髓损伤患者。根据文献及经验，我们认为下颈椎外伤的手术指征如下。

1）继发脊髓损伤。

2）椎体滑移≥3.5 mm。

3）后突成角≥11°。

4）椎体高度丢失≥25%。

5）椎间盘损伤。

6）任何形式的脱位。

7）双侧关节突、椎板、椎弓骨折。

8）后方韧带结构损伤伴前方或后方骨性结构损伤。

（4）手术方式：根据骨折脱位的类型，采用不同的手术入路。主要为 3 种手术入路：前路、后路及前后联合入路。一般均在全身麻醉下进行，术中全程颅骨牵引。其选择的适应

证如下。

1）前路入路：是目前治疗下颈椎骨折脱位的最常用术式，也是我们常用的术式。前路手术适合于椎间盘突出压迫脊髓、椎体骨折脱位及椎体小关节交锁并发椎间盘突出的病例，可进行单纯椎间盘切除减压融合前路钛板螺钉固定术、椎体次全切除钛网融合固定及椎间盘切除撑开复位椎间融合固定手术。撑开复位时避免过度撑开损伤脊髓，不能复位者可再行后路手术复位。植入钛网或骨块时，因外伤造成不稳定，要避免过度撑开，可通过推压头顶使椎间加压固定。前路钛板固定时钛板应尽可能置于椎体中央，在冠状面螺钉应向中线偏斜10°~15°，以避免损伤前方椎动脉，在矢状面螺钉应平行或轻微远离融合的椎体终板，螺钉长度应根据术前影像资料确定或术中测量确定，头尾端椎体各置入2枚螺钉。早期的颈椎前路固定钛板要求螺钉穿透2层骨皮质，现在的多角度锁定螺钉不需要穿透2层骨皮质，但可以达到同样的固定效果，对钛板本身要求有足够强度，重建和维持稳定是颈椎外伤前路手术固定的首要步骤，厚度过小的钛板可应用在颈椎病患者，以减少术后吞咽不适，但尽量避免应用在颈椎外伤患者。

前路手术可用于大部分骨折类型，包括：单纯前方结构损伤、椎体骨折椎间盘损伤；前方结构损伤并发后方单侧骨折（椎板、椎弓、关节突）或单一韧带结构损伤（棘间韧带、棘突）；小关节脱位。其优点为：仰卧位易于麻醉管理和术中观察，创伤小，失血少，能直接清除损伤的椎间盘，椎间植骨融合率高，一般只需做一个运动单元的固定，术后并发症少。缺点是前方解剖结构复杂，有时复位较困难，前路固定较后路固定抗旋转力弱。手术方式如下。①前路椎间盘切除、植骨融合内固定：用于没有骨性结构损伤的脱位及椎间盘损伤，植骨材料可采用自体髂骨、椎间融合器（Cage），用自锁钛板内固定。②椎体次全切除植骨融合内固定术：用于有不稳定椎体骨折的颈椎损伤，植骨材料可采用自体髂骨、钛网、人工椎体，用自锁钛板内固定。

手术技巧及注意事项如下。①切口的选择。左侧或右侧：在显露深层的过程中，喉返神经和迷走神经的分支均有可能受到伤及。左侧入路损伤神经的危险相对较小，因为在左侧神经走行更容易被探查。右侧入路可能更易于右势手医生的操作，我们习惯选择右侧入路。横切口或纵切口：横切口可以用于大部分颈椎骨折前路手术，从美观角度也更符合患者要求。皮肤切口常沿皮肤皱纹从中线斜向胸锁乳突肌的中部。如果需要减压3个椎体以上节段，宜采用沿胸锁乳突肌前缘的纵行切口。切口位置的选择可以通过体表解剖标记进行定位（表5-1）。②无论皮肤切口高低，均采用标准的前外侧入路（Smith-Robinson入路）来达到C_3~T_1椎体前缘、椎间隙以及钩突关节的显露。③手术显露技巧。a. 体位的摆放：在患者的肩胛间区垫一个毛巾卷，然后让患者的颈部向对侧旋转15°。轻度后伸位往往也有一定帮助。在麻醉和肌松状态下，椎管狭窄的患者极易出现脊髓过伸损伤，摆放体位时要格外当心，此时常需采用纤维气管镜辅助气管插管。b. 为了提高术中透视检查的可视性，尤其对于低位颈椎，应将双臂放在两侧（裹住双手并保护好腕管），然后用胶布固定，维持双肩向下的位置，但不要用过大的力量，以防止臂丛损伤的发生。也可用布圈套在两个手腕上，在需透视时施行牵引。c. 在显露中，做深层剥离前要用手指触摸血管搏动，仔细辨清颈动脉鞘。事先留置鼻饲胃管有助于认清食管结构并防止食管损伤。d. 在进行深层剥离时，应避免损伤相邻节段的椎间盘。另外，过度牵拉颈长肌会导致颈交感链的损伤并出现术后霍纳征。e. 在整个手术过程中确认中线非常重要。偏向一侧操作可损伤椎动脉。在椎间盘切除过程中可将钩椎关节作为确定椎间盘过界的标志。此外，也可用神经剥离子或小探子探查椎体外缘。f. 当手术减压需较长时间时，应每间隔一定时间将拉钩取下一会儿，使受牵拉的软组织结构得到放松。g. 前路钢板的放置：根据以下原则选择钢板。钢板的长度既要使螺钉（最好是可以变换角度的）能够拧入椎体，又不能遮盖相邻的椎间隙。将钢板放在准备拧入螺钉的位置，X 线透视观察钢板的位置和长度。拧入第一枚螺钉，但是暂时不要完全拧紧。重新观察钢板的位置，并在对角线（上方或下方）拧入螺钉，将钢板固定在最后的位置上，拧入其他的螺钉。X 线检查确定螺钉的位置，确认螺钉不在植骨块上或者椎间隙内。

表 5-1 颈前路切口的体表标志

硬腭	寰椎椎弓
上腭下界	$C_{2 \sim 3}$
舌骨	C_3
甲状软骨	$C_{4 \sim 5}$
环状软骨	C_6
颈动脉结节（横突前结节）	C_6

2）后路入路：后路手术应沿后正中线切开分离，避免进入椎旁肌以减少出血，尽可能保留棘间棘上韧带，沿骨膜下剥离暴露椎板，只暴露需要复位固定的侧块关节，很少需要椎板切除减压，并发发育性或退变性椎管狭窄者可在复位后进行椎板成形脊髓减压术，同时进行侧块固定融合术。复位时可纵向牵引，使交锁的关节解锁，同时应用刮匙或神经剥离子撬拨复位，复位困难者可切除部分下位颈椎的上关节突再复位。后方固定目前最常用的是侧块螺钉加钛板或钛棒固定，侧块螺钉以 Margal 法安装，长度可突破侧块前侧骨皮质，对手法复位困难者可在安装侧块螺钉之后固定远端钛棒，应用提拉装置撑开复位，再适度加压恢复小关节对合关系。固定节段要根据复位后侧块的稳定性决定，关节交锁复位对合良好、无缺损，可单纯固定两侧脱位的侧块关节，头尾端各 1 枚螺钉。局部稳定性差，关节突缺损或侧块骨折，前方椎体骨折时可头尾端各固定 2 个节段。脱位节段小关节表面粗糙化并植骨融合。颈椎椎弓根固定技术要求高，风险比侧块固定大，应慎重使用。侧块螺钉的连接可使用钛板或钛棒，使用万向螺钉和钛棒可允许螺钉安装不需要根据钛板螺钉孔的位置进行，安装螺钉时可根据解剖选择最佳位置而不必担心螺钉间连接的问题。棘突钛缆固定也是后路固定的方法之一，适用于单侧或双侧小关节交锁复位后关节突无缺损，棘突椎板无骨折者，可在上位椎体棘突椎板交界处钻孔，穿过钛缆与下位椎体棘突加压固定，维持后方张力，待软组织愈合。

后路手术主要用于后方结构损伤，包括小关节脱位、后方双侧骨性结构损伤（椎板、椎弓、关节突）。包括椎板切除术、椎板成形术、侧块螺钉钢板内固定及椎弓根内固定术。其优点是后方解剖结构简单，复位较容易，内固定抗旋转力较强；缺点是无法探查可能损伤的椎间盘，术后发生颈痛的可能性大，通常要做至少 2 个运动单元的固定，融合率低。该入路单独使用较少，有时与前路联合使用治疗复杂的下颈椎骨折脱位。

手术技巧及注意事项如下。①患者的准备和体位：在气管插管和翻身至俯卧位过程中必须保持颈部的稳定。使用 Mayfield 头架，一根针置于耳郭上方 2.5 cm 处。在头架的另一侧有 2 根针置于耳郭上方2.5 cm处，保持头部中立位，牵引弓应平行于床面。框架置于前额的前方并与手术台固定。也可以使用马蹄形的头架，注意避免眼部受压以免发生视网膜缺血，此并发症一旦出现，患者有可能终生失明。头高脚低体位可以减少出血和降低脑脊液的压力。对于肥胖或颈部短粗的患者可用胶布贴在肩部向尾侧牵引以利于显露。②切口：沿着棘突行正中切口。确认项韧带并从正中切开。$C_{3\sim6}$ 的棘突常呈分叉状。C_2 和 C_7 棘突更加突出。通常以 C_2 棘突进行定位。行骨膜下剥离椎旁肌至椎板。在 C_1 水平不应当超过中线旁 1.5 cm，因为椎动脉正好位于这个区域。③内固定：无论选择钉板还是钉棒固定均应先进行预弯，以维持或恢复颈椎前凸。在拧入螺钉之前应当确认内固定平贴各个小关节。如果棘突和椎板完整，可以将其背侧皮质粗糙化，以便安入内固定后植骨。如果这些结构已经被切除，例如椎板切除术，可以将小关节面皮质粗糙化，植入小骨条后再安放钢板。内固定上的螺孔应当正对拟融合节段各个侧块的中点。钻孔前应测试螺钉孔对应的位置。安放内固定后拧入螺钉，但是不要完全拧紧，以免内固定扭转和翘起。对于 $C_{3\sim7}$ 节段的螺钉固定，确定关节突的中点。螺钉钻入点依据不同的技术和钢板上的螺孔位置而不同。根据解剖学研究，An 技术最不容易损伤神经根。根据这项技术，使用尖锥或小磨钻在侧块中点内侧 1 mm 处开出一个钻入点，这一步骤对于防止钻头滑移非常重要。使用限深钻头以向头侧 15°、向外侧 30°方向钻孔。根据所选用的螺钉不同，可以选择钻透单侧皮质或双侧皮质。使用 3.5 mm 丝锥攻丝，拧入 3.5 mm 的皮质骨螺钉。4 mm 的螺钉用于翻修。螺钉的平均长度是 10~12 mm。如果钻入点偏下和偏内，建议使用 Magerl 技术。如果钻入点位于正中，建议使用 Roy-Camille 技术。

如果融合节段上至 C_1，可以经侧块钢板拧入 Magerl 螺钉。采用上述方法显露 C_2 小关节，螺钉的钻入点为 C_2 下关节突下缘、侧块中线内侧 1 mm 处。在正、侧位 X 线透视监视下钻孔。钻头从上关节突后缘穿出，穿过小关节并进入 C_1 侧块。使用 3.5 mm 丝锥攻丝，拧入 3.5 mm 的皮质骨螺钉。

有些内固定系统限制了钢板上螺钉的位置。必须注意，在钻孔之前应当确认钢板适合所有融合节段上的钻入点。解决的方法是根据钢板的方向和局部的解剖选择最适合的螺钉固定技术（An、Magerl 或 Roy-Camille，图 5-11、图 5-12）。

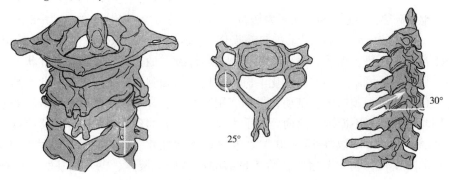

图 5-11　Magerl 技术的侧块螺钉进钉点

侧块中心点内、上 1 mm，外倾 20°~25°，向前 30°

3）前后联合入路：用于前方结构损伤后并后方双侧骨性结构损伤，一般先行前路手术复位及固定骨折脱位，再行后路减压固定。强直性脊柱炎的骨折脱位也应行前后固定。

3. 常见并发症及处理

（1）多尿及低钠血症、低钾血症：颈脊髓损伤多尿、低钠血症于伤后（4.5±1.2）日开始出现，伤后（14±3）日达到高峰，伤后（39±10）日恢复，尿量最多可达14 000 mL/d，在严重颈脊髓损伤（ASIA A 级）患者中的发生率几乎为100%。治疗主要应给予高张含钠液，应用肾上腺皮质激素（氢化可的松），而过度限水可能会加重病情。

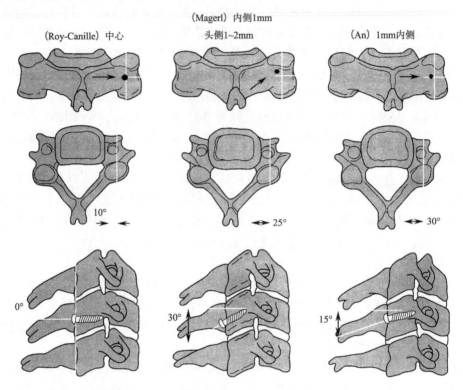

图5-12　3种不同技术的侧块螺钉进钉点位置与方向

（2）中枢性高热：体温升高时间多为伤后2～7日，平均为3.8日，体温为38.5～41.2 ℃，持续2～3周，平均为18.2日。严重颈脊髓损伤（ASIA A 级）患者发生中枢性高热比例占76%，临床特点为高热、无汗、面部潮红、鼻塞、惊厥、抽搐、呼吸困难等症状，药物降温效果不佳，受外界环境温度影响而变化。血常规检查白细胞无显著增多。对此类高热要严密观察体温变化，积极行颈椎牵引制动，早期应用脱水剂、肾上腺皮质激素以减轻脊髓损伤和水肿，早期减压固定，不能因高热而延误手术时机。采取物理降温措施，冰袋冷敷、冰水灌肠或乙醇擦浴，并调节室温在18～20 ℃。鼓励患者多饮水。在高热时，持续中流量吸氧，以提高脊髓的耐受性，利于其康复，给予足够的电解质、液体、糖、氨基酸，以补充能量消耗。

（3）前路手术。

1）最常见的并发症是取骨区的不适，包括疼痛、感染、髂骨骨折及股外侧皮神经麻痹。位于其次的并发症是咽喉疼痛或吞咽困难，主要为过度牵拉气管所致。

2）血肿压迫气管：由于伤口出血量较大而引流不畅造成。如患者出现缺氧、窒息症状，颈部明显肿胀、增粗而引流量少或无，应立即切开伤口清理血肿、止血，否则会出现植物人甚至死亡的灾难性后果。

3）食管和气管的损伤少见，食管损伤的漏诊会导致早期食管瘘。随即会出现纵隔炎，其发病率和病死率均很高。可通过小心放置拉钩来避免。

4）喉返神经损伤导致声带麻痹发生率可高达11%，但常为单侧或一过性，多为过度牵拉所致。如术后6周症状无改善，应进行喉镜检查。

5）交感链的损伤可导致霍纳综合征，常为过度牵拉颈长肌所致，表现为上睑下垂、瞳孔缩小和无汗症。

6）神经损伤和脑脊液漏：据报道总的发生率约为1%。一过性 C_5 神经根损伤最为常见，但灾难性的脊髓损伤也有报道。

7）术后10年内25%的病例可见相邻节段退变。此种情况多见于老年患者，尤其是以前已有退变或手术融合水平达 C_5 及 C_6 者。

8）血管损伤（包括颈血管鞘和鞘内的血管，其被胸锁乳突肌前缘所保护）的报道少见。自动撑开器放置不合适可伤及血管鞘。手持的牵开器如过度牵拉也可引起灾难性后果。减压范围过于偏外可损伤椎动脉，也可损伤左侧颈胸交界处的胸导管。

（4）后路手术。

1）眼部受压：使用马蹄形的头架时未将前额放置在头架上而直接压迫了眼部或在术中头部位置移动造成。避免的方法是术前仔细检查眼部位置，使用 Mayfield 头架，如无此头架，用颅骨牵引或宽胶布固定头部。此并发症一旦出现，患者有可能终生失明。

2）血肿压迫脊髓：由于伤口出血量较大而引流不畅造成。主要特点是进行性加重脊髓损害症状及体征，引流量少或无。疑似患者应采用 B 超或 MRI 确诊，确诊后应立即行手术清除血肿、止血并重新放置引流，否则将造成永久性脊髓损害。

3）C_5 神经根麻痹：多为一过性。术后出现肩部及上臂痛，三角肌和肱二头肌无力。主要由脊髓后移导致的神经根牵拉造成。非甾体抗炎药、颈部制动可缓解疼痛，肌无力在12个月内逐渐恢复。

4）椎动脉损伤：为椎弓根螺钉或侧块螺钉位置不当所导致。

5）内固定松动、断裂：最常见于最头端或尾端的螺钉，可以更换。如已经融合，可以取出钢板。

4. 术后处理及康复

（1）常规放置负压引流，引流留置48小时或直至8小时内引流量小于10 mL（前路）或30 mL（后路）。

（2）术后48小时应用抗生素。

（3）引流拔除后拍摄术后 X 线片，内固定位置满意即可鼓励患者坐起或下床活动。术后当晚即可翻身，应鼓励早期活动。

（4）术后佩戴硬质颈椎围领6～12周。一般患者除洗浴时间而外，应持续佩戴围领。

（5）限制运动直至融合。避免提取重物、体力劳动、屈曲、扭转等。

（6）于术后1个月、3个月、6个月和12个月进行门诊随访及常规影像学检查，以了解神经功能恢复情况和植骨融合情况。

（侯福安）

第九节　陈旧性颈椎骨折脱位的处理

第 3 颈椎（C_3）及以下的颈椎又称下颈椎，一般意义上的颈椎骨折脱位主要指下颈椎的骨折脱位；而寰枢椎的新鲜或陈旧骨折脱位等损伤，其解剖特点、病理机制及处理与下颈椎的骨折脱位有较大区别。本节所称颈椎骨折脱位特指发生于下颈椎的损伤。

颈椎骨折脱位是常见的脊柱损伤，大多数的颈椎骨折和（或）脱位因伴有脊髓神经损伤或稳定性破坏，需早期手术治疗；单纯的棘突骨折、部分椎板骨折及部分无移位的、压缩程度较轻的椎体骨折，如不伴有神经损害，且后方韧带复合体结构保持完整者，采用保守治疗可获得骨折愈合，愈合后颈椎稳定性好，不残留功能障碍。

多数颈椎骨折脱位的患者都能够在早期获得及时诊治，少数患者因为各种原因，导致在早期没有得到及时有效的治疗，而演变为陈旧的颈椎骨折脱位。陈旧性颈椎骨折脱位的时限并无统一的定义，目前临床普遍认为，超过 3 周的颈椎骨折脱位，由于软组织瘢痕开始形成，复位相对困难，因此称其为陈旧性的颈椎骨折脱位。

一、陈旧性颈椎骨折脱位的病理变化及治疗目标

（一）病理变化、临床特点及处理难点

陈旧性的颈椎骨折脱位由新鲜损伤演变而来。新鲜的颈椎骨折脱位主要包括椎体的爆裂骨折或压缩骨折、关节突的骨折以及继发的关节突脱位、关节突交锁等，这些损伤往往同时伴有椎间盘损伤，由于椎间盘没有直接的血供，损伤后很难愈合，这是导致晚期颈椎局部不稳定的主要原因。

颈椎骨折脱位，受伤当时由于骨折或脱位后椎管的连续性破坏，移位的骨折块或脱位的椎骨对脊髓神经根和硬膜囊的冲击或持续压迫，导致脊髓神经根损伤。早期患者未得到及时治疗或治疗方式不当，到了损伤的晚期，脊髓神经根仍处于持续受压状态，这是导致神经功能损伤不缓解的主要原因。另外，晚期的颈椎局部不稳定，可以使本身没有神经损害的患者出现晚期的迟发性神经损害，或使原有的神经损害加重。

颈椎骨折脱位，受伤当时往往同时伴有前纵韧带、后纵韧带和椎间盘的损伤以及关节突骨折、关节突交锁脱位后伴发的关节囊损伤、后方韧带复合体的损伤等，这些椎间盘及韧带等稳定结构在损伤后不易达到良好的愈合，易于导致损伤节段的局部不稳定，这是导致患者晚期顽固性颈项部疼痛以及迟发性神经损害的重要原因。

陈旧性颈椎骨折脱位易于出现以受损椎节为顶点的节段性角状后凸畸形。随着时间的推移，椎体前方支撑结构的持续塌陷、头颅重量的作用、后方稳定结构的破坏以及项背肌的持续疲弱无力，导致后凸畸形的程度有逐渐加重的趋势。颈椎后凸畸形是引起患者晚期颈项部疼痛、僵硬、无力及颈部后伸受限的主要原因，还是导致晚期迟发性神经损害加重的重要原因。颈椎椎体的压缩性或爆裂性骨折，在后期可能因破坏的间盘组织突入骨折的椎体内而出现不愈合，并出现继发的后凸畸形；或者在后凸的位置出现畸形愈合；关节突的骨折以及继发的关节突脱位、关节突交锁以及后方韧带复合体的损伤等因素也是导致晚期出现后凸畸形的重要原因。

陈旧性颈椎骨折脱位在受伤后的时间跨度比较大，可以从伤后数周至数年。在伤后的不同时间段，颈椎局部的病理变化是有差别的。

在伤后数周至 6 个月内，骨折可能还没有愈合，或者没有达到牢固的愈合，骨折块之间、损伤的韧带、关节囊及间盘等结构中仅有瘢痕组织的形成，瘢痕组织还没有机化、易于分离，这时进行脊髓神经根减压、脱位的复位及后凸畸形的矫正相对较容易。

在伤后数月至数年后，局部骨折可能已经达到畸形愈合，畸形愈合的骨组织也正在经历重塑过程，其骨结构硬化，骨折块或脱位的椎骨之间可以因骨折不愈合而有大量骨痂形成，或骨折组织内有大量瘢痕组织的充填、硬化，使手术时解剖不清、切除困难；损伤的椎间盘及韧带组织虽没有达到良好愈合，但其内充填的瘢痕组织也已经达到了机化、硬化及挛缩，同时由于局部不稳定及骨折不愈合，导致局部骨痂形成及瘢痕增生硬化，使手术时解剖结构紊乱、分离切除及复位困难；伤后因后方张力结构的破坏及不愈合，同时患者长期坐起或直立，因头部重量的作用及后方项背肌无力，导致颈椎后凸呈进行性加重，晚期复位及处理困难；伤后脊髓神经根受到移位的骨折块或脱位的椎骨组织的压迫，晚期移位的骨折块或脱位的椎骨组织周围将形成大量瘢痕组织并机化、硬化，可与硬膜及神经根紧密粘连，在减压手术时，分离困难，易于导致硬膜损伤、脑脊液漏或脊髓神经根损伤加重；脊髓神经根长期受压，将导致脊髓神经变性、液化及空洞的形成，晚期手术减压对神经功能的改善仍有意义，但神经功能的恢复和改善比早期减压要差。

随着时间的推移，上述病理改变越显著，导致手术处理愈发困难，患者的预后更差，特别是脊髓神经功能的改善不良。

（二）治疗目标和原则

陈旧性颈椎骨折脱位处理的目标是改善患者的临床症状，即最大限度地改善脊髓神经根功能，缓解颈项部疼痛、僵硬、无力及颈部后伸受限的症状。处理方式以手术治疗为主，结合部分的微创治疗及保守康复锻炼，以达到上述既定的治疗目标。

陈旧性颈椎骨折脱位手术治疗总的原则是通过手术，达到脊髓及神经根的充分减压，尽可能使颈椎脱位得到复位、矫正或部分矫正后凸畸形、恢复或部分恢复颈椎生理曲线，并通过植骨融合内固定的方式使病变节段获得稳定性重建。

患者的具体情况不同，其手术治疗的目标、手术的重点和具体的手术方式是有差异的。手术的选择应根据患者的主要症状、患者的期望值、全身情况、对手术打击的承受能力、颈椎的局部病理变化等因素综合考虑。

手术前应当仔细询问受伤史，了解治疗的经过，分析延误治疗的原因；询问目前的主要痛苦和症状，详细地查体，以明确脊髓神经受损情况；仔细分析影像学表现，以明确目前颈椎的病理变化、与患者当前症状及痛苦的关系以及目前需要解决的问题，以助于制订正确的手术方案。

对于以脊髓神经受压为主、神经功能不良、全身情况不佳、病程较长、已有畸形愈合、局部解剖结构紊乱的患者，手术治疗的重点是脊髓神经根的充分减压、神经功能的改善，并通过植骨融合内固定的方式使病变节段获得稳定性重建。椎体脱位或滑脱的复位以及后凸畸形的矫正以能满足脊髓神经根的充分减压及稳定性重建为原则，椎体脱位或滑脱的复位以对线顺列大致改善即可；后凸畸形稍有改善或接近中立位即可。不必为了追求影像学上的解剖复位、对位对线的顺列恢复和生理曲度的完全恢复而对患者反复多次施行手术，或冒险进行过于复杂的高难度手术。

对于以颈项部后凸畸形、后伸受限及疼痛、僵硬为主要表现，而脊髓神经受压程度较轻、全身情况良好的患者，手术治疗的重点可以是在脊髓神经充分减压的前提下，尽可能地达到后凸畸形的矫正、颈椎顺列的恢复和稳定性的重建，以期更好地缓解颈项部疼痛、僵硬症状。

陈旧性颈椎骨折脱位的手术内容主要包括脊髓神经减压、骨折及脱位的复位、畸形的矫正及植骨融合内固定，上述各个手术内容和步骤在大多数陈旧性颈椎骨折脱位的手术治疗中是相辅相成的，只是针对患者的不同情况、不同的手术治疗目标而有不同的侧重。

脊髓神经的减压：颈椎陈旧性骨折脱位对脊髓神经根的致压因素主要包括骨性椎管形态的改变而导致对脊髓神经的压迫，如椎体或椎板骨折并移位的骨折块对脊髓神经的压迫，关节突骨折、脱位、交锁后对脊髓神经根的压迫。通过前路或后路手术可以直接切除移位的骨折块，并通过脱位交锁的关节突复位，使脱位的椎体复位而恢复骨性椎管的形态，从而达到使脊髓神经根直接减压的目的；也可以通过后路椎板成形、椎管开大的手术方式使脊髓神经根达到间接减压。某些患者还同时伴有间盘突出、骨赘或 OPLL 等因素对脊髓神经根的压迫，也可通过上述手术过程达到脊髓神经根的减压目的。

纠正颈椎脱位、矫正畸形：关节突骨折、脱位、交锁、椎体脱位是导致骨性椎管形态的改变、脊髓神经根受压的重要原因；同时，颈椎脱位后还可出现局部不稳定或局部后凸畸形，这是导致迟发性脊髓神经损害或颈项部疼痛、僵硬的主要原因。通过手术纠正颈椎脱位的同时，可以进一步解除脊髓神经受压，纠正后凸畸形。

颈椎的稳定性重建：颈椎的内固定及植骨融合有助于颈椎重新获得稳定性重建，有助于提高脊髓神经减压的效果，防止迟发性脊髓神经损害，也是纠正颈椎脱位和后凸畸形后必不可少的手术内容。

二、陈旧性颈椎骨折脱位的术前准备

陈旧性颈椎骨折脱位是在颈椎损伤的急性期因各种原因延误治疗或不适当的治疗而演变为陈旧性损伤的。即使患者的骨折脱位已经演变为陈旧性，具备手术指征者，也应当在条件具备时尽早手术治疗。应当详细了解延误治疗的原因、不同原因导致的延误治疗以及早期的不同治疗方式，对于此次手术时机、手术方式的选择及术前准备有不同的意义。

颈椎骨折脱位在受伤后的不同时间段，其局部的病理改变是不同的，处理难度及预后也是有差别的。因此，需要详细询问病史，包括受伤时间、受伤方式及早期处理情况。应详细了解有无多发复合伤、处理情况及目前状态。

部分伴有严重脊髓损伤四肢瘫的患者，在急性期因呼吸困难、肺部感染长期未得到控制，甚至气管切开而未能在骨折脱位的新鲜期及时手术，而使骨折脱位演变为陈旧性。目前仍然气管切开的患者，因切口感染风险较大，应避免进行前路手术；气管切开已封闭的患者，应详细询问拔除气管插管的时间，并检查原气管切开处皮肤愈合情况，如气管插管拔除时间过短、局部皮肤愈合不良、局部炎症反应控制不良，如采用前路手术感染风险仍较大。手术前应当在气管切开皮肤愈合后局部皱褶处进行细菌培养，以防术后切口感染并可以指导术后抗生素的选择。

部分伴有严重脊髓损伤四肢瘫的患者，因在急性期出现皮肤压疮而不能早期手术，而使骨折脱位演变为陈旧性者，应积极治疗压疮，待其愈合后尽快进行颈椎手术。

颈椎陈旧性骨折脱位患者，因脊髓损伤四肢瘫痪、肺部感染、压疮、泌尿系感染、发热等原因而导致慢性消耗，部分患者全身情况较差、恶病质，应当先加强营养支持治疗，控制感染，待一般情况改善后，尽快进行颈椎手术治疗。

部分患者是因受伤时并发多个重要脏器的复合伤，受伤的其他重要脏器情况不稳定而使颈椎骨折脱位延误至陈旧。此次进行颈椎陈旧性骨折脱位手术前，需要明确前次其他重要脏器的受损情况、治疗情况及目前功能状态；并发颅脑损伤者，骨折愈合比平常情况下要快，可能颈椎的骨折脱位还不到 2～3 周，即已达到骨性愈合或畸形愈合，处理时应予注意。

对于陈旧性颈椎骨折脱位患者，应详细询问导致颈椎骨折脱位的原因，分析当时的受伤机制；应对比患者受伤当时首次就诊时拍摄的影像学检查资料，了解受伤当时颈椎骨折脱位的情况，分析受伤当时颈椎局部的病理变化；了解受伤当时有无脊髓损伤及脊髓损伤的程度以及到目前为止脊髓损伤的变化情况，有无改善、改善的程度、有无改善后逐渐加重的情况；还应了解颈椎骨折脱位既往的治疗方式。

陈旧性颈椎骨折脱位患者需要进行详细的影像学检查，并与受伤当时的影像资料进行比较，以明确目前的病理改变以及损伤后的变化。影像学检查，需要 X 线摄片、CT、MRI 三者的结合，才可以清楚地了解颈椎陈旧骨折脱位的状态以及目前的病理改变，才能对进一步的治疗提供可靠的依据。

X 线摄片是最基本的检查手段，通常需要进行正位、侧位、过伸位、过屈位以及双斜位等 6 张平片。X 线摄片可以观察颈椎病变的大体变化，主要包括骨折脱位部位及累及的节段和范围，粗略观察骨折脱位的情况、骨折的移位情况及关节突脱位交锁状况；评估局部序列改变情况，有无因颈椎骨折脱位后导致的后凸畸形，局部稳定性破坏程度；观察有无颈椎的退变增生、有无发育性颈椎管狭窄等情况。

CT 检查可以提供比 X 线摄片更为精细的颈椎骨结构的变化，需要进行全颈椎的 CT 横断面扫描以及矢状面和冠状面的重建，必要时应当进行表面重建。CT 检查可以观察到骨折块的移位情况、是否突入椎管及对椎管的侵占程度、骨折块之间及脱位的骨组织之间是否已形成骨性愈合或畸形愈合、骨痂的形成情况、椎管的形态变化、关节突脱位交锁情况；矢状面、冠状面及表面重建可以更为直观地反映上述变化，特别是对于关节突骨折、交锁、陈旧损伤后的后凸畸形显示得尤为清楚。

MRI 检查可以提供给我们关于颈椎损伤后脊髓、椎间盘及韧带等软组织损伤状况的信息，MRI 可以显示突出的椎间盘、移位的骨折块或脱位的椎体组织对椎管的侵占、对硬膜及脊髓的压迫；MRI 可以显示脊髓受压后或颈椎局部不稳定对脊髓刺激后产生的脊髓缺血水肿等信号改变，T_2 加权像上脊髓高信号往往就是脊髓受压最重或椎间不稳定对脊髓刺激最重的部位；MRI 还可以显示脊髓长期受压或刺激后形成的空洞表现，脊髓空洞可能预示着脊髓功能预后不良；MRI 还能显示严重的项韧带、棘间韧带和前后纵韧带的断裂以及韧带损伤修复期的瘢痕组织形成，韧带断裂的显示对于颈椎稳定性的评价有一定意义，但 MRI 对于程度较轻的韧带损伤可能显示不良。

三、陈旧性颈椎骨折脱位的手术治疗

（一）以前方结构损伤为主的陈旧性颈椎椎体骨折的处理

1. 陈旧性颈椎椎体骨折的处理

椎体爆裂性骨折或压缩性骨折是最常见的颈椎骨折脱位表现，损伤的急性期过后进入陈旧损伤期，往往伴有不同程度的颈椎后凸表现，根据有无脊髓神经根损害、是否伴有颈项部疼痛僵硬症状、后方结构是否完整以及局部后凸的程度不同，处理方法各有不同。

如仅有椎体轻微的爆裂性骨折或压缩性骨折，局部无明显后凸或仅有轻微后凸，CT 上未显示有关节突的骨折、脱位或交锁，X 线平片上未显示棘突间隙增宽，MRI 上未显示棘间韧带或项韧带断裂的表现，无脊髓神经根损害表现者，在伤后 3~8 周，可以考虑继续保守治疗，予以卧床、颅骨牵引或枕颌带牵引，伤后 8 周以后可以带颈围领或支具下床活动，下床活动后应定期复查拍摄 X 线片并观察脊髓神经根功能变化。由于椎体压缩性骨折或爆裂性骨折者往往同时伴有一定程度的间盘损伤，因间盘本身无血运，间盘损伤后一般认为不能愈合。因此，单纯椎体骨折患者，虽骨折程度较轻、移位较轻，后期也达到了骨折愈合，后期的后凸也较轻，但远期也可能因间盘损伤而出现节段性不稳定而出现颈痛、颈部僵硬、活动受限以及迟发性的脊髓神经功能障碍。因此，如受伤后远期如仅有单纯颈痛及颈部僵硬，可先行项背肌锻炼、局部理疗、口服非甾体抗炎药（NSAID）治疗，如无效，可考虑行痛点封闭或疼痛科微创治疗；如为顽固性疼痛，保守治疗及微创治疗不缓解，影像学检查证实存在有节段性不稳定时，可以在微创封闭或椎间盘造影证实颈痛与间盘损伤及节段性不稳定有关的前提下，行颈前路间盘切除植骨融合术。如患者存在一定程度的局部后凸，而后凸也可能与颈痛、颈部僵硬及活动受限有关，手术时可以在椎体前缘适度撑开，矫正局部的后凸畸形。

如仅有椎体轻微的爆裂性骨折或压缩性骨折，局部仅有轻微后凸，CT 上未显示有关节突的骨折、脱位或交锁，X 线平片上未显示棘突间隙增宽，MRI 上未显示棘间韧带或项韧带断裂的表现，但 CT 及 MRI 显示骨折块突入椎管，脊髓神经根受压，患者有脊髓神经根损害的症状和体征者，应当尽早行前路椎体次全切除、植骨融合术。手术时应切除突入椎管、压迫脊髓神经根的骨折块组织。如患者存在一定程度的局部后凸，而后凸也可能与颈痛、颈部僵硬及活动受限有关，手术时可以在椎体前缘适度撑开，以利于矫正局部的后凸畸形；如局部后凸程度较重，还可以松解两侧的钩椎关节，椎间撑开后可以更好地矫正局部的后凸畸形。在伤后数周至数月，因骨折块未达到骨性愈合或愈合并不坚固，手术切除骨折块时及前方撑开矫正后凸相对容易。而如到了伤后数年，因骨折块已达到牢固愈合；或虽未达到骨性愈合，但局部有较多骨痂生长；或因局部不稳定反复刺激，而有较多软组织瘢痕或骨赘增生；或相邻椎体之间通过椎间盘达到了骨性融合，导致局部解剖不清，操作切除困难，应特别注意。另外，切除突入椎管的陈旧性颈椎骨折块，解除脊髓神经根压迫时，骨折块可能与硬脊膜有粘连，分离时易于损伤硬膜，甚至导致脊髓损害加重，手术也应当特别注意。

如椎体上缘轻度压缩性骨折且骨折已愈合者，伴有间盘损伤及局部的轻度后凸畸形，如存在脊髓损害，也可以行损伤间盘及椎体后上缘导致脊髓受压部分的切除、脊髓减压、短节段的植骨融合内固定。

仔细分析 CT 和 MRI 片子上椎体骨折突入椎管导致脊髓神经根受压的具体部位。一般而言，椎体爆裂性骨折易于从椎体后缘的中部和后下缘突入椎管，压迫脊髓，手术减压时应有针对性地重点减压；颈椎陈旧性损伤者，其稳定性有不同程度的破坏，而后纵韧带是保持其稳定性的重要结构之一，在减压时应当尽量保留之。

2. 伴有后方结构损伤及后凸的陈旧性椎体骨折的处理

如椎体爆裂性骨折或压缩性骨折，X 线平片上显示有局部的棘突间隙增宽，MRI 上显示棘间韧带或项韧带断裂的表现者，或 X 线平片、CT 显示有一侧关节突骨折，但对侧关节突关节仅有半脱位而无交锁或对顶者。这种情况表明颈椎前后方的稳定结构均有破坏，患者一般表现为局部的后凸、颈部疼痛、颈部僵硬及后伸活动受限，部分患者可因骨折块突入椎管、椎管骨性结构改变或局部不稳定而有脊髓神经根功能障碍的表现。这类患者需手术治疗，手术的重点在于解除脊髓神经根压迫、矫正后凸畸形、恢复或部分恢复颈椎的顺列以及重建颈椎的稳定性。在伤后早期，骨折块未达到骨性愈合或愈合并不坚固，局部的后凸畸形也并不严重，多数患者采用单纯前路手术，行骨折椎体的次全切除、脊髓神经根减压、两侧钩椎关节的充分松解，则后凸的矫正、颈椎顺列的恢复及固定并不困难；但到了晚期，如相邻椎体前缘瘢痕粘连、挛缩，或相邻椎体之间通过椎间盘达到了骨性融合，或骨折的关节突、半脱位的关节突关节有大量瘢痕组织充填或已经畸形愈合，而使局部出现僵硬性的后凸，同时局部解剖不清，将给前路手术的显露、减压、松解及复位固定带来不小的困难，这类患者单纯采用前路的椎间撑开、钩椎关节的广泛松解也有可能不能达到后凸畸形的满意复位。如采用前后路联合入路的矫形复位减压固定融合术，可能获得较满意的脊髓神经减压及矫形复位固定效果，但前后路联合入路手术对患者创伤打击较大，应根据患者的耐受程度综合判断和选择；部分患者在手术前也可以预先采用我院骨科最先报道的悬吊牵引预矫形的方法，预先将颈椎前方挛缩的组织牵开，预先矫正部分后凸，而后再采用前路手术减压复位固定；即使是病程较长的僵硬性颈椎后凸也可以达到满意的矫正后凸畸形的效果。对于受伤的椎体前缘已经达到骨性融合者，也可以先行前路松解术，再采用悬吊牵引预矫形的方法，进一步牵开椎体前方挛缩的软组织，而后再行前路手术减压复位内固定。

颈椎悬吊牵引方法是让患者仰面平卧于普通的骨科牵引床上，用宽约 10 cm 的颈项部牵引兜带围兜颈项部，通过 2 个牵引滑轮使颈项部产生竖直向上方向的牵引力，颈项部须牵引离开床面一定高度，肩背部可用枕头或被子垫高 5～10 cm。牵引重量 6～12 kg，根据患者体重不同及对牵引的耐受程度不同有所差别。刚开始牵引时，牵引重量可较轻，头枕部不离开床面；待患者耐受后，可加大牵引重量，使头枕部能离开床面为宜。牵引后即刻及间隔数月床边拍摄颈椎侧位片观察牵引后颈椎后凸的预矫形效果，待颈椎预矫形效果满意后再进行矫形内固定手术。颈椎悬吊牵引期间，患者可自由控制牵引时间，无须绝对卧床。一般白天持续牵引，夜间卸除牵引重量，停止牵引，以利于夜间睡眠；白天进食时可卸除牵引，正常坐起进食，也可卸除牵引，下床大小便；甚至白天感牵引疲劳后也可卸除牵引，下地休息。后凸畸形程度较重者，可以先在悬吊牵引状态下拍摄床边颈椎侧位片，测量此时的颈椎后凸角，如在悬吊牵引状态下颈椎后凸矫形满意，则可直接准备进行颈椎前路减压植骨融合内固定手术；如在颈椎悬吊牵引状态下拍摄颈椎侧位片见颈椎后凸矫形不满意，则可持续进行颈椎悬吊牵引 1～2 周，或先行颈椎的前方或后方松解手术后进行颈椎悬吊牵引 1～2 周，而后再行颈椎前路减压植骨融合内固定手术。

3. 陈旧性颈椎多节段椎体骨折的处理

颈椎的多节段椎体骨折比较少见，可以为连续或跳跃的多节段椎体骨折，一般不伴后方的项韧带或棘间韧带损伤、关节突骨折或关节突脱位交锁，一般也不伴有椎体的向前滑脱，有时可伴有后方的椎板骨折。因此，一般来说，后方的稳定性是完整的或大致完整的。

陈旧性的颈椎多节段椎体骨折主要是前方的稳定结构遭到破坏，远期易于出现颈椎的后凸畸形，并由此出现颈项部的疼痛、僵硬及后伸受限。颈椎多节段椎体骨折可以因椎体爆裂、突入椎管内而导致脊髓神经受压，有可能在晚期因继发性的后凸畸形或局部不稳定的刺激而出现迟发性的脊髓神经功能障碍。

陈旧性的颈椎多节段椎体骨折处理时要兼顾脊髓神经根减压及后凸的矫正，处理相对比较困难。对于受累节段较少、较局限者，可以采用前路多个椎体的次全切除植骨融合内固定，同时前方椎体间撑开，钩椎关节松解，可以矫正后凸畸形，并达到稳定性的重建，从而改善由此引起的相应症状。但前路多节段的椎体次全切除植骨融合内固定，手术并发症较多，植骨块或钛网易于松脱，钛板固定不易牢固，因此，前路椎体次全切除的节段以不超过2个椎体节段为宜，部分患者需要加用 Halo-vest 外固定以增强内固定的稳定性。也可以采用前后路联合入路的手术，先从后路进行多个节段的椎板成形术，解除多节段的脊髓受压，也可以对不稳定的节段进行侧块固定融合，之后从前路进行比较有限的椎体次全切除植骨融合内固定，同时矫正一部分后凸，进一步提升脊髓减压的效果。但前后路联合手术增加了患者的创伤、打击和手术并发症，但仍难以解决颈椎的后凸，且无法恢复颈椎的顺列。

如陈旧性颈椎多节段椎体骨折累及的椎体数目较多，多个节段的脊髓受压，多个节段的稳定性遭到破坏，参与后凸的椎体数目较多，比较好的解决方案是采用后方入路的多节段椎板成形术结合椎弓根钉矫形内固定术。由于颈椎椎弓根钉有强大的矫形复位能力，能比较好地矫正多个椎体节段参与的颈椎后凸。颈椎后凸矫正后，再进行多节段的椎板成形术，脊髓能充分向后退让减压，从而解除来自前方的多个椎体骨折块突入椎管对脊髓的压迫。椎板成形术结合椎弓根钉矫形内固定术扩大了椎板成形术的适应证，固定减压的节段范围不受限制，能达到充分的减压、坚强的固定、较好的顺列恢复及稳定性重建。后路矫形椎弓根钉固定时，固定节段下关节突的部分切除、关节面的破坏有助于后凸的矫正及融合。

（二）以后方结构损伤为主的陈旧性颈椎骨折脱位的处理

颈椎的后方结构包括椎板、关节突、棘突等骨性结构，还有项韧带、棘间韧带及侧块关节的关节囊等稳定结构，这些结构的损伤将导致颈椎的稳定性破坏，以致出现颈椎的脱位。

1. 陈旧性椎板骨折不伴有后方韧带复合体损伤者的处理

单纯的颈椎椎板陈旧性骨折，如骨折无移位或移位不重、后方的棘突间隙无明显增宽、无神经损害者，表明后方韧带复合体没有明显损伤；如椎体及关节突无骨折，则颈椎的稳定性基本保存完好，一般无需手术治疗，椎板骨折均能达到骨性愈合，多数患者愈合后一般不残留症状。骨折愈合后远期如仅有单纯颈痛及颈部僵硬，可先行项背肌锻炼、局部理疗、口服 NSAID 治疗，如无效，可考虑行痛点封闭或疼痛科微创治疗。

部分患者的椎板骨折并向椎管内移位，可导致相应的脊髓损伤。后期如仍有脊髓损伤的症状，影像检查显示局部骨折后移位的椎板对脊髓仍有压迫，可行后路椎板成形术解除脊髓受压，如局部稳定性不好，可行后路的侧块固定或椎弓根钉固定。

2. 陈旧性椎板骨折伴后方韧带复合体损伤的处理

部分椎板骨折患者，骨折线可延伸至棘突根部或波及一侧椎弓根，这种情况骨折移位可较重，可以并发有后方韧带复合体的损伤，包括项韧带、棘间韧带的损伤或断裂。早期 X 线摄片及 CT 检查可显示椎板骨折不愈合或畸形愈合、棘突间隙增宽的表现，而侧块关节的对合关系良好，MRI 上表现为棘间韧带、项韧带断裂后的信号表现，部分患者损伤时伴有不同程度的脊髓神经损害症状；晚期可以出现局部不稳定、逐渐进展的相应椎体向前滑脱以及局部后凸畸形，表现出后颈项部疼痛、僵硬及后伸活动受限以及迟发性的脊髓神经根损害加重等症状。

晚期处理时，如患者仅有局部后凸畸形，表现为后颈项部疼痛、僵硬及后伸活动受限等症状，不伴有脊髓神经损害症状，后凸程度较轻，过伸过屈 X 线摄片显示局部后凸能复位或部分复位，可以考虑行前路间盘切除、钩椎关节松解、椎间植骨融合内固定术，同时纠正椎体滑脱，矫正后凸畸形；如椎体滑脱及后凸程度较重，需结合颈椎悬吊牵引预矫形的准备，使椎间隙前部及前纵韧带充分牵开，再行前路间盘切除植骨融合内固定术；如颈椎悬吊牵引预矫形状态下床边拍摄 X 线片仍显示局部后凸复位不满意，或损伤节段已骨性融合于畸形位者，可考虑采用前后路联合入路的广泛松解、矫形固定、后路椎板成形、前路间盘切除或椎体次全切除植骨融合固定术；如伴有脊髓神经损害症状、全身情况不佳者，也可以不强求椎体滑脱的复位，而主要着眼于脊髓神经根的减压、颈椎后凸的大致纠正、顺列的大致恢复和稳定性重建，可以考虑行单纯的前路椎体次全切除植骨融合固定术。

3. 陈旧性棘突、椎板骨折及侧块关节半脱位的处理

多数棘突骨折不会导致脊髓神经根损害，但部分棘突骨折可并发项韧带、棘间韧带及侧块关节的关节囊等后方韧带复合体的损伤或断裂，导致后方的稳定结构遭到破坏，如后方韧带复合体损伤后修复愈合不良或棘突骨折畸形愈合，部分患者可以在远期出现侧块关节的半脱位，并出现后凸畸形；在青少年患者，伤后远期可以出现上下关节突之间的部分被拉长或侧块关节的进一步半脱位，其出现后凸畸形的可能性要大一些，后凸畸形的程度也可能更严重，患者可以出现颈项部疼痛、僵硬及后伸活动受限，这种情况下，继发的后凸畸形在早期多数不易伴发脊髓神经根损害，晚期如后凸进行性加重，则可出现迟发性的脊髓神经损害。

陈旧性棘突骨折患者如不伴侧块关节的半脱位及继发的颈椎后凸畸形，且如仅有骨折部位或项背部的疼痛不适，一般只需采取保守治疗即可，如项背肌锻炼、局部理疗、口服 NSAID 治疗等。

如远期出现侧块关节的半脱位、椎体向前滑脱及逐渐进展的后凸畸形，则需尽早行前路的间盘切除、钩椎关节松解、椎间植骨融合内固定矫正后凸畸形，后凸严重者，可结合悬吊牵引预矫形的准备，使椎间隙前部及前纵韧带充分牵开，再行前路间盘切除植骨融合固定术；如颈椎悬吊牵引预矫形状态下床边拍摄 X 线片仍显示局部后凸复位不满意或损伤节段已骨性融合于畸形位者，可考虑采用前后路联合入路的广泛松解、矫形固定、后路椎板成形、前路间盘切除或椎体次全切除植骨融合固定术；如伴有脊髓神经损害症状、全身情况不佳者，也可以不强求椎体滑脱的复位，而主要着眼于脊髓神经根的减压、颈椎后凸的大致纠正、顺列的大致恢复和稳定性重建，可以考虑行单纯的前路椎体次全切除植骨融合固定术。

如伤后时间较短，在伤后 3 个月以内，虽有关节突的半脱位及局部的后凸畸形，但局部瘢痕尚未硬化，估计复位相对容易者，也可考虑直接行单纯前路的复位固定或前后路的联合

矫形复位减压固定融合手术，多数患者也可获得良好的神经功能改善和后凸畸形的矫正。

4. 陈旧性关节突骨折不伴有对侧关节突对顶、交锁、脱位的处理

颈椎两侧的侧块关节和椎间盘是颈椎最重要的稳定结构，称为三关节复合体。颈椎遭受旋转暴力的作用，导致一侧的上关节突或下关节突的骨折，这种损伤暴力往往同时导致相应节段的椎间盘的损伤。如损伤暴力较小，则对侧的侧块关节仍可保持良好的对合关系或仅有半脱位的表现；如损伤暴力较大，则对侧的关节突可出现对顶或脱位。

单侧关节突骨折，在早期易于漏诊。原因是多数患者伤后仅有颈部疼痛而没有脊髓神经根损害的症状，医生未给患者进行 X 线摄片检查；即使拍摄了正侧位的 X 线平片，也难以很好地显示关节突骨折的形态，而医生又没有给患者拍摄可以清楚显示关节突骨折的斜位 X 线片；或虽进行了 CT 检查，但横断扫描有时难以清楚显示，而医生又没有进行可以清楚显示关节突骨折的 CT 矢状位重建。

单侧关节突骨折，在早期也易于延误治疗。原因是部分临床医生对单侧关节突骨折的损伤病理认识不足。单侧关节突骨折往往同时并发相应节段的椎间盘的损伤，而这种椎间盘的损伤，早期在 MRI 可能并不能很好地显示，由于椎间盘无血运，损伤后不能愈合。有相当比例的单侧关节突骨折患者并不并发有脊髓神经根损伤，MRI 检查也没有颈椎椎体的滑移半脱位，部分医生认为单侧关节突骨折移位不重，采用颈围领制动或牵引、卧床等保守治疗。但保守治疗者关节突骨折难以愈合，即使愈合，关节突也是在拉长的位置上畸形愈合，同时由于伴有椎间盘和关节囊的损伤，在伤后晚期易于出现相应节段的不稳定，并可出现颈项部疼痛、僵硬的症状；同时，在伤后晚期，由于椎间盘和关节囊的损伤及由此出现的节段性不稳定，易于出现侧块关节的滑移半脱位，进而可以出现颈椎的后凸畸形，并可逐渐缓慢进展，严重者可以出现侧块关节的对顶状态；还可因侧块关节的滑移半脱位及不稳定而出现迟发性的脊髓神经根损害。因此，单侧关节突骨折的病例，无论是否出现脊髓神经根损害，无论有无侧块关节的脱位或交锁，都应早期手术治疗。

不伴有对侧关节突对顶、交锁、脱位的新鲜单侧关节突骨折者，处理简单，如不并发有脊髓神经根损伤，仅行前路植骨融合内固定术即可；如伴有脊髓神经根损伤，则前路手术时需切除椎间盘脊髓神经根减压。

不伴有对侧关节突对顶、交锁、脱位的陈旧性单侧关节突骨折者，如在伤后数周内，患者可能仅有轻度的对侧关节突半脱位及椎体向前滑脱，虽颈椎过伸侧位 X 线摄片显示椎体滑脱不能复位，但多数患者手术中行前路椎间隙适当撑开、钩椎关节松解，就可以达到比较满意的复位，再行前路椎间植骨融合内固定术即可；如伴有脊髓神经根损伤或因局部不稳定或椎体滑脱导致的迟发性脊髓神经根损害，则前路手术时需切除椎间盘行脊髓神经根减压；如在伤后数月及以上者，对侧关节突半脱位及椎体向前滑脱、僵硬，后凸严重，考虑单纯前路手术复位困难者，可结合悬吊牵引预矫形的准备，使椎间隙前部及前纵韧带充分牵开，再行前路间盘切除植骨融合固定术；如颈椎悬吊牵引预矫形状态下床边拍摄 X 线片仍显示局部后凸复位不满意，或损伤节段已骨性融合于畸形位者，可考虑采用前后路联合入路的广泛松解、矫形固定、后路椎板成形、前路间盘切除或椎体次全切除植骨融合固定术；如伴有脊髓神经损害症状、全身情况不佳者，也可以不强求椎体滑脱的完全复位，而主要着眼于脊髓神经根的减压、颈椎后凸的大致纠正、顺列的大致恢复和稳定性重建，可以考虑行单纯的前路椎体次全切除植骨融合固定术。

5. 陈旧性关节突交锁、对顶伴颈椎后凸畸形的处理

颈椎关节突交锁或对顶往往同时伴有后方韧带结构复合体的断裂，是严重暴力下的颈椎损伤；关节突的交锁可以是单侧，也可以是双侧的对顶或交锁；依据单侧或双侧关节突交锁的不同，椎体可以不同程度地向前滑脱；可以伴有或不伴有椎体骨折、关节突骨折及椎板棘突骨折；绝大多数病例在损伤当时伴有严重的脊髓神经根损害，仅少数患者因同时并发椎板骨折并向后方移位，使椎管自行开大，而幸运地使脊髓神经根功能保存完好。

颈椎关节突交锁或对顶的患者应当在急性期进行手术治疗。

陈旧性的颈椎关节突交锁或对顶的患者，通过颅骨牵引或全身麻醉下手法复位是无法获得复位的，通过前路椎体撬拨也是无法复位的；而且，如果试图通过牵引、手法复位或前路手术中撬拨复位者，将很有可能在复位过程中导致脊髓神经功能障碍加重。

陈旧性的颈椎关节突交锁或对顶在伤后数周者，脱位的侧块关节的关节囊周围的瘢痕组织还不是太硬化，可以考虑采用前后路联合入路的手术，首先行后路关节囊松解、切开复位，侧块固定，而后在前路行间盘切除植骨融合内固定术，可以达到良好的减压及复位固定效果，但前后路联合手术对患者创伤打击较大，需综合考虑患者的耐受情况。

陈旧性的颈椎关节突交锁或对顶在伤后数周者，更好的方法可以考虑采用后路松解、切开复位，通过椎弓根钉强大的复位固定作用，可以达到满意的复位；同时，后路手术时，可以施行损伤节段上下几个椎板的椎板成形术，以达到广泛的脊髓减压。考虑到颈椎关节突交锁的暴力将导致脱位节段上下几个髓节的脊髓广泛损伤、水肿，后路广泛的椎板成形术可以广泛开大椎管，解除受伤后继发的长节段脊髓受压；后路手术时椎弓根钉固定坚强，行侧块关节间的植骨，可以避免再行前路手术。后路一个手术切口可以达到满意的复位、坚强的固定和广泛的减压作用，而且不受气管切开的影响。

陈旧性的颈椎关节突交锁或对顶在伤后数月及以上者，脱位的侧块关节的关节囊周围的瘢痕组织硬化，或向前滑脱的椎体及交锁的关节突可能已骨性融合于畸形位，则处理困难。大多数患者应当主要着眼于脊髓神经功能的改善、局部稳定性重建、后凸的大致纠正和顺列的大致恢复，至于椎体滑脱及关节突脱位的复位应当不是主要考虑的问题。这时，可以考虑采用前路椎间隙撑开、钩椎关节松解、椎体次全切除植骨融合固定术；如患者全身情况良好，则可以考虑先行前路间盘切除钩椎关节的松解，再后路切除已畸形融合的关节突，结合椎弓根钉复位固定术，依靠椎弓根钉强大的复位固定作用，可以达到比较满意的复位和坚强的固定；同时，后路手术时，可以施行损伤节段上下几个椎板的椎板成形术，以达到广泛的脊髓减压。如考虑后路植骨融合难以获得满意的融合，可以考虑再行前路融合固定术。

一般来说，单纯前路减压融合固定手术与前后联合手术矫形固定减压手术相比，对神经功能改善的作用大致相当，对后凸的矫形和稳定性重建也基本满意，只是脊柱的顺列恢复不如后者，固定的稳定性可能略逊于后者；但前后路联合的3次手术，对患者打击较大，手术风险也较大，应当综合考虑患者的全身情况、脊髓神经功能及患者的期望值后再决定是否采用，特别是对于瘫痪较重、脊髓神经功能改善的希望不大、全身一般情况不是很好的患者，应当谨慎采用。

6. 陈旧性颈椎骨折脱位伴椎管狭窄、颈椎后纵韧带骨化（OPLL）的处理

发育性、退变性或先天性颈椎管狭窄、颈椎OPLL者，遭受较轻微的暴力损伤时，易于出现无骨折脱位型颈髓损伤；但如遭受较严重的暴力损伤，也可以出现颈椎的骨折脱位，并

出现相应的颈脊髓损伤。

颈椎骨折脱位伴椎管狭窄、OPLL 的处理主要着眼于脊髓神经功能的恢复。这类患者在新鲜损伤期，导致其脊髓损伤的原因往往既有局部骨折脱位椎管形态改变所导致的脊髓直接压迫冲击伤，也有本身椎管狭窄、OPLL 等因素所导致的脊髓震荡损伤；在陈旧损伤期还有骨折脱位局部的不稳定所导致的迟发性损害。

这种情况在 MRI 上可以见到脊髓长节段的受压、水肿或缺血的信号改变，表明脊髓受损伤的节段较长，除了在骨折脱位的节段脊髓受损严重外，在其他部位，脊髓也受到广泛的压迫。无论在新鲜还是陈旧损伤的处理上，既要着眼于脊髓的广泛减压，又要着眼于稳定性重建。如果颈椎的顺列良好，未出现明显的颈椎后凸表现，主要应解决脊髓广泛受压和重建脊柱的稳定性，可以选用后路单开门椎板成形术 + 骨折节段的侧块固定或椎弓根钉固定；在颈椎陈旧损伤期，如果颈椎的顺列不好，出现颈椎后凸，并有相应的颈椎疼痛、僵硬及后伸受限的症状，应解决脊髓的广泛压迫、局部失稳以及后凸的改善上，比较好的解决方案应当是以后路广泛的单开门椎板成形术 + 后路矫形复位 + 椎弓根钉固定融合术为主，后凸严重者，可以先行颈椎悬吊牵引预矫形处理，而后再用上述方法手术；或采用前后路联合手术减压、矫形及固定。

（三）手术意外及处理

1. 脊髓或神经根损伤

与新鲜骨折相比，因为粘连、畸形、局部的僵硬，术中损伤颈脊髓、神经根的概率增加。因此，手术中应仔细操作，特别是骨折脱位复位过程中要先进行足够的松解，同时要注意保护显露出来的神经根与脊髓。

2. 脑脊液漏

陈旧性颈椎骨折脱位患者，晚期移位的骨折块或脱位的椎骨组织周围将形成大量瘢痕组织并机化、硬化，可与硬膜及神经根紧密粘连，在减压手术时，分离困难，易于导致硬膜损伤、脑脊液漏或脊髓神经根损伤加重；出现硬膜撕裂者可进行修补手术，破损小的可用凝胶或人工硬脑膜覆盖，术后接引流管引流，取头高脚底位，使脑脊液自引流管中引出，相当于局部的脑脊液外引流，待皮肤及皮下组织在干燥的环境下充分愈合后，可拔除引流管。依皮肤愈合的时间，颈前路可放置引流管 6~8 日，颈后路可放置引流管 10~12 日，拔除引流管后，深缝引流口，绝大多数可治愈。由于皮肤及皮下组织已完全愈合，术后动态复查 B 超及 MRI 可发现，手术后由于脑脊液漏而形成的伤口内假性脑脊液囊肿可逐渐变小，直至消失，以后一般不残留症状。

3. 椎动脉损伤

颈椎陈旧损伤时，局部的瘢痕、增生等导致解剖不清，或者椎动脉走行及位置变化，在松解时易于导致椎动脉损伤。前路钩椎关节松解时应当注意外部边界，切勿一味地追求彻底松解而损伤钩椎关节外侧的椎动脉；后路关节突松解时勿过深，否则也可能导致椎动脉损伤。术中椎动脉损伤后，处理困难，病死率高，一旦出现损伤，应勿惊慌，立即用手指压迫止血，同时联系血管介入科行椎动脉造影栓塞，可有效止血；也可于近心端及远心端寻找椎动脉后结扎之，但要求术者解剖及操作熟练。

（侯福安）

第六章

腰骶椎创伤

第一节　腰椎附件损伤

脊柱骨折脱位并发附件损伤在脊椎损伤中较常见。这里仅阐述腰椎附件损伤，如棘突骨折、横突骨折、关节突骨折及下腰椎峡部骨折。

一、棘突骨折

单发的棘突骨折比较少见，而且这种骨折大多为撕脱性骨折。例如，在搬运重物时，斜方肌和菱形肌骤然猛烈收缩，把肌肉起止点附着的棘突撕脱而造成棘突骨折。棘突骨折的患者有明显的疼痛，局部肿胀，并且查体时有明显的压痛。棘突骨折不影响脊柱的稳定性。对棘突骨折的患者，一般只需要休息和封闭等对症治疗即可，极少数病例因造成慢性疼痛才考虑采用手术的方法切除游离的骨折片。

重物打击也可造成棘突骨折。若棘突和椎板同时骨折，椎板可向椎管内陷落，可能损伤脊髓，则应手术切除移位的骨折片。

二、横突骨折

横突骨折常发生于腰椎。通常是腰方肌抵抗阻力而剧烈收缩引发的。这种横突骨折可以是单发的，也可以是多发的撕脱性骨折。常伴有腰背筋膜广泛撕裂而形成腹后壁血肿。患者出现腹痛和腹肌强直等症状。这应和腹内脏器损伤相区别。

对横突骨折的处理，除对症治疗外，患者需要卧床休息 2 ~ 3 周，而后施行石膏背心固定 1 个月。

三、关节突骨折

腰椎受到过伸暴力的作用，可致关节突骨折，例如躯干反弓过伸练功，腰部被车辆碾压或撞击等均可造成下关节突骨折。

下关节突骨折块不会向椎管内移位。患者以局部疼痛为主。如果患者原有腰椎椎管狭窄及黄韧带肥厚，腰部受到过伸暴力的作用，可引起类似腰椎间盘突出症的神经根症状。

关节突骨折的影像学检查：X 线正、侧位片上，可见到关节突骨折线；斜位摄片及断层摄影更有助于确定诊断。

腰椎一侧下关节突骨折可行局部封闭以减轻症状；严重腰痛者可行脊柱融合术，融合一个活动节段，即融合与骨折小关节相邻的两个椎板。并发神经根受压症状者可按椎管狭窄症治疗。

四、下腰椎峡部骨折

急性腰椎损伤可以造成 L_4 或 L_5 椎弓峡部（即关节突间部）骨折。人在直立时，脊柱上的垂直压力可以分解为压缩分力和脱位分力。下腰椎是腰椎前凸和骶椎后凸的转折点，所受到的脱位分力大于压缩分力。在剧烈的纵向压力下或背部遭到撞击时，将使脱位分力急剧加大，可使 L_4 或 L_5 关节突间部发生骨折。

下腰椎峡部骨折的治疗，过去大多主张非手术治疗，无效时才考虑手术治疗。近年来，随着新型脊柱内固定器的发展和应用，多数脊柱外科专家主张复位内固定及融合，特别是应用后路经椎弓根螺钉技术复位内固定，椎间植骨，解除椎管及椎间孔的狭窄，恢复神经功能，改善腰骶部外观，提高骨折的融合率。

（龚良金）

第二节　腰段脊髓损伤

患者受伤以后，在损伤的节段平面以下会有感觉、运动、反射或括约肌功能障碍。当出现这些功能障碍时，应考虑有脊髓损伤。

一、腰段损伤的诊断

脊柱的 X 线平片及断层摄影检查，可以发现有无脊柱骨折脱位或骨折的骨片有无突入椎管；腰椎穿刺可以了解脊髓有无挫裂伤和显示脊髓压迫因素，如椎间盘突出等；CT 检查可对骨折和椎管狭窄情况提供确切的诊断依据；仔细的神经系统功能的临床检查可以了解脊髓损伤的部位，还可鉴别是完全性损伤还是不完全损伤。

一般说来，脊柱损伤与脊髓损伤的部位基本相符，最多有 1~2 节段的出入，如有明显不符合的情况，应考虑有其他原因的存在，如多发性骨折等。

（一）腰髓不同损伤的临床表现

1. 第 1 腰节段的损伤

（1）运动改变：腰部肌肉力量减弱；下肢肌肉瘫痪，包括提睾肌、髂腰肌、缝匠肌、髋关节的外展肌；膀胱直肠括约肌不能自主控制。

（2）感觉改变：整个下肢、腹股沟、臀部及会阴部均出现感觉障碍。

（3）反射改变：提睾反射、膝腱反射、足跟反射消失。

2. 第 2 腰节段平面损伤

（1）运动改变：髂腰肌及缝匠肌肌力减弱，股薄肌隐约可见收缩，下肢其余肌肉瘫痪。肛门、直肠括约肌失控。

（2）感觉改变：除大腿上 1/3 感觉改变外，整个下肢及会阴部鞍区均有感觉缺失。

（3）反射改变：提睾反射、肛门反射障碍；髌腱反射、跟腱反射、足跖反射障碍。

— 136 —

3. 第 3 腰节段平面损伤

（1）运动改变：下肢呈外旋畸形；由于股直肌肌力弱，伸膝力量减弱，膝关节以下肌肉瘫痪。

（2）感觉改变：大腿中下 1/3 交界处平面以下及鞍区感觉缺失。

（3）反射改变：膝腱反射明显减退甚至消失，跟腱反射及跖屈反射阴性，提睾反射可引出。

4. 第 4 腰节段平面损伤

（1）运动改变：患者可勉强站立、行走，但由于臀中肌力量弱，患者步态不稳，上楼困难；足的跖屈和外翻功能丧失，但背屈和内翻功能存在；膀胱括约肌和直肠括约肌功能丧失。

（2）感觉改变：鞍区及小腿以下感觉缺失。

（3）反射改变：膝反射减弱甚至消失，跟腱反射和跖反射均消失。

5. 第 5 腰节段平面损伤

（1）运动改变：因为髂腰肌及内收肌没有拮抗肌，所以患者髋关节呈屈曲内收畸形，严重者可出现脱位。由于股二头肌、半腱肌及臀中肌骨力减弱，可出现膝过伸或膝反前弯曲畸形。胫前肌及胫后肌力量较强，而腓骨肌、小腿三头肌瘫痪，可导致马蹄内翻足，括约肌失控。

（2）感觉改变：足背、小腿侧及偏后方、鞍区感觉缺失。

（3）反射改变：膝反射正常，跟腱反射消失。

（二）腰段脊髓损伤的辅助诊断

1. 腰椎穿刺

腰椎穿刺发现脑脊液内含有血液或者含有脱落的脊髓组织时，证明脊髓有实际性损伤。奎氏试验有梗阻时，说明脊髓有压迫情况。

2. CT 检查

CT 扫描能够清晰地观察椎管、蛛网膜下腔、脊髓三者的关系；了解脊髓是否断裂；判断有无骨组织、软组织或异物等对脊髓造成压迫。对腰段脊髓损伤的诊断 CT 检查有重要价值。

3. 脊髓动脉造影

若怀疑有血管损伤且应用常规检查方法未发现问题时，可进行脊髓动脉造影。

4. 体感诱发电位

脊髓损伤时，做体感诱发电位检查，可以判断脊髓功能及其结构的完整性，对脊髓损伤的预后估计有一定价值。

二、腰段脊髓损伤的治疗

（一）现场的急救与护送

脊髓损伤的患者病情都较重，往往并发休克、呼吸道梗阻，可有重要脏器的损伤，故需采取紧急和护送措施。现场急救与护送，详见颈椎损伤部分。

（二）腰段脊髓损伤的手术治疗

手术治疗的目的：解除脊髓及神经根的压迫；清除突入椎管内的异物、骨片及椎间盘组织；用钢丝、哈氏棒、植骨融合等方法稳定脊柱，恢复神经功能，防止长期卧床引发的并发症。

（三）腰段脊髓损伤的非手术疗法

包括：①脊髓损伤局部降温疗法；②脊髓损伤的高压氧疗法；③脊髓损伤的药物疗法等。

（龚良金）

第三节　骶尾椎损伤

一、骶尾椎骨的结构特点及其功能

（一）骶尾椎骨的结构特点

1. 骶骨的结构特点

骶骨由 5 块骶骨融合而成。骶骨呈三角形，底向上，中央部有一粗糙面，借椎间盘与第五腰椎体相接；其尖向下，与尾骨相接。骶骨前面凹陷，背面凸隆。前、后面分别有 4 对骶前孔和骶后孔，有骶神经前支和后支由孔穿出，骶骨孔外侧是骶骨外嵴，代表横突。骶骨内有骶管，骶管的上口接腰椎的椎管，其下口为骶管裂孔。裂孔两侧有第五骶椎下关节突，构成骶角。骶骨两侧的上部宽厚，耳状面与髂骨的耳状面构成骶髂关节。

2. 尾骨的结构特点

尾骨是人类进化过程中尾巴的残留部分，由 4 块尾椎融合在一起而成。尾骨的上面借一个小软骨盘与骶骨尖相连接。在第 1、第 2 节尾椎间常有一个发育不全的纤维软骨盘，此处可以活动，其他尾骨融合在一起，不能活动。尾骨随年龄的增长也可以和骶骨融合。

（二）骶尾骨的功能

骶椎、尾椎与髂骨、坐骨、耻骨共同组成骨盆环；骶尾椎是骨盆后环的主要构成部分，是后部两个主弓的汇合点。两个主弓即股骶弓，起于髋臼，经髂骨抵达骶骨；坐骶弓由两侧坐骨结节向上，经坐骨支和髂骨后部向上到达骶骨。这种环状结构对外部暴力具有很强的抵抗能力。另外，骶骨和髂骨的结合部是将下肢的支撑力传导到脊柱的重要结构。

肛提肌附着于尾骨尖端的后方，尾骨肌位于肛提肌的后方。肛提肌及尾骨肌共同组成盆膈，借以支持盆腔的脏器。

二、骶骨骨折的原因及分型

（一）骶骨骨折的原因

骶骨是骨盆组成的一部分，比较坚固。虽然骶骨是骨盆后部股骶弓和坐骶弓的汇合点，但其骨折的机会远比胸腰椎要少。骶骨骨折可以单独发生，也可以与骨盆其他部位的骨折同时发生，后者多见。骶骨骨折多由直接暴力所致，例如高处坠落时骶部先着地，或者由于下楼梯滑倒，骶部受到撞击；或者外界暴力直接作用于骶部导致骶骨骨折。间接暴力引致的骶骨骨折较为少见。女性由于种种原因而易出现骨质疏松，在这种条件下可引发骶骨骨折，这可能与女性骶骨后凸较明显有关。

（二）骶骨骨折的类型

骶骨骨折的分类，可按骨折形态、骨折部位和骨折原因进行分类。

1. 根据骶骨骨折原因分类

（1）暴力性骨折：即由暴力引致的外伤性骶骨骨折。

（2）应力性骨折：骶骨和骨盆的不完全骨折，可能与某些原发性病损有关。这种骨折多数为肿瘤性病理性骨折。患者突然出现下腰部、髋部、腹股沟部疼痛，这种疼痛常发生在患者正常活动时，如散步时。

2. 根据骨折的形态分类

（1）横形骨折：在骶骨骨折中横形骨折较为多见。横形骨折好发生于骶髂关节面以下或第 3 骶骨，骨折线可横贯整个骶骨；骨折线也可能偏向一侧，但多无移位。因暴力大小的不同，所造成的骶骨骨折可完全横断，或者仅有裂隙骨折。如果暴力过大，再加上肛提肌的牵拉，骨折片可以向前方移位。

（2）纵形骨折：这种类型的骨折单发者少见，多见于骨盆环多发性损伤。纵形骨折多为骶骨侧块与椎体交界处发生骨折，因该部有骶前孔、骶后孔穿过，故较易发生骨折。根据暴力大小，可引致骶骨部分纵裂或者完全纵裂，纵裂严重者可引起该侧半个骨盆轴向上移。

（3）撕脱骨折：这是少见的骶骨骨折，这种骶骨骨折系指骶骨下部侧缘骶结节韧带附着处的撕脱骨折。

3. 根据骶骨骨折部位分类

（1）Ⅰ区骨折：骶骨翼骨折，骨折线经过骶孔，可造成 L_5 神经根损伤。

（2）Ⅱ区骨折：神经孔区骨折，骨折穿过神经孔，可造成单侧骶部麻痹。骨折波及神经孔，手术治疗时应首先清除骨折片，然后通过后路复位固定。

（3）Ⅲ区骨折：骶管区骨折，骨折穿过骶骨椎体，可以产生较高位的马尾神经损伤。约 56% 的患者出现神经损伤。

（4）伴随损伤：如果骶骨骨折是嵌插伴纵向移位，或者不伴纵向移位，则可能是侧向压缩性骨折，出现这种情况时应检查是否同时存在骨盆的前环骨折。

三、骶骨骨折的症状和体征

骶骨骨折的患者大多有明确骶部创伤的外伤史，例如高处坠落时骶部着地；下楼失足，后仰跌倒，骶部背侧触地；坐空凳椅下跌；车祸，棍棒直接打击骶部所造成的损伤。

（一）症状

1. 疼痛

患者主诉尾骶部疼痛、惧坐，由此患者不敢取坐位。取坐位时，患者表现紧张、恐惧，害怕产生疼痛。患者在走路时步伐迟缓，小心谨慎，其原因是行走时骶骨周围的肌群进行收缩、舒张运动而牵拉骨折部位引发疼痛。

2. 活动受限

疼痛限制了患者的活动，如果伴有骨盆其他部位的骨折，则疼痛更加广泛、严重，活动更加受到限制。

（二）体征

（1）骶部有肿胀、淤血或擦伤。

（2）局部有压痛：骨折部位或尾椎部体检触摸时可有明显的压痛。

（3）直肠指诊：示指伸入肛门，拇指按住骶骨下部向背侧轻轻摆动，可引起骨折处疼痛。

（4）并发骨盆其他部位骨折：可出现更为复杂的症状和体征。

（三）神经损伤症状与体征

骶骨骨折的患者一般无神经损伤症状。但骨折伴有明显移位或骨折片向前突入骨盆，牵拉骶神经干或压迫骶神经支时，则可出现神经症状。

如果两侧神经同时受累，则可引起鞍区感觉迟钝和大小便潴留或失禁。如果骶骨纵形裂，仅一侧骶神经受累则不出现上述症状，仅可出现一侧下肢疼痛或坐骨神经痛。这是由于骨折发生在骶孔部，牵拉或挤压骶神经干所致。

在骶骨损伤时，常引致 S_1 和 S_2 神经受损，这种损伤多为不完全性损伤，其临床表现特点如下。

（1）小腿后侧有异样感觉：可有不同程度的轻触觉，痛觉减退或消失。

（2）股后肌及臀部肌力减弱及肌肉萎缩。

（3）跟腱反射减弱甚至消失。

（四）尿道损伤

尿道损伤始终与耻骨弓骨折相关，同时有骨盆后环骨折时，骨盆前环骨折所致尿道损伤更加有危险性。尿道损伤最大的危险来自骑跨伤伴随骶髂关节分离，单纯的骑跨伤也可造成尿道损伤。

（五）骶骨骨折的影像学检查

1. X 线检查

X 线检查是确定骶骨骨折的可靠的诊断方法。在正位 X 线摄片上可以显示骨折是横形还是纵形；在侧位 X 线摄片上可以发现远端骨片是否向前移位。如怀疑有纵裂，应在 X 线摄片上对比两侧骶孔周围骨的排列，如某侧骶孔边缘不整齐，则可说明有骨折的存在；如某侧骶孔变窄，则可能有压缩性骨折；如果一侧变宽，则表明骨折伴有裂隙。

2. CT 检查

CT 检查能够比较清楚地显示骨折的部位、形态和程度。车祸所致的多发性伤害，包括骶骨纵向移位爆裂性骨折，伴随神经损害和骨盆骨折，CT 扫描有助于确定骨折诊断。并行骶管减压，骶骨骨折复位固定。CT 扫描能弥补常规 X 线摄片的不足，如果怀疑有不稳定的分离，应考虑做 CT 检查。

四、骶骨骨折的诊断与鉴别诊断

（一）诊断依据

（1）依据典型的外伤史。

（2）患者有典型的骶部疼痛症状，其疼痛的特点为坐位时疼痛较重，当坐位起立或由立位开始坐下时疼痛剧烈。患者站立不动或卧位时疼痛较轻。

（3）检查患者时，骶尾部有压痛，但肿胀不明显。

（4）直肠指诊可发现骶尾骨移位及引起局部疼痛。

（5）X线侧位摄片对骶尾骨骨折或脱位的诊断有重要价值，正位片可显示有无侧方移位。

（6）必要时做CT扫描检查。

（二）鉴别诊断

骶骨骨折、脱位导致的骶尾部疼痛，应与以下疼痛鉴别：①骶尾韧带损伤；②骶尾关节进行性关节炎；③尾突痛；④肿痛。

五、骶骨骨折的治疗

骶骨的横形骨折，若无移位的情况下，则不需要特殊处理，让患者卧床2~3周后，即可在腰骶部支撑带保护下下床活动。在卧床时期，臀部用气圈保护，以防压疮。同时要注意防止大便秘结。患者下床活动后，如取坐位时，仍然需要垫气圈1~2个月，以加强保护。

纵形骨折的患者卧床时间需延长4~5周，下床活动时，最好少负重为宜。

骨折有轻度移位、脱位骨折有轻度移位，或者有轻度骶尾关节脱位者，也不需要复位。

骨折有严重移位或骶尾关节有严重脱位，如果骶尾骨折出现严重移位，或有严重的骶尾关节脱位，可施行肛门内复位，即用手指将骨折或脱位的远端向后推挤，可使移位有所改善，但难以达到满意的复位效果。

骶髂关节空芯螺钉固定术对骶骨纵行骨折、骶髂关节脱位是最佳的手术方式。患者取仰卧位或侧卧位，在髂后上棘平面向外、前旁开3 cm左右的入口，在X线透视或者CT的指引下，先植入细克氏针，经皮固定骨折的骶骨。X线或CT指引可以根据骨折的形态和部位来选择空心螺钉进入的正确方向和螺钉的适当长度。以空心螺钉固定骨折和复位。

六、尾骨损伤

尾骨是骨盆的构成部分，因此，尾骨骨折也是骨盆骨折的一种，但尾骨骨折无损于盆弓的完整性。尾骨骨折、脱位较为常见。多是因为滑倒坐地而直接暴力损伤。骨折的断端远侧常因肛提肌、尾肛肌的收缩而向前移位，有时并发为侧方移位。

（一）尾骨骨折的诊断

凡是患者有典型的尾部受伤的外伤史，并且是有较剧烈的尾部疼痛，则应考虑到有尾骨骨折的可能性。疼痛的特点是：坐位时疼痛较重，不敢整个臀部坐下；当由坐位起立时疼痛剧烈。这是因为臀大肌的部分纤维附着在尾骨上，坐位或起坐时臀大肌的收缩必然牵拉患部所致。患者在站立不动时，或者处于卧位时疼痛减轻。检查时，患者有较明显的压痛，但肿胀不明显。直肠指诊检查可发现尾骨移位，并能引起局部剧痛。

X线侧位摄片检查对诊断尾骨骨折或脱位，有无远端向前移位有很大价值；正位片可以显示有无侧方移位。

（二）尾骨骨折的治疗

1. 保守治疗

无移位的尾骨骨折不需要特殊处理，令患者卧床 2～3 周即可。卧床时要防止大便秘结。卧床之后，患者可起床活动，但在坐位时，可加气垫圈保护 1～2 个月。对有轻度移位者，或有轻度骶尾关节脱位者，也不需要复位。对有严重移位者，或有严重骶尾关节脱位者，可以施行肛门内复位，即用手指将骨折或脱位的远端向后推挤，这样可使移位骨有所改善，但难以达到满意的复位效果。

2. 手术治疗

尾骨损伤的患者常常出现尾部疼痛，尾部疼痛即尾骨部、骶骨下部及其相邻肌肉或其他软组织发生的疼痛，其原因乃是该部多种病变所致。

少数尾骨骨折或脱位的患者，可能遗留长时间的尾部疼痛，而且经过长时间的非手术治疗效果不良，其尾部疼痛影响患者的工作、学习和生活，此时，应考虑施行手术治疗，即采用尾骨切除术。

（1）手术前准备：手术的前一日晚施行清洁灌肠，以避免术后短期内排便而引起伤口疼痛或感染。

（2）手术步骤：手术时可采用局部麻醉或骶管麻醉，患者取俯卧位，将髋部垫高，使骶尾部向后突出，以骶尾关节处为中心做纵形切口，切开皮肤、皮下组织，显露尾骨。先找到骶尾关节处，将骶尾关节切开，然后用手术钳将尾骨端夹住并向后上方牵拉，将附着在尾骨上的肌肉分离，直至尾骨尖，取出尾骨。完全取出尾骨后，将骶骨下缘用咬骨钳咬圆。冲洗伤口后缝合肌肉、皮下组织和皮肤。

（3）术后处理：对女性患者来说，为防止术后排尿浸湿敷料，可留置尿管 1 日。

（龚良金）

第七章

脊柱疾病

第一节　颈椎间盘突出症

颈椎间盘突出症是椎间盘退变的一种类型，从退变起初就预示病变节段稳定程度的减弱。颈椎退变不一定导致椎间盘突出，颈椎间盘突出只是颈椎病发病过程中的病理变化之一，是指突出的髓核和破裂的纤维环突向椎管内，在一些情况下，椎间盘变性可同时存在相邻椎节骨赘形成，但并不引起椎间盘突出发病。必须是致压物为单纯的椎间盘组织，才能称为颈椎间盘突出症。

一、发病机制

一般认为，急性颈椎间盘突出症是在椎间盘发生一定程度退行性变的基础上，受到一定外力作用发生。多数由颈部急切性创伤所致，损伤原因主要是加速暴力使头部快速运动导致颈部扭伤，常见于交通事故或体育运动过程，颈部过伸状态下的加速损伤所致的椎间盘损伤最为严重。

（一）椎间盘退变

椎间盘是人体组织中最早和最容易随年龄发生退变的组织，退变的颈椎间盘受轻微外伤即可导致椎间盘突出。颈椎过伸性损伤可致近侧椎体向后移位，屈曲性损伤可使双侧小关节半脱位，结果使椎间盘后方张力增加，造成纤维环和后纵韧带破裂、髓核突出。包绕髓核的纤维环在前部最厚并附着于前纵韧带，因此髓核极少向前突出，而纤维环的后部最薄且可不连续，后侧附着于后纵韧带，因为后纵韧带的外侧解剖结构较薄弱，所以髓核最容易突出于后纵韧带的两侧，即神经根出入椎间孔的部位。

（二）创伤

急性创伤所致颈椎间盘突出以 $C_{3\sim4}$ 为多见。

（1）颈椎过伸性损伤时切应力较大，$C_{3\sim4}$ 椎间隙较接近于着力点。

（2）$C_{3\sim4}$ 小关节突关节面接近水平，容易在损伤瞬间发生类似于弹性关节的一过性前后移位。

（3）慢性颈椎间盘突出以 $C_{5\sim6}$ 及 $C_{6\sim7}$ 为好发部位，因该处头颈活动频率高，也是发生劳损的主要应力集中区。

（4）颈脊髓由于齿状韧带作用而较固定，当外力致椎间盘纤维环和后纵韧带破裂、髓核突出时颈脊髓容易受压。

（5）颈脊神经根在椎间盘水平横行进入椎间孔，颈椎后外侧纤维环和后纵韧带较薄弱，髓核易从该处突出，即使突出物很小，也可能会引起神经根受压。

（三）炎症

颈椎退变不仅表现在形态学变化，椎间盘内在的生物化学平衡也发生改变，表现在退变的椎间盘蛋白多糖含量下降、胶原类型发生转换、基质降解酶活性升高等。这一系列生化改变是椎间盘退变的基础，也可能是退变的椎间盘细胞产生炎症反应的原因。

二、类型

（一）病理类型

根据颈椎间盘突出物的性状，可分为软性突出和硬性突出。

1. 软性突出

主要由髓核物质组成。

2. 硬性突出

较多见，由纤维环或部分未钙化的纤维组织构成。

（二）临床类型

根据颈椎间盘向椎管内突出位置的不同，可分为3种类型（图7-1）。

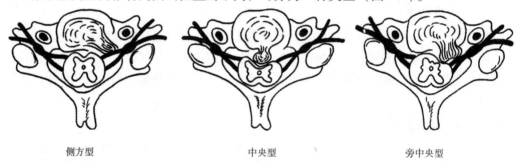

侧方型　　　　　　　中央型　　　　　　　旁中央型

图7-1　颈椎间盘突出的临床类型

1. 侧方型

突出部位在后纵韧带的外侧，钩椎关节的内侧。该处是颈脊神经根通过处，突出的椎间盘压迫颈神经根而产生根性症状。

（1）症状：①颈痛，颈部僵硬，活动受限；②颈部过伸可产生剧烈疼痛，疼痛放射至肩胛或枕部，可因小便或咳嗽时加重；③根性痛是最常见的症状，一侧上肢有疼痛和麻木感，很少两侧同时发生；④伴随根性痛的神经分布区感觉麻木、过敏、减弱；⑤早期可出现肌张力增高，继而很快减弱，并出现肌无力和肌萎缩征，在手部以大小鱼际肌及骨间肌萎缩最为明显；⑥在发作间歇期可以无症状。

（2）体征：①头颈部常处于僵直位；②下颈椎棘突及肩胛内侧可有压痛，病变节段椎旁有压痛、叩击痛；③脊神经牵挂试验和压颈试验阳性；④受累神经节段有感觉、运动减弱及反射改变，肌力减退和肌萎缩等现象。

2. 中央型

突出部位在椎管中央，脊髓的正前方。可压迫脊髓双侧的腹面而产生脊髓双侧的压迫症状。

（1）症状：①很少有颈部疼痛及僵硬；②可出现下肢无力，步态不稳；③严重者可出现四肢不完全性或完全性瘫痪及大小便异常等。

（2）体征：①肢体肌张力增高，腱反射亢进，髌阵挛、踝阵挛以及病理征可出现阳性；②可有不同程度的下肢肌力下降；③本体感觉受累，痛觉、温度觉存在。

3. 旁中央型

突出部位偏于一侧而介于颈神经根与脊髓之间，可压迫两者而产生单侧脊髓及神经根的压迫症状。除有侧方型的症状、体征外，还有不同程度单侧脊髓受压表现，即 Brown - Sequard综合征。常因发生剧烈的根性疼痛而掩盖了脊髓压迫症，出现脊髓压迫者预后较差。

三、诊断

（一）症状

早期表现为病变椎节的松动和椎间盘膨出，进一步发展则出现不稳和椎间盘突出。由于MRI的应用，已将颈椎病与颈椎间盘突出症加以区别，但两者之间仍存在着密切联系。

（二）体征

动态霍夫曼征在颈椎间盘突出症的早期诊断具有意义。动态霍夫曼征阳性是锥体束受损的典型体征，也是判断颈脊髓是否受损的重要依据。在行正常霍夫曼征检查时发现，当头颈处于中立位时，部分颈肩痛患者表现为阴性；而在颈椎动态活动时则可出现阳性，即动态霍夫曼征阳性。

（三）影像学检查

1. X线检查

X线检查可见颈椎呈退行性改变，生理曲度减小或梯形变、椎间隙变窄，年轻病例的椎间隙可无明显改变。

2. CT检查

CT检查可准确地显示椎间盘突出的位置、大小及形态，对诊断侧方型突出的价值高于MRI。能准确地判断硬膜囊、神经根受压情况及椎管有效矢状径，为手术治疗提供了可靠的依据。另外，对X线摄片显示有椎间盘突出间接征象或两个以上常见征象，以及对临床症状、体征典型，而X线检查无异常表现者，均应行CT检查，以便确诊。但CT检查不能反映脊髓信号的改变。

3. MRI检查

MRI检查对颈椎间盘突出的诊断与定位很有价值，其诊断准确率明显高于CT。MRI成像不同信号强度组成的图像，不仅能直接显示颈椎间盘突出的部位，还可灵敏地反映病变与毗邻组织的关系。中央型突出的髓核位于椎管中央，常呈丘状，硬膜囊受压变形，严重者压迫脊髓，使局部变扁、凹陷或呈月牙状。侧方突出的髓核呈团块状从后外侧突出，压迫神经根和脊髓侧方，使神经根向后外侧移位或消失，脊髓前外侧受压变形并挤向另一侧（图7-2）。

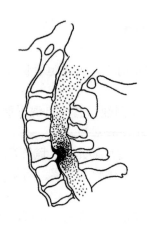

图 7-2 颈椎间盘突出表现

按 Nagata 方法，颈脊髓受压程度可分为 4 个等级。0 级：脊髓未受压；1 级：脊髓轻度受压；2 级：脊髓受压程度 <1/3；3 级：脊髓受压程度 >1/3。

慢性颈椎间盘突除了上述 MRI 表现外，常并发一个或多个椎间盘膨出，相邻椎体边缘有骨质退行性改变。如为颈椎间盘膨出，可表现变性的椎间盘向后膨出，T_2WI 上椎间盘信号减低，呈现凸面向后的弧形改变，硬膜囊前缘有轻度压迹。此外，还可出现硬膜外脂肪影变形、移位或消失，椎间隙狭窄以及软骨板呈混杂信号，脊髓受压严重者 T_2WI 上呈高信号。

四、鉴别诊断

须与颈椎病、颈部扭伤、肩周炎、椎管内肿瘤、胸廓出口综合征及尺神经炎鉴别。

（一）颈椎病

两者均可造成脊髓或脊神经根压迫症，严格区分较困难。

（1）病理特点：颈椎病病情常逐渐加剧，缓解间歇不明显，早期可引起颈部局部不适或疼痛，少有脊髓压迫症，多数可获得缓解。

（2）发病年龄：发病年龄有明显差异，颈椎病发病年龄平均多在 50 岁以上，颈椎间盘突出的发病年龄偏低。

（3）临床特点：颈椎间盘突出症有起病急骤、病情发展较快的特点。轻微创伤、头颈部持久非生理姿势可以诱发本病。

（二）肩周炎

多数在 50 岁左右发病，好发年龄与颈椎病相似，两者容易混淆。

（1）关节活动：有肩关节活动障碍，上肢常不能上举和外展，而颈椎间盘突出症不影响肩关节活动。

（2）疼痛部位：肩周炎疼痛部位在肩关节，而颈椎间盘突出症多以棘突为中心。

（3）X 线表现：肩周炎多为普通的退变征象，而颈椎间盘突出症可有颈椎生理前曲消失及颈椎不稳。

（4）封闭反应：封闭疗法对肩周炎有效，而对颈椎间盘突出症无效。

（三）颈部扭伤

颈部扭伤俗称落枕，其发病与颈型颈椎病相似，多系睡眠中体位不良所致。

（1）压痛：颈椎间盘突出症压痛点在棘突部，程度也较明显。颈部扭伤压痛点在损伤肌肉部位，急性期疼痛剧烈，压之难以忍受。

（2）肌紧张：颈部扭伤可触摸到条索状压痛肌肉，而颈椎间盘突出症只有轻度肌紧张。

（3）牵引反应：颈部牵引时，颈椎间盘突出症的症状多可缓解，而颈部扭伤疼痛加剧。

（4）封闭反应：做痛点封闭，颈部扭伤症状可在封闭后消失或缓解，而封闭疗法对颈椎间盘突出症无显著效果。

五、治疗

选择颈椎间盘突出症的治疗方法主要依靠临床表现，而不能完全根据影像学表现。对确定有脊髓或脊神经根压迫症状者，原则上应采用手术治疗。手术目的是解除压迫，稳定病变椎节。手术方法选择问题，是采用单纯髓核摘除，还是整个椎间盘切除加植骨融合，存在不同的观点，对于临床明显不稳的颈椎间盘突出症，椎间盘切除后同时施行颈椎椎间融合术，最终可获得满意的效果。

（一）保守治疗

仅有局部症状或轻度神经根性症状，通常选择保守治疗。

1. 颈椎牵引

适用于侧方型颈椎间盘突出症，对中央型颈椎间盘突出症，牵引有可能加重病情。可采取坐位或卧位牵引，使颈椎呈微屈曲位。牵引重量坐位宜 $6.0 \sim 7.5$ kg；卧位宜 $1.5 \sim 2.5$ kg，采用持续牵引，一般以 2 周为 1 个疗程。

2. 围领制动

牵引后症状缓解者，应采用围领保护，限制颈部过度活动，有利于病情恢复。

3. 理疗

轻型病例选择蜡疗或氢离子透入法治疗，可获得一定效果。

4. 药物治疗

适当应用活血化瘀中药和镇静止痛药物，对缓解病情有一定作用。

（二）手术治疗

确定有致压物如突出的椎间盘、骨折片或血肿等压迫颈髓时，应及时施行减压手术，并重建颈椎稳定性。多采用前路椎间盘摘除、植骨融合术，以达到解除压迫、恢复椎间隙高度、重建颈椎稳定性。

1. 适应证

症状呈进行性加重、反复发作，保守治疗不能缓解，有明显神经功能障碍或出现脊髓压迫症状，应行手术治疗。

2. 手术方法

（1）颈前路减压术：适用于中央型和旁中央型颈椎间盘突出症。颈椎前路减压、融合术后，恢复和维持理想的椎间高度是重建颈椎生理曲线的基础，并能使皱褶的黄韧带紧张，椎间孔扩大，从而缓解和防止颈髓和神经根受压。

（2）颈后路髓核摘除术：可达到缓解和防止颈髓和神经根受压。

（3）颈椎间盘显微切除术：有后侧和前侧两种入路，在治疗颈椎间盘突出中，其入路选择仍有较大争议。后外侧入路治疗单根神经根受损的外侧型髓核脱出，效果较为理想。术中小关节突切除的范围应根据神经根和突出椎间盘的关系而定。

（毛玉琳）

第二节　颈椎管狭窄症

构成颈椎管的解剖结构，因发育性或纤维性退变因素，造成一个或多个椎节管腔狭窄，导致脊髓血液循环障碍，引起脊髓及神经根压迫症者称为颈椎管狭窄症。临床上腰椎管狭窄最常见，其次为颈椎管狭窄，胸椎管狭窄较少见。

一、发病机制

（一）发育性颈椎管狭窄症

发育性颈椎管狭窄症是指颈椎在发育过程中，因某些因素致椎弓发育过短，椎管矢径较正常狭窄，导致脊髓及脊神经根受到刺激或压迫，并出现一系列临床症状。颈椎管狭窄症是以颈椎发育性椎管狭窄为其解剖特点，以颈脊髓压迫症为临床表现的颈椎疾患。在早期或在未受到外来致伤因素的情况下，可无明显症状。但随着脊柱的退行性改变加重，或者是头颈部的一次外伤后，均可使椎管狭窄程度加重，导致脊髓受压。椎管发生狭窄时，椎管内的储备间隙减少或消失，脊髓在椎管内更贴近椎管周壁，此时，即使在正常的颈椎伸屈活动中，也可能因刺激和挤压脊髓而导致脊髓损伤。20 世纪 70 年代以来，认为发育性椎管狭窄是颈椎病的重要发病基础因素，临床资料表明，脊髓型颈椎病中，发育性颈椎管狭窄者占 60% ~70% 。

（二）退变性颈椎管狭窄症

退变性颈椎管狭窄症是颈椎管狭窄中最常见的类型。退变发生的时间和程度与个体差异、职业、劳动强度及创伤等有密切关系。颈椎位于相对固定的胸椎与头颅之间，活动较多，故在中年以后，容易发生颈椎劳损，首先表现为颈椎间盘的退变，其次是韧带、关节囊及骨退变增生。由于椎间盘退行性改变，可引起椎间隙不稳，继而出现椎体后缘骨质增生、椎板增厚、小关节增生肥大及黄韧带肥厚，造成突出混合物压迫脊髓，使椎管内的有效容积减少，椎管内缓冲间隙明显减少甚至消失，引起相应节段颈脊髓受压。如同时遭遇外伤，破坏椎管内骨性或纤维结构，则可迅速出现颈脊髓受压的症状。

（三）医源性颈椎管狭窄症

医源性颈椎管狭窄症主要由手术原因导致。

（1）由于手术创伤，出血及瘢痕组织形成，与硬膜囊粘连并造成脊髓压迫。

（2）椎板切除过多或范围过大，未行骨性融合，导致颈椎不稳，引起继发性、创伤性结构改变。

（3）颈椎前路减压植骨术后，骨块突入椎管内。

（4）椎管成形术失败。

（四）其他

如颈椎病，颈椎间盘突出症，颈椎后纵韧带骨化症，颈椎肿瘤、结核和创伤等。在这些疾病中，颈椎管狭窄只是其病理表现的一部分，故不能诊断为颈椎管狭窄症。

二、类型

根据颈椎管狭窄症的病因，可分为4种类型：①发育性颈椎管狭窄；②退变性颈椎管狭窄；③医源性颈椎管狭窄；④其他病变和创伤所致的继发性颈椎管狭窄。

三、诊断

（一）症状

1. 感觉障碍

发病早期，由于脊髓丘脑束及其他感觉神经纤维束受累，可出现四肢麻木、过敏或疼痛。部分一侧肢体先出现症状，也可四肢同时出现，多数感觉障碍从上肢开始，尤以手臂部多见。躯干部症状有第2肋或第4肋以下感觉障碍，胸、腹或骨盆区"束带感"，严重者可出现呼吸困难。

2. 运动障碍

一般在感觉障碍之后出现，表现为锥体束征，如四肢无力及僵硬、不灵活。大多数开始有下肢无力、沉重、脚落地似"踩棉花"感，严重者站立步态不稳，容易随着症状的逐渐加重出现四肢瘫痪。

3. 括约肌障碍

一般出现在晚期。早期为大小便无力，以尿频、尿急及便秘多见。晚期可出现尿潴留及大小便失禁。

（二）体征

颈部体征不多，颈椎活动受限不明显，颈椎棘突或棘突旁可有压痛。躯干及四肢常有不规则的感觉障碍，躯干两侧可不在一个平面，也可能有一段区域的感觉减退，而腰部以下正常。浅反射如腹壁反射、提睾反射多呈减弱或消失。深感觉如位置觉、振动觉存在。腱反射多明显活跃或亢进，肛门反射多数存在。霍夫曼征单侧或双侧阳性，是 C_6 以上脊髓受压的重要体征。下肢肌肉痉挛侧可出现巴宾斯基征阳性，膝、踝阵挛阳性。四肢肌肉萎缩，肌力减退，肌张力增高。

（三）影像学表现

1. X线检查

颈椎发育性椎管狭窄主要表现为颈椎管矢状径减少。因此，在标准侧位片行椎管矢径测量是确立诊断准确而简便的方法。椎管矢径为椎体后缘至棘突基底线的最短距离，如矢状径绝对值<12 mm，属发育性颈椎管狭窄；绝对值<10 mm者，属于绝对狭窄。因椎管与椎体的正中矢状面在同一解剖平面，其放大率相同，用比率法表示更为准确，可排除放大率的影响。正常椎管与椎体的比为1：1，当比率<0.75时，提示有椎管狭窄，当比率>0.75时可确诊。此时，可出现下关节突背侧皮质缘接近棘突基底线的情况（图7-3）。

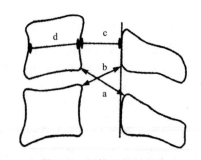

图 7-3　颈椎矢状径测量

a、b. 棘突基底连线；c. 椎管矢状径；d. 椎体矢状径

2. CT 检查

CT 可清晰显示颈椎管形态及狭窄程度。发育性颈椎管狭窄的突出表现为椎弓短小、椎板下陷致矢状径缩短，椎管各径线均小于正常。椎管呈扁三角形，硬膜囊及脊髓呈新月形，脊髓矢状径小于正常，颈椎管正中矢状径 <10 mm 为绝对狭窄。退变性颈椎管狭窄，CT 扫描显示椎体后缘有不规则致密的骨赘并突入椎管，黄韧带肥厚或钙化等，脊髓萎缩则表现为脊髓缩小而蛛网膜下隙相对增宽。

3. MRI 检查

可准确地显示颈椎管狭窄的部位及程度，并能纵向直接显示硬膜囊及脊髓的受压情况，尤其当椎管严重狭窄致蛛网膜下隙完全梗阻时，能清楚地显示梗阻病变上、下尾端的位置。但 MRI 对椎管的骨性结构显示不如 CT 扫描，因骨皮质、纤维环、韧带和硬膜均表现为低信号或无信号改变，而骨赘、韧带钙化或骨化也为低信号，因此，在显示椎管退行性病变及脊髓与神经根的关系上，MRI 不如常规 X 线摄片及 CT 扫描。

四、治疗

多数经保守治疗后，症状可获得缓解。对脊髓损害发展较快、症状较重者应尽快行手术治疗。手术方法按照入路不同可分为前路手术、前外侧路手术及后路手术。手术入路的选择，应在临床的基础上，借助 CT 及 MRI 影像学检查结果确定。

（一）前路手术

前路减压手术分为两类：一类是摘除椎间盘突出物，把突向椎管的髓核及纤维环彻底刮除；另一类是摘除突出物，把突向椎管内的椎间盘连同骨赘一起切除，同时植骨。

（二）后路手术

全椎板切除脊髓减压术，可分为局限性椎板切除、椎管探查减压和椎板切除椎管探查减压术。

（毛玉琳）

第三节　胸椎间盘突出症

由于胸椎受到胸廓固定，不似颈椎与腰椎活动度大，故椎间盘退变较为少见。随着影像学检查方法进展，诊断本病有增加的趋势。

胸椎间盘突出症多发生在下部胸椎，自 $T_{6\sim7}$ 开始增多，以 $T_{10\sim12}$ 和 $T_{11}\sim L_1$ 为最多见。发病年龄为 20～60 岁，以中年劳动者的发病率较高。

一、类型

有中央型和侧后方型，临床上大约各占一半。

二、临床表现

发病多较隐袭，病程呈慢性加重趋势，有外伤史者病情发展可较快。

（一）躯干

有季肋部疼痛，肩、背、腰痛，胸、腹部"束带"感。

（二）下肢

多有麻木、无力及行走困难，有足底"踩棉花"感，甚至"剪刀"步态。

（三）括约肌

可有小便失禁或潴留。

三、诊断

多数表现为上神经元损伤症状，即下肢肌张力增高，腱反射亢进及病理反射阳性等，压迫平面以下有范围不定的感觉丧失。胸腰段椎间盘突出常有下神经元症状，即下肢麻木，肌力减弱，腱反射减弱或消失及病理反射阴性等。神经根受压症状为肋间神经痛和大腿前外侧疼痛。

影像学检查如下。

（一）X 线检查

X 线平片可见椎间隙狭窄以及椎间盘突出钙化，在中年以上，可有椎体后缘骨唇增生。

（二）CT 检查

CT 扫描可显示椎间盘突出部位、类型及程度。

（三）MRI 检查

MRI 检查除显示椎间盘突出压迫外，还可通过脊髓信号的改变进行鉴别诊断。

四、鉴别诊断

主要为胸椎间盘突出症与胸椎管狭窄症的鉴别。

（一）年龄

胸椎间盘突出症除中年人外，青少年也可发生；而胸椎管狭窄症主要发生在中老年。

（二）症状

偏后外侧型的胸椎间盘突出症，主要引起单侧肢体或神经根症状；胸椎管狭窄症多为双侧症状。

（三）影像学检查

影像学检查是鉴别诊断的主要依据，胸椎间盘突出症多系单一椎间盘突出，极少有 2 个间隙突出，无椎管狭窄症的病理改变；胸椎管狭窄症则有多种病理改变，包括黄韧带肥厚、骨化，关节突增大，椎板增厚，胸椎 OPLL 及椎间盘突出等，其压迫以后方为主。

五、治疗

（一）保守治疗

保守治疗适用于年轻及症状较轻者，在青少年的胸椎间盘突出钙化，吞噬细胞可能使突出物及钙化吸收。急性后侧方突出压迫肋间神经痛，经保守治疗，部分症状可获缓解。

（二）手术治疗

1. 手术原则

（1）胸椎管较狭小，一旦椎间盘突出压迫脊髓，则难以得到缓解。

（2）经保守治疗无效的急性后侧方突出压迫肋间神经痛，须考虑手术治疗。

（3）由于胸椎曲线后弓，压迫来自脊髓前方，故椎板切除减压多无效果，手术须从脊髓前方或侧前方进行减压。

2. 显露途径

（1）后入路经椎弓根切除突出椎间盘。

（2）肋横突切除术切除突出椎间盘。

（3）剖胸（或胸膜外）切除突出椎间盘。

（4）胸腔镜经胸切除突出的椎间盘。

3. 手术入路

（1）椎间盘较大、钙化、基底宽的突出，中央突出及突出物进入硬脊膜内者，应选择经腹侧入路，以清楚地显露硬脊膜及突出物，利于完全切除。

（2）中央型及椎间盘突出钙化者，选用剖胸、肋横突切除，也可采用胸腔镜手术。

（3）侧后突型及压迫单侧脊髓或神经根者，选用单侧经椎弓根入路切除。对突出物进入硬脊膜内，可经椎板切除，切开硬膜后切除椎间盘。

4. 内固定方式

术后胸椎的稳定性与手术创伤及切除骨组织多少有关。

后正中入路，经椎弓根至脊髓侧前，切除侧后椎间盘突出，小关节仅切除内半，对稳定性影响不大，可不必做椎间固定及融合。

切除肋头、横突及该侧椎弓根，显露椎管前侧，切除椎间盘突出，在 T_{10} 以上，并不明显影响其稳定性，因此，一般不需内固定及融合。

在胸腰段 $T_{11} \sim L_1$，因已无胸廓稳定性保护，如果切除部分关节突，则稳定性受影响，须置入内固定。

（毛玉琳）

第四节　胸椎管狭窄症

1971 年 Nakanish 报道了胸椎后纵韧带骨化症（OPLL）引起的胸椎管狭窄症。资料统计，胸椎管狭窄症（TSS）的发生率少于颈椎管及腰椎管狭窄症，但治疗技术要求较高，预后也较差。

一、类型

（一）脊髓后方受压

脊髓后方受压为主要形式，包括小关节增生、肥大、内聚、压迫脊髓，肥厚黄韧带或骨化压迫脊髓及椎板增厚，压迫脊髓等。

（二）脊髓前方受压

脊髓前方受压主要是前方压迫为主，可同时存在后方胸椎退行性病变。

（三）胸椎后凸畸形

胸椎后凸畸形主要为脊髓受前方压迫所致。

二、病理改变

（一）小关节肥大、增生、内聚

上关节突增生、肥大，压迫脊髓的侧后方。

（二）黄韧带肥厚

黄韧带肥厚从后方压迫脊髓，是胸椎管狭窄的最主要因素，也是胸椎退变的主要改变，病变长度可达 7 ~ 15 mm。

（三）黄韧带骨化

常与增厚的椎板连在一起，厚度可达到 30 mm，压迫脊髓。常伴有小关节退变、增生。

（四）椎板增厚

这是胸椎退行性变的病理改变之一，厚度可达 20 ~ 25 mm，脊髓受压后自身保护改变可发生继发脊硬膜增厚。

（五）胸椎后纵韧带骨化（OPLL）

OPLL 多为多节段，如 $C_7 \sim T_7$、$T_{5\sim8}$、$T_{1\sim5}$、$T_{6\sim10}$，从前面压迫脊髓。

（六）胸椎间盘突出

胸椎间盘突出多见在 $T_{10\sim11}$、$T_{12} \sim L_1$ 段，中央型者压迫脊髓，后侧方者压迫神经根。

（七）多节段

胸椎管狭窄症病变多为多节段。可多达 4 ~ 8 节段，多发生在下胸椎，占 86% 左右。这与人体活动扭转有关，人体行走左右腿每向前迈一步，躯干即发生向左及右旋转各 1 次，旋转的部位大多发生在下胸椎，故胸椎的小关节面是前后的，利于左右扭转活动，下胸椎扭转活动多，较容易发生退变、小关节增生、肥大、内聚，黄韧带增厚甚至骨化，椎板增厚，是多节段发病的原因，椎间盘退变、突出，也多发生在下胸椎。

三、临床表现

（一）病程

发展较缓慢，多数病史超过 1 年。

（二）症状

主要症状为下肢麻木、疼痛。常自足部开始，逐渐向上发展至胸腹部，足底有"踩棉花"感，多数伴有背腹束带感，症状继续加重，可导致走路困难，甚至括约肌功能障碍。

（三）体征

（1）痛觉：胸背脊柱病变节段的棘突有明显压痛及叩击痛，常引起向下肢放射痛。

（2）感觉：感觉平面不定，常与脊髓受压平面不一致，多低于受压平面。下肢感觉减退，呈痉挛步态。

（3）肌力及肌张力：轻度受压者，下肢肌力正常或小腿至足肌力下降，如胫前肌、足踇长伸肌、腓骨肌等，肌力下降可由Ⅳ、Ⅲ级至 0 级。肌张力常有增高。

（4）病理反射：出现上神经单位受累体征，如膝腱、跟腱反射亢进，髌、踝阵挛阳性、巴宾斯基征、奥本海姆征、戈登征、查多克征均可阳性。胸椎管狭窄累及上腰椎管，下肢呈下神经单位损伤性肌力下降、肌张力不高，跟腱反射减弱或消失，病理反射阴性。

四、临床分型

胸椎管狭窄症的病理包括狭窄的平面、范围以及压迫物方向等均有所不同，临床分型有助于选择正确的治疗方法。

（一）单椎关节型

约占 10%，椎管狭窄病理改变限于 1 个椎间及关节突关节，截瘫平面以及 X 线摄片、脊髓造影、CT 等检查的病变节段均在此同一平面。

（二）多椎关节型

约占 80%，胸椎管狭窄病理改变累及连续的多个椎节，5~7 个椎节居多。截瘫平面多在狭窄段的上界，脊髓造影呈完全梗阻时则多在狭窄段的下界，如显示不全梗阻则为多椎节狭窄。确定狭窄段全长椎节数，需要根据 X 线侧位片上关节突肥大、增生、突入椎管的椎节数以及脊髓造影完全梗阻为下界、截瘫平面为上界计算其椎节数。MRI 可显示狭窄段。

（三）跳跃性多椎关节型

约占 6%，例如上胸椎有 3 椎节狭窄，中间 2 椎节无狭窄，下胸椎又有 3 椎节狭窄。截瘫平面在上胸椎，部分可表现为不完全瘫；下段狭窄较明显，截瘫表现也较严重。脊髓造影可显示不全梗阻，MRI 检查有全段椎管狭窄。

（四）胸椎后纵韧带骨化型

椎管狭窄既有胸椎后纵韧带骨化压迫，同时还有后及侧后椎管壁的增厚压迫。

（五）伴椎间盘突出型

多为单椎关节型及多椎关节型并发有椎间盘突出，多数有轻微外伤史，脊髓造影、MRI

显示突出之压迹在脊髓前方，同时伴有后方压迫。

（六）驼背型

主要为后凸椎体后缘压迫脊髓。

五、影像学检查

（一）X 线平片和侧位断层片

侧位断层片上关节突肥大、增生、突入椎管，是诊断的重要依据。

X 线平片和侧位断层片可清楚地显示病变节段不同程度的退变性征象，椎体骨质增生可以较为广泛；椎弓根短而厚；后关节增生、肥大、内聚，上关节突前倾；椎板增厚，椎板间隙变窄，后关节间隙及椎板间隙模糊不清，密度增高。部分表现有椎间隙变窄，前纵韧带骨化，椎间盘钙化，椎管内黄韧带钙化影或椎管内游离体。

（二）CT 检查

CT 扫描可清晰显示胸椎管狭窄的程度和椎管壁的改变，椎体后壁增生、后纵韧带骨化、椎弓根变短、椎板增厚、黄韧带增厚、骨化等可使椎管矢状径变小；椎弓根增厚、内聚使横径变短；后关节增生、肥大、关节囊增厚、骨化使椎管呈三角形或三叶草形，关节突起、增生、肥大、突入椎管。

（三）MRI 检查

MRI 是一种无损害性检查，有取代脊髓造影的趋势，其显示脊髓内部病变或肿瘤信号清晰，可观察脊髓内部改变和受压情况，以便与脊髓内部病变或肿瘤相鉴别。胸椎椎管狭窄在磁共振成像的改变，纵切面成像可见后纵韧带骨化、黄韧带骨化、脊髓前后间隙缩小甚或消失。伴有椎间盘突出者，可显示突出部位压迫脊髓。横切面则可见关节突起、肥大、增生与黄韧带增厚等，但不如 CT 扫描清晰。MRI 除提供椎管狭窄长度之外，还提供脊髓信号，如 T_1 加权像脊髓内有低信号，表示脊髓受压且本身已有病变。

（四）脊髓造影

脊髓造影可确定狭窄部位及范围，为手术治疗提供比较可靠的资料。常选用腰椎穿刺逆行造影，头低足高位观察造影剂流动情况。完全梗阻时只能显示椎管狭窄的下界，正位片常呈毛刷状，或造影从一侧或两侧上升短距离后完全梗阻；侧位片呈鸟嘴状，能显示主要压迫来自后方或前方。不完全梗阻时可显示狭窄的全程，受压部位呈节段状充盈缺损。症状较轻或一侧下肢症状重者，正侧位观察或 X 线摄片难以发现病变时，从左侧前斜位或左右后斜位水平观察或投照可显示后外侧或前外侧充盈缺损，即为病变部位。MRI 既是非侵入性检查又能显示各种病变，脊髓造影现已少用。

（五）皮质诱发电位（CEP）检查

刺激双下肢胫后神经或腓总神经，由头皮接收。不完全截瘫或完全截瘫病其 CEP 均有改变，潜伏期延长，波幅峰值下降以至消失。椎板减压术后，CEP 出现波峰恢复，则是截瘫好转的征象。因此，CEP 不但可以用于术前检查脊髓损害情况，也可作为了解术后脊髓恢复效果的方式。

（六）奎氏试验

腰椎穿刺时可先做奎氏试验，多数呈不全梗阻或完全梗阻，部分患者无梗阻。

（七）脑脊液检查

蛋白多数升高，细胞计数偶有升高，糖和氯化物正常，细胞学检查无异常。红细胞沉降率、类风湿因子、碱性磷酸酶，血钙、磷、氟化物检查正常。

六、诊断

接诊下肢截瘫患者时，应想到胸椎管狭窄症的可能。

（1）中老年人，无明显原因逐渐出现下肢麻木、无力、僵硬不灵活等截瘫症状，呈慢性进行性发展趋势，或因轻外伤而加重。

（2）X线摄片检查显示胸椎退变、增生，特别是侧位片上有关节突起、肥大、增生、突入椎管，侧位断层片上有黄韧带骨化（OYL）和（或）胸椎后纵韧带骨化，并排除脊椎外伤及其他破坏性病变。

（3）CT可见关节突关节肥大，向椎管内突出，椎弓根变短，OYL或OPLL致椎管狭窄。

（4）磁共振可显示椎管狭窄、椎间盘突出及脊髓的改变。

（5）脊髓造影呈不完全梗阻或完全梗阻。不完全梗阻者呈节段性狭窄改变，压迫来自后方肥大的关节突、OYL或前方的OPLL。

七、鉴别诊断

（一）胸椎结核

一般有结核病史和原发病灶。脊柱X线摄片上可见椎体破坏、椎间隙变窄和椎旁脓肿的阴影。患者多有消瘦、低热、盗汗和红细胞沉降率增快等全身症状。

（二）肿瘤

胸椎转移性肿瘤全身情况较差，可能找到原发肿瘤，X线摄片显示椎体破坏。椎管内良性肿瘤的X线平片无明显退行性征象，可有椎弓根变薄、距离增宽、椎间孔增大等椎管内占位征象，X线摄片、MRI、脊髓造影可有椎管内髓外肿瘤呈杯口状改变，脑脊液蛋白量显著增高。

（三）单纯胸椎间盘突出症

常缺少典型的临床表现，需做CT、MRI、脊髓造影等特殊检查才能区别，在椎间盘平面有向后占位的软组织影，多有明显的外伤史。

（四）脊髓空洞症

多见于青年人，好发于颈段，发展缓慢，有明显而持久的感觉分离，痛、温觉消失，触觉和深感觉存在，蛛网膜下隙无梗阻，脑脊液蛋白含量一般正常，MRI显示脊髓内有长条空洞影像。

（五）肌萎缩性及原发性侧索硬化症

有广泛的上运动神经元和下运动神经元损害的表现，但无感觉缺失和括约肌功能障碍。

MRI 可以鉴别。

（六）其他

外伤性硬膜外血肿、单侧后关节突骨折、蛛网膜囊肿，一般有外伤史，起病急，X线平片无异常，MRI 可作区别。另外，须与少见的蛛网膜炎、联合性硬化、恶性贫血及中毒引起的脊髓病相鉴别。

八、治疗

（一）保守治疗

对退变性胸椎管狭窄，目前尚无有效的保守治疗方法。

（二）手术治疗

1. 手术适应证

手术减压是解除压迫、恢复脊髓功能的唯一有效的方法。因此，一经确诊，即应尽早手术治疗。

2. 手术时机

应尽快手术，特别是脊髓损害发展较快者。

3. 手术途径

整块半关节突椎板切除术单椎关节狭窄切除范围见图7-4。

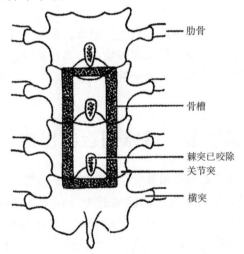

图 7-4 整块半关节突椎板切除术单椎关节狭窄切除范围

（1）后路全椎板切除减压术：是首选方法，可直接解除椎管后壁的压迫，减压后脊髓轻度后移，间接缓解前壁的压迫。减压范围可按需要向上、下延长，在直视下手术操作较方便且安全，并发有旁侧型椎间盘突出者可同时摘除髓核。

（2）侧前方减压：以后纵韧带骨化为主要因素的椎管狭窄，尤以巨大孤立型后纵韧带骨化，后路手术效果不佳，会引起症状加重。应从侧前方减压、切除骨化块，以解除脊髓压迫。但多节段 OPLL 从前路切除有一定难度。

胸椎管狭窄并发中央型椎间盘突出时，从后路手术摘除髓核较困难且容易损伤脊髓及神经根，故以采用侧前方减压为宜。侧前方入路可切除后纵韧带骨化块、严重椎体后缘增生骨赘和摘除突出的髓核，还可以切除一侧椎弓根、后关节、椎板及黄韧带，达到充分减压的效果。做中下段胸椎侧前方减压术，由于脊髓大根动脉 10% 来自左侧肋间动脉，故应选择右侧入路。如需从左侧入路，应注意保护肋间动脉及根动脉，避免结扎。

4. 颈椎和腰椎管狭窄

胸椎管狭窄症可同时存在严重的颈椎或腰椎管狭窄，需同时手术处理。如狭窄段互相连续，可一次完成手术；若狭窄段不连续，一次手术难以耐受者，可做分次手术。

九、临床疗效

临床观察，经手术减压的治疗效果，优良率在 83% ~ 85%，有的在 90% 以上。治疗效果可作以下标准评定。

（1）优：截瘫完全恢复。

（2）良：恢复自由行走，括约肌可以完全主动控制，但肌力未正常或有麻木感，存在病理反射。

（3）进步：减压术后感觉运动及括约肌功能有进步，但不能自由行走，需用拐杖辅助，或尚不能起床。

（4）差：较术前无进步。

十、预后

截瘫恢复的预后与截瘫程度、截瘫病程有关。截瘫较重、完全截瘫或下肢肌力在 Ⅱ 级以下者，恢复效果较差；截瘫程度虽重，但病程较短者，其恢复较好。脊髓压迫时间较长，可能有脊髓缺血性改变。由于解剖关系，下胸椎管狭窄术后效果优于上胸椎。

（曾志民）

第五节　腰椎间盘突出症

腰椎间盘突出症是骨科的常见病和多发病，是腰腿痛最常见的原因。统计表明，腰痛在轻劳动者中占 53%，重劳动者中占 64%，患腰痛者 35% 可发展为椎间盘突出症，现已认识到大多数腰痛并发坐骨神经痛是由腰椎间盘突出症引起。本病多发于青壮年，患者痛苦大，有马尾神经损害者可有大小便功能障碍，严重者可致截瘫，对患者的生活、工作和劳动均可造成很大影响。

一、应用解剖

脊柱的椎骨有 32 块，因寰枢椎之间和骶、尾椎之间无椎间盘，故椎间盘只有 23 个。椎间盘的总厚度占脊柱全长的 1/5 ~ 1/4，其中以腰部椎间盘为最厚，约为 9 mm。其形状与脊柱的生理性弯度相适应，对脊柱具有连接、稳定、增加活动及缓冲震荡的弹性垫作用（图 7-5）。

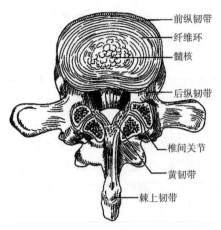

图 7-5　腰椎体间横断面解剖形态

（一）腰椎间盘的结构（图 7-6）

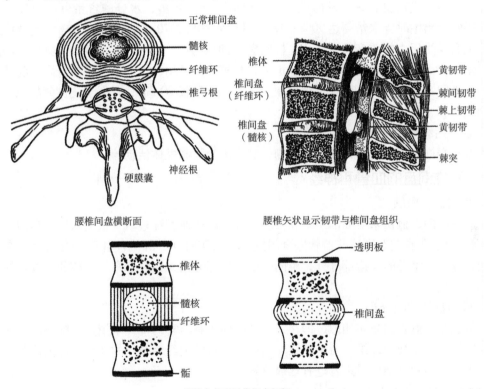

图 7-6　腰椎间盘的结构示意图

腰椎间盘由软骨板、纤维环、髓核及前、后纵韧带 4 部分构成。

1. 软骨板

由透明软骨构成，覆盖于椎体上、下面前环中间的骨面，平均厚度约为 1 mm，有许多微孔，是髓核水分代谢产物的通路。成人的软骨板为无血管、神经的组织。损伤时不产生疼痛，也不能自行修复。软骨板与纤维环一起将胶状髓核密封，如软骨板有破裂或缺损，髓核可突入椎体，在 X 线摄片上显示椎体有压迹，称为 Schmorl 结节。

2. 纤维环

由含胶原纤维束的纤维软骨构成，位于髓核的四周，其周边部纤维附着于上下椎体的边缘，中层纤维附着在上下椎体的骺环，内层纤维附着于软骨板。在横切面上可见多层纤维软骨呈同心圆排列，各层之间有黏合物质牢固结合。纤维环的纤维束相互呈30°~60°角斜行交叉重叠，这种纤维束的特殊排列使椎间盘能承受较大的弯曲和扭转负荷。纤维环为较坚实的组织，其前侧及两侧较厚，后侧较薄，各层之间黏合物质较少，不如前部及两侧部坚实。纤维环的前部有强大的前纵韧带加强，后侧有后纵韧带，但后纵韧带较窄且薄，在暴力较大时，髓核易向后方特别是向后外方突出。

3. 髓核

髓核是一种弹性胶状物质，被纤维环和软骨板包绕，成人期髓核位于腰椎间盘偏后，脊柱的运动轴通过此部，其有如弹簧的弹性作用，可减少脊髓与头部的震荡。髓核中含有大量的水分和黏多糖蛋白复合体、硫酸软骨素。依据不同的年龄，水分的含量可占髓核总量的70%~90%。出生时含水量高达90%；18 岁时约为80%；70 岁时下降至70%。髓核中的含水量可随着承受压力的改变发生变化。椎间盘受到压力时，髓核中的水分通过软骨板外渗，使含水量减少。压力解除后，水分重新进入，髓核体积又增大，弹性和张力升高。随着年龄的增长，椎间盘逐渐退变，含水量随之减少，其弹性和张力减退，降低了抗负荷的能力，容易受到损伤。

4. 前、后纵韧带

附着于脊椎及软骨表面，韧带很坚韧，其作用为限制椎体活动。

（二）椎间盘的血管和神经

1. 椎间盘的血供

在胎儿时期，血供来自周围组织和椎体，椎体的微血管穿过软骨板进入椎间盘内，但不进入髓核，至12 岁左右则这些血管完全闭锁。在幼年时期，纤维环各部分有血管分布，至成年期，除了纤维环的周边部分外，椎间盘的其他部分均无血管存在，髓核和纤维环的营养靠周围渗透供应。

2. 椎间盘的神经分布

一般认为与血管的分布相似，即在纤维环的周边有丰富的神经末梢，纤维环的深部、软骨板和髓核内均无神经纤维。由于纤维环周边有丰富的神经纤维，故在纤维环损伤时可产生腰痛，手术中切除纤维环时患者也有疼痛感觉。

（三）腰椎间盘与神经根的关系

腰骶神经根从硬脊膜囊的前外侧穿出，在椎管内斜向外下走行，然后经椎间孔出椎管。

1. L_3、L_4 神经根

皆自相应的椎体上 1/3 或中 1/3 水平出硬膜囊，紧贴椎弓根入椎间孔，在椎管内行走过程中，不与同序数椎间盘相接触。

2. L$_5$ 神经根

自 L$_4$、L$_5$ 椎间盘水平或其上缘出硬膜囊，向外下走行，越过 L$_5$ 椎体后上部，绕椎弓根入 L$_5$、S$_1$ 椎间孔。

3. S$_1$ 神经根

发自 L$_5$、S$_1$ 椎间盘的上缘或 L$_5$ 椎体下 1/3 水平，向下外走行，越过 L$_5$、S$_1$ 椎间盘的外 1/3，绕 S$_1$ 椎弓根入椎孔。

腰椎间盘突出以 L$_4$、L$_5$ 和 L$_5$、S$_1$ 平面的发病率最高，突出部位多在椎间盘的后外侧。椎间盘的突出物主要压迫在此处或即将穿出硬膜囊的下一节段的神经根，如突出物较大或突出偏内时，也可压迫硬膜囊内的下一条神经根。

（四）腰椎间盘与椎板间隙的关系

腰椎间盘后部位于椎板间隙上方者占 40%，与椎板间隙上部相对者占 50%，正相对者占 6.7%，与椎板间隙下部相对者占 3.3%。L$_5$、S$_1$ 椎间盘后缘在相应的椎板间隙以上者占 26.7%，与椎板间隙上部相对者占 40%，正相对者占 33.3%。

在腰椎正位 X 线平片上，可以测出椎间盘后缘与椎板间隙的对应关系和距离，对术前检查及手术中准确定位有重要意义。

二、病理变化

腰椎间盘突出的发生基础为椎间盘的生理退变，这种生物学的改变与年龄有关。20 岁的椎间盘中开始有退行性变，有的到 20~30 岁已有纤维环出现裂隙。单纯椎间盘退变，仅是椎间盘突出的病理学基础，不会出现症状。腰椎间盘退变的发生与遗传学因素、椎间盘的生物力学改变、椎间盘的营养改变、椎间盘细胞凋亡失衡、椎间盘的自身免疫反应和椎间盘中的细胞因子的改变等因素有关。

临床上 90% 的腰椎间盘突出部位发生在椎间盘的后外侧及后方。突向后外侧和后方的椎间盘常侵及硬膜、神经根及马尾神经，产生一系列的临床症状。少数椎间盘直接突入椎体和经前方突出。

三、类型

（一）病理形态分型

根据病理观察和术中所见，将腰椎间盘突出症依病理形态分为 3 种类型（图 7-7）。

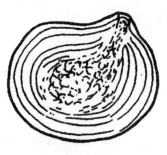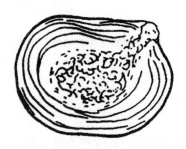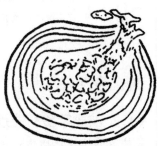

隆起型　　　　破裂型　　　　游离型

图 7-7　腰椎间盘突出的病理形态类型

1. 隆起型

纤维环内层破裂，外层因为髓核压力而隆起，呈半球形孤立隆起于椎间盘的后外侧，位于神经根外前方或内下方。

2. 破裂型

纤维环全层破裂或基本全层破裂。已纤维化的髓核、破碎的纤维环及部分软骨终板向后移并进入椎管。突出范围较隆起型广泛，突出物仅有薄膜覆盖，表面高低不平，可与神经根粘连或同时压迫两条神经根，导致马尾神经功能障碍。

3. 游离型

突出物已离开椎间盘的突出空腔，进入椎管中，甚至可进入硬膜囊内，压迫硬膜或刺激神经根。

（二）神经损伤关系分型

根据临床神经损伤的关系可分为中央型、旁中央型、旁侧型和极外侧型 4 种类型（图 7-8）。

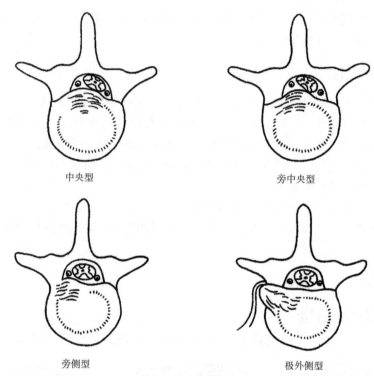

中央型　　　　　　　　　　旁中央型

旁侧型　　　　　　　　　　极外侧型

图 7-8　根据临床神经损伤的关系分型

四、发生率

（一）发病年龄和性别

腰椎间盘突出症以青壮年为最多，男性多于女性，约为 7：3，认为与劳动强度大及外伤有关。资料报道，发病年龄可为 14～72 岁，其中 21～45 岁者占 66.3%，青少年占少数，发病年龄最小的为 11 岁。

（二）腰椎间盘突出平面

腰骶部活动度大，处于固定的骨盆和活动的脊柱交界处，承受的压力最大，椎间盘容易发生退变及损伤，故 L_4、L_5 及 L_5、S_1 椎间盘的发病率最高。据国内外文献报道，最下两个椎间盘突出可占腰椎间盘突出总数的 90% 以上，部分患者可同时有两个平面以上的椎间盘突出，国外报道以 L_5、S_1 椎间盘突出为最多，国内则以 L_4、L_5 椎间盘突出为最多。

五、临床表现

腰椎间盘退变或损伤，髓核突出，刺激、压迫神经根或马尾神经，临床出现系列症状和体征，大多数可根据其症状和体征作出诊断。

（一）腰痛和放射性下肢痛

是本病典型的症状，发生率高达 96.5%，其中 57% 有外伤史。多数先有腰痛，随后出现腿痛，部分腰痛和腿痛同时发生，少数只有腿痛而无腰痛，也有出现腿痛后，腰痛减轻或消失。疼痛程度差别较大，轻者可坚持工作，但不能从事体力劳动；重者疼痛难忍，卧床不起，翻身困难，甚至服镇痛剂也难以缓解。疼痛性质多为刺痛、烧灼或刀割样痛，常伴有麻、胀等感觉。腰椎间盘突出症引起的腰腿痛一般具有下列特点。

1. 根性放射痛

（1）坐骨神经痛：常见的 L_4、L_5 和 L_5、S_1 椎间盘突出，分别压迫 L_5 和 S_1 神经根，故引起坐骨神经痛。疼痛一般沿臀部、大腿后侧放射至小腿或足部。

（2）股神经痛：如 L_3、L_4 椎间盘突出，压迫 L_4 神经根，可引起疼痛放射至大腿前外侧或小腿前内侧。如放射痛只达臀部或股部，不至小腿或足，应注意其他病因，如骶髂关节病变或脊椎滑脱等。

（3）小腿前外侧、足背或踇趾痛：L_4、L_5 椎间盘突出疼痛多放射至小腿前外侧、足背或踇趾，L_5、S_1 椎间盘突出则放射至小腿后外侧、足跟或足背外侧。

2. 疼痛与腹压有关

凡能使腹压和脑脊液压力增高的动作，如咳嗽、打喷嚏、排便，甚至大笑或大声说话，均可使腰痛和放射痛加剧，发生率可达 82.6%。

3. 疼痛与活动、体位有明显关系

疼痛在活动或劳累后加重，卧床休息后减轻。晨起时较轻，下午较重。病程较长，可有明显呈间歇期。为了缓解疼痛，患者常被迫采取某一侧卧位，并屈髋、屈膝或取仰卧屈腿位，少数患者被迫采取下蹲位，屈髋、屈膝跪在床上。如椎间盘突出物很大或椎间盘纤维环完全破裂，有大块纤维环和髓核组织进入椎管，严重压迫神经根，在急性期则常有持续性剧痛，卧床休息或任何体位都不能使疼痛缓解。

（二）棘突间旁侧压痛与放射痛

在椎间盘突出间隙相对应的棘突间旁侧有局限性压痛点，并伴有向小腿或足部的放射痛。此体征对诊断和定位均有重要意义，压痛及放射痛点即为病变所在处，发生率可为 83.1%。在急性期压痛和放射痛多很显著，发病时间较长的患者，压痛和放射痛变得不明显，俯卧位有时不易查出，如让患者取站立位，在伸腰挺腹姿势检查，则较易查出压痛和放射痛部位。

（三）麻木

突出椎间盘刺激本体感觉或触觉纤维，常引起肢体麻木，疼痛感觉较少见。麻木感觉区常按受累神经区域皮节分布，但与神经根受压的严重程度无直接关系，常见部位为小腿外侧及足部（图7-9）。

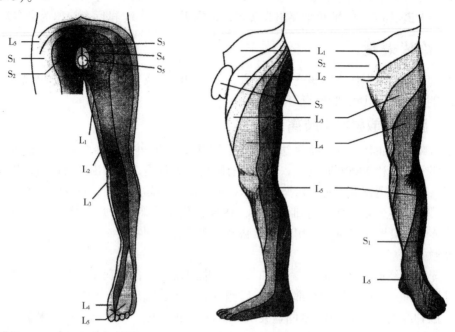

图7-9　腰椎间盘突出时的感觉障碍按受累神经区域皮节分布

（四）肌肉瘫痪

突出椎间盘压迫神经根时间较长且较严重，常导致该神经麻痹，所支配的肌肉常有不同程度的瘫痪症状。常见有 L_4、L_5 椎间盘突出，L_5 神经根受压麻痹，出现胫前肌，腓骨长、短肌，伸踇长肌及伸趾长肌不同程度瘫痪，甚至出现足下垂，其中以伸踇长肌瘫痪，踇趾不能背伸最常见。L_5、S_1 椎间盘突出，可引起 L_1 神经根受累，腓肠肌和比目鱼肌肌力减弱，可表现为踇趾跖屈肌力减弱，对小腿三头肌肌力可无明显影响。

（五）跛行

常有跛行步态，严重者不能行走或需扶拐，行走时躯干僵硬，向前或向一侧倾斜，患肢不能正常迈步及负重，伴有腰椎管狭窄者则表现为间歇性跛行。

（六）腰肌痉挛、脊柱畸形和活动受限

常有一侧或两侧腰肌痉挛，同时脊柱腰段生理性前凸减小或消失，严重者可有后凸畸形。此外，约65%有脊柱侧弯畸形，侧弯的方向一般取决于髓核突出位置与神经根的关系。如髓核突出位于神经根的外前方（根肩型），脊柱则向健侧弯、凸向患侧；如髓核突出位于神经根的内前方（根腋型），脊柱则向患侧弯、凸向健侧，脊柱前屈、后伸活动均可受限。

腰肌痉挛和脊柱畸形均属继发性适应性改变以缓解疼痛，在椎间盘突出症治愈后，畸形就会随之消失，逐渐恢复正常形态。

（七）马尾神经损伤

中央型腰椎间盘突出或纤维环完全破裂，大块纤维环髓核碎片脱入椎管者，可引起突出平面以下的马尾神经严重受压，出现广泛的神经根和马尾神经损害症状和体征。早期表现为双侧典型坐骨神经痛，会阴部麻木，排便、排尿不畅，随后疼痛消失而小腿和足部肌肉广泛萎缩、无力，甚至完全瘫痪。括约肌功能障碍，男性可出现功能性阳痿，女性出现假性尿失禁，跟腱反射也常减弱或消失。

六、体格检查

（一）步态

症状较轻者，行走步态常稍为拘谨，症状严重者多取躯干前倾、臀部凸向一侧的姿势，同时可伴有跛行。

（二）脊柱外观

为使突出组织向后凸的张力减小，以减轻对神经根的刺激，常出现生理性前凸变浅甚至完全消失或反常。当突出椎间盘在神经根内侧即腋部时，腰椎凸向健侧，可使神经根松弛，减轻突出物的压力。当突出椎间盘在神经根的外侧即肩部时，腰椎凸向患侧，使患侧纤维环紧张和髓核部分还纳，以减轻椎间盘对神经根的压迫。因此，腰椎间盘突出症患者常可出现腰椎侧弯，其中以 L_4、L_5 椎间盘突出症最为常见，但对于 L_5、S_1 椎间盘突出症则不明显。

（三）腰椎活动

腰椎间盘突出症的腰椎各方向的活动度都有不同程度的减小，但在腰椎侧凸时，腰椎向凸侧对侧侧弯时可不受限。纤维环末完全破裂者，腰椎后伸受限较为明显，因为前屈时后纵韧带紧张及椎间隙后方加宽，突出的髓核前移，对后方神经根的压迫减轻，而在后伸时后方间隙狭窄而突出物更为后凸，加重了对神经根的刺激与压迫。腰椎间盘完全破裂者则腰椎前屈受限明显，因为腰椎前屈时，更多的髓核物质可从破裂的纤维环向后方突出而压迫神经根引起疼痛。

（四）压痛

在病变间隙的棘突旁 $1\sim2$ cm 处，常有明显压痛点，深压痛点可向同侧臀肌和下肢沿着坐骨神经分布区放射，原因是深压时刺激了骶棘肌中受累神经的背根神经纤维而产生感应痛。这种压痛点在 L_4、L_5 椎间盘突出较 L_5、S_1 椎间盘突出更为明显。

（五）感觉减退

感觉障碍常按受累神经根支配区分布，如 L_4 神经根受损，表现为大腿内方、膝内侧和小腿内侧感觉障碍。L_5 神经根受损，则为小腿外侧、足背前内方和拇趾感觉障碍。S_1 神经根受损，可有足外侧、小趾及足底感觉障碍。

（六）肌肉萎缩

当神经根受到压迫时，神经末梢营养发生变化，可导致神经根支配的肌肉，如胫前肌，腓骨长、短肌，伸踇长肌及伸趾长肌、腓肠肌等发生不同程度的肌肉萎缩。另外，由于患肢活动减少，可导致失用性肌萎缩，常见有股四头肌的萎缩。

（七）肌力改变

L_4、L_5 椎间盘突出症，踇趾背伸肌力明显减弱，甚至踝关节背伸无力。L_5、S_1 椎间盘突出症可有踇跖屈肌力减弱，小腿三头肌肌力较少有改变。

（八）腱反射减弱或消失

深反射减弱和消失与神经功能障碍的严重程度有关。在 L_3、L_4 椎间盘突出症，由于 L_4 神经根受累，常出现膝反射减弱或消失；L_5、S_1 椎间盘突出症，由于 S_1 神经根受累，可出现跟腱反射减弱或消失。

（九）特殊检查

1. 直腿抬高试验（Laseque 征）

患者仰卧，将患肢置于轻度内收、内旋位。检查者一手握住踝部，一手置于膝上，保持膝关节处于完全伸直位，缓慢抬高患肢，当出现坐骨神经痛时记录下肢抬高的度数。正常下肢抬高 $\geq 70°$ 时，均不出现坐骨神经痛，当抬高 $< 70°$ 时出现坐骨神经痛，即为阳性。椎间盘突出症时抬高试验阳性的敏感性为 80% ~ 99%，年轻人较老年人更为敏感。

2. 直腿抬高加强试验（Bragaid 征）

患者仰卧，检查者一手握住患者踝部，另一手置于膝上，保持膝关节伸直位，抬高下肢的同时缓慢屈曲膝关节，达到一定角度，患者感到下肢有沿坐骨神经放射痛时，稍放低直腿抬高角度，检查者再用手握住足前部，背伸踝关节，如再次引起坐骨神经痛即为阳性。

3. 健肢抬高试验（Fajersztajn 征、Radzikowski 征、Bechterew 征）

患者仰卧，当健侧直腿抬高时，患侧出现坐骨神经痛者为阳性，突出的椎间盘在肩部时可为阴性。

4. 股神经牵拉试验

患者俯卧，患侧膝关节保持屈曲、过伸髋关节，如出现股前侧放射痛则为阳性，提示组成股神经的腰神经受累。此检查阳性常见于 L_2、L_3 和 L_3、L_4 椎间盘突出症，L_4、L_5 和 L_5、S_1 椎间盘突出一般为阴性。

5. 腘神经压迫试验

患者仰卧，检查者一手握住患者踝部，另一手置于膝部，保持膝关节伸直位，进行直腿抬高试验，患者感到下肢有沿坐骨神经放射痛时，稍放低直腿抬高角度，使放射痛刚刚消失，检查者手指压迫位于股二头肌腱内侧走行的腘神经，引起腰和下肢放射痛为阳性。

6. 屈颈试验（Lindner 征）

患者取坐位或半坐位，双下肢伸直，向前屈颈，引起患肢的放射性疼痛者即为阳性。

7. 仰卧挺腹试验

患者仰卧，做挺腹抬臀动作，使臀部和背部离开床面，出现患肢坐骨神经痛为阳性。必要时可做一些附加动作，如咳嗽等来加强对神经根的刺激，从而引发疼痛。

七、影像学检查

（一）X 线检查

在 X 线摄片上，椎间盘透光度大，不能直观地显示椎间盘的病理形态，但可以显示椎间盘退变突出的间接征象及与椎间盘突出相关的发育异常等。常规腰椎正、侧位 X 线摄片疑有腰椎弓峡部不连者，还需摄腰椎左、右斜位片。

1. 正位片

正位片上可见脊柱侧弯畸形，其侧弯方向与髓核突出位置和神经根的关系有关，侧弯度最凸点常与突出间隙一致。

2. 侧位片

侧位片可见腰椎生理前凸减小或消失，严重者甚至后凸，以病变间隙上下相邻的两个椎体最为明显。可出现典型的"前宽后窄"现象。

（1）可见椎体前、后上下缘骨质增生，呈唇样突出，小关节突增生、肥大、硬化，椎间盘纤维环或突出物钙化。

（2）可发现引起神经病变的其他异常，如腰椎肿瘤、结核、椎间盘炎等。

（二）脊髓造影

曾经作为诊断椎间盘突出较常用的影像学检查方法，随着 CT 和 MRI 的发展，目前脊髓造影主要在怀疑有椎管内病变或临床检查与其他检查相矛盾使诊断有疑问时使用。此外，脊髓造影还用于手术后椎管狭窄的检查，脊髓造影与 CT 扫描结合诊断有一定临床意义。

（三）CT 检查

CT 检查对椎间盘突出的诊断准确率为 80%～92%，照射剂量小，基本无害。应用具有软组织窗、高分辨率的 CT 检查图像，可清楚地显示不同层面椎间盘的形态，与神经根、硬膜囊的关系，黄韧带、椎间关节囊及硬膜外脂肪的影像，应用骨窗还可显示骨质的病变，对极外侧型椎间盘突出症的诊断较为可靠。但须强调，CT 检查必须结合临床病史、体征及普通 X 线摄片来进行判断，才能提高诊断的准确性。

典型椎间盘突出的 CT 图像表现见图 7-10。

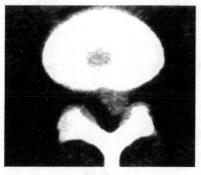
旁侧型

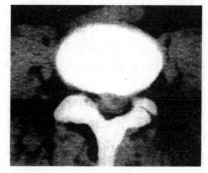
中央型

图 7-10 椎间盘突出的 CT 图像

（1）向椎管内呈丘状突起，软组织肿块影或异常钙化影，神经根鞘和硬膜囊受突出物挤压移位等。

（2）CTM 即 CT 加脊髓造影，可使硬膜囊和神经根袖显影，用于观察神经组织与神经通道的关系，在神经通道狭窄的层面表现为无造影剂充盈，有造影剂充盈的层面则无狭窄。

（四）MRI 检查

MRI 是椎间盘突出症较为精确、简单的无创性检查手段（图 7-11）。

椎间盘突出都有退行性病理改变，在 MRI 中，椎间盘退变在 T_2 加权像显示为低信号。如 T_1 加权像低信号，T_2 加权像高信号则提示骨的炎症反应；T_1 加权像上高信号，T_2 加权像上中等信号提示黄骨髓成分增多；T_1 和 T_2 加权像上均为低信号提示骨硬化。必须注意，正常中年人也均有椎间盘退变现象，故椎间盘退变影像并不能立即诊断为椎间盘突出症。

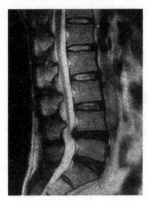 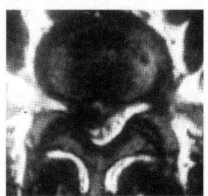

矢状面　　　　　　　　　　　　　　横断面

图 7-11　椎间盘突出的 MRI 图像

1. 优点

（1）可明确显示椎间盘突出的类型。

（2）了解髓核碎块进入椎管后移动的位置和硬膜受压的部位和程度。

（3）全脊髓 MRI 检查，可一次性显示多节段病变，对于与椎管狭窄，椎管内良、恶性肿瘤如神经鞘瘤、脊膜瘤的鉴别具有较好的效果。

2. 限制

MRI 对皮质骨、钙化或骨化组织呈低信号，不能全面清晰显示；对椎间盘突出伴有的侧隐窝狭窄及极外侧型椎间盘突出症诊断阳性率和准确率较低，需与 CT 扫描结合应用，才能获得较高的准确率。

（五）其他检查

包括电生理检查，如肌电图、感觉诱发电位和运动诱发电位，超声图检查、骨扫描、腰椎穿刺和脑脊液检查等，通过这些检查可排除椎间盘突出以外的病变。

八、诊断

依据病史、症状和体格检查，结合全腰椎影像学检查，可诊断典型的腰椎间盘突出症。随着 CT 和 MRI 技术的进步和普及，脊髓造影和椎间盘造影属于有创检查，除须对椎间盘源性疼痛的诊断和多发性椎间盘突出的鉴别，目前临床已不再采用。

绝大多数 L_4、L_5 和 L_5、S_1 椎间盘突出，根据以下几点即可作出正确诊断。

（1）腰痛并发坐骨神经痛，放射至小腿或足部，直腿抬高试验阳性。

（2）L_4、L_5 或 L_5、S_1 棘突间旁侧有明显压痛点，同时有放射性痛至小腿或足部。

（3）伸踇趾肌力减退，小腿前外或后外侧皮肤感觉减退，胫后肌腱反射及跟腱反射减弱或消失。

（4）影像学检查排除腰椎其他骨性病变。

九、鉴别诊断

（一）骶髂关节劳损

有时与腰椎间盘突出症状混淆。可有一侧腰痛，臀部及股外侧疼痛或不适，跛行以及直腿抬高受限等症状。但无明显放射痛，小腿及足部不受影响。无肌力、感觉和反射改变。压痛部位在骶髂关节部而不在棘突间旁侧，且无放射痛。

（二）腰椎结核

有腰痛，少数有神经根激惹症状，严重者也可并发截瘫。结核患者多有全身症状，如低热、盗汗、消瘦、红细胞沉降率加快等。X 线摄片显示有骨质破坏、椎间隙变窄等改变。

（三）椎管肿瘤

椎管内肿瘤压迫脊髓或马尾神经，可出现神经根或马尾神经损害症状；椎管外肿瘤，如转移性骨瘤、骨巨细胞瘤、脊椎血管瘤等均可对马尾神经和脊神经压迫损害。肿瘤与外伤无关，神经损害症状严重而广泛，病程发展为进行性，休息不能缓解症状。可疑病例可考虑腰椎穿刺做脑脊液检查或行 CT 及脊髓造影检查。

（四）腰椎管狭窄症

间歇性跛行是该病最典型的症状，步行一段距离后，下肢出现酸困、麻木、无力，蹲下休息后才能继续行走，骑自行车和卧床时多无症状。检查可无任何异常体征，少数可有根性神经损伤表现，严重的中央型椎管狭窄可出现大小便功能障碍。应注意腰椎间盘突出症常与椎管狭窄同时存在，发生率高达 40% 以上。主要须依据临床判断，必要时做 CT 或脊髓造影检查。

十、治疗

（一）保守治疗

保守治疗为椎间盘突出症的基本疗法，大多数患者经保守治疗后可获得缓解或治愈。

1. 适应证

（1）初次发病或病程短。

（2）病程虽长，但症状和体征较轻。

（3）由于全身性疾病或局部皮肤疾病，不适合实施手术。

2. 一般治疗

适用于症状较轻的患者。包括卧床休息、腰背肌过伸功能锻炼和腰部支具限制。

3. 药物治疗

可选用肌肉松弛、止痛、镇静药物，也可应用舒筋活血的中药制剂。目前应用较多的是非甾体类药物和选择性 COX-2 抑制剂，前者可抑制前列腺素 COX-1 和COX-2 的合成，减轻炎症反应，缓解症状。后者则通过单纯抑制 COX-2 而达到治疗效果。

4. 牵引疗法

（1）适应证：适用于腰椎间盘突出症并发有腰椎小关节紊乱、腰椎假性滑脱。

（2）禁忌证：孕妇、重度腰椎间盘突出症、脊椎滑脱症、腰椎结核或肿瘤、严重心脏病、活动期肝炎或明显的肝脾大。

（3）常用方法：仰卧于牵引床上，暴露腰部，胸和臀部分别固定于牵引床的胸腰板和臀腿板上，患椎间隙与床的胸腰和臀腿板间隙对应。根据患者的性别、年龄、身体状况、症状、体征及影像学检查，设置治疗参数。

（4）术后：牵引后平卧于硬板床上，腰部以腰围制动，一般认为应绝对卧床 20 日至 2 个月。

5. 物理治疗

物理治疗有镇痛、抗炎、促进组织再生、兴奋神经肌肉和松解粘连等作用，在椎间盘突出症的治疗中具有重要的意义。常用方法有高、中、低频电疗法及红外线疗法等。

6. 推拿、针灸疗法

推拿与针灸均为中医学的重要组成部分，用于治疗腰椎间盘突出症具有悠久的历史，并可取得良好的治疗效果。

7. 硬膜外腔或骶管注射封闭疗法

（1）适应证：适用于大多数椎间盘突出症，治疗有效率为80%左右。

（2）禁忌证：全身急性感染、活动性肺结核、封闭部位的皮肤或深部组织炎症、体质极度衰弱。

（3）治疗方法：硬膜外腔注入利多卡因类麻醉药物及少量激素，可抑制神经末梢的兴奋性，同时改善局部血液循环，减轻局部酸中毒，达到止痛目的。治疗有效可 1～2 周后再注射 1 次，一般不超过 3 次，经多次注射治疗无效者，应考虑系广泛致密的粘连，需改用其他治疗方法。

（二）手术治疗

经保守治疗无效，症状较重且影响生活和工作，或经保守治疗后病情加重者，应采用手术治疗。自 1934 年报道手术治疗腰椎间盘突出症获得成功以来，经过数十年的探索，腰椎间盘突出症的手术治疗已获得很大进步，从传统的开放式髓核摘除术到内镜下微创手术、人工椎间盘置换术，再到椎间盘的生物学治疗，腰椎间盘突出症的手术治疗已日趋完善。但是，手术的目的不是治愈，而是解除腰腿痛症状，因为手术的本质并不能终止导致椎间盘病突出的病变过程，也不能达到完全恢复腰部生理状态的作用。

1. 适应证

（1）腰腿痛病史超过半年，并经过至少 6 周的正规保守治疗，疼痛无缓解，直腿抬高试验阳性无改善或神经症状继续加重。

（2）有严重下肢肌力减弱及马尾神经损害，明显影响生活或工作。

（3）并发腰椎峡部裂及脊椎滑脱、较严重的退变性脊椎滑脱、脊椎节段性失稳和腰椎管狭窄。

（4）原位复发的腰椎间盘突出。

（5）病史虽不典型，但经 CT 及脊髓造影检查确诊为较大椎间盘突出。

（6）初次手术失败，症状复发且有加重趋势，应尽早明确原因，再次手术。

（7）突出的髓核出现骨化，较重的高位腰椎间盘突出症，极外侧型腰椎间盘突出症，伴有软骨板破裂，可适当放宽手术限制。

2. 禁忌证

（1）并发有严重心、肺、肝、肾疾病。

（2）有较广泛的纤维组织炎、风湿性疾病。

（3）神经精神性疾病。

3. 开放式髓核摘除术

传统后路腰椎间盘髓核摘除术仍是目前最常用和可靠的手术方法之一。

（1）手术方法：包括开窗法、半椎板及全椎板切除术。①开窗法：软组织分离少、骨质切除局限、对脊柱稳定性影响较小，大多数椎间盘突出均可以采用。②半椎板切除：多用于单侧椎间盘突出累及神经根管，需较广泛探查或减压者。③全椎板切除：适用于中央型腰椎间盘突出并发椎管狭窄、累及神经根管者。

（2）术后处理。

1）术后 24~48 小时拔除引流。

2）术后 24 小时内，须严密观察双下肢及会阴部神经功能的恢复情况，如有神经受压症状且进行性加重时，应立即手术探查，防止因长时间神经受压出现不可逆性瘫痪。

3）卧床时间根据手术方式决定。一侧椎板开窗，因未涉及关节突关节的切除，卧床 2 周后即可下地活动；一侧椎板切除并一侧关节突关节切除或全椎板切除，应卧床 2 个月；双侧半椎板切除并关节突切除或全椎板切除并关节突切除，须卧床 3 个月，至少半年后才能从事体力劳动。

4. 经腹入路腰椎间盘摘除术

包括腹膜后入路和腹膜内入路，后者已少用。由于存在手术部位出血、血肿，引起神经根粘连，不能完全摘除病变的椎间盘以及后路的骨窗造成脊柱后侧结构不稳定等原因，因而提出经前侧入路行腰椎间盘摘除术。

（1）优点。

1）能较好地暴露整个椎间隙和软骨板。

2）可同时处理 L_4、L_5 和 L_5、S_1 椎间盘。

3）可在椎间盘摘除后植骨，保持椎间隙宽度并达到骨性融合。

4）容易控制椎管内椎静脉出血。

5）可同时处理退行性脊椎滑脱。

（2）限制。

1）手术创伤较后路手术大。

2）术中可能损伤腹下神经丛，在男性可引起性功能障碍。

3）术后恢复期较长。

（3）术后处理

1）严格卧床 3 个月，椎体间骨性融合后方可离床活动。

2）手术后早期易发生肠麻痹，可注射新斯的明 0.5 mg，每隔半小时 1 次，共 3 次。须预防下肢血栓性静脉炎。

5. 微创脊柱外科治疗

包括显微内镜下腰椎间盘切除术、经皮穿刺腰椎间盘切除术、经皮激光腰椎间盘汽化减压术、经皮射频消融腰椎髓核成形术和腰椎间盘髓核化学溶解术等。

十一、疗效分析

（一）手术效果

腰椎间盘突出症外科治疗的方法，无论是开放还是微创手术手段，目的都是摘除突出的髓核致压物，达到解除神经根受压、缓解腰痛及下肢放射痛等症状。临床实践证明，绝大多数（80% 以上）效果是良好、持久的。据资料报道，对腰椎间盘突出施行髓核摘除术后平均 12.7 年的随访结果，开窗组的优良率为 77.3%，半椎板组为 84% ~ 86%。恢复工作后，椎间隙高度在术后 9 年平均丢失 36%，未发现椎间不稳定。

（二）术后腰痛

目前，部分对腰椎间盘突出行摘除髓核的同时，行该椎间隙的融合或融合器融并发椎弓根钉固定，其理由是腰椎间盘髓核摘除后，该椎间隙进一步狭窄，将发生腰痛或者出现不稳定，为预防其发生而行融合及内固定。

对于腰椎间盘突出髓核摘除后是否一定发生椎间隙狭窄性腰痛和不稳定的问题，有学者提出不同的看法。据金大地等 2003 年报道一组手术治疗腰椎间盘突出症和腰椎管狭窄症 2 560例，术后并发症发生率约为 5%，其中仅 2 例全椎板切除者分别在术后 4 ~ 5 年出现 $L_{4 \sim 5}$ Ⅰ°滑脱。另有靳安民等报道，手术治疗腰椎间盘突出症 7 235 例，术后随诊，腰椎不稳发生率 <1%。以上两组近万例的病例均未提及术后及远期出现腰痛的问题。由此可见，影响治疗效果的主要因素是髓核摘除不彻底以及发生神经根损伤、马尾损伤、神经根粘连和椎间盘炎等。根据以上两组病例可见，腰椎间盘的髓核摘除后，并发持续腰痛及滑脱者极少，预防性融合及内固定缺乏足够的理论依据和实际病例支持。

（三）术后椎间隙变窄

关于椎间盘突出髓核摘除后出现的椎间隙变窄，可视为一种正常生理性变窄。椎间盘突出多发生在中、老年人，资料报道平均为 45.8 岁，人在中年之后，由于椎间盘逐步退变及纤维化而变窄，至老年时身高可降低 5 ~ 8 cm，老年人因椎间盘退变而稳定性较差，从而代偿性地发生骨质增生以增加椎间接触面积而达到增加稳定。此时发生的退变性滑脱和退变性侧凸，多数无明显症状，部分椎体边缘因为增生已自发形成骨桥连接。因此可认为，没有必要对老年人腰椎间活动减少、变窄施行预防性融合。再者，做融合手术时撑开椎间隙，也可能是不必要且无益的，反而可因撑开椎间隙牵拉神经根而出现症状。椎间神经孔直径比神经根大 3 倍以上，故较少发生因椎间孔狭窄而压迫神经根的情况。

（四）椎间融合

在治疗脊柱疾患中，为恢复腰椎生理前突，可选用椎间隙前面张开方法。融合是在没有其他治疗方法可供选择情况下的最后的手段，对脊柱破坏性疾患，如肿瘤和结核，为治愈疾病必须进行融合。而对椎间盘退变性病变，脊柱尚未失去稳定，不应当将融合治疗作为首选，首先应考虑保留脊柱活动功能的治疗方法。

（徐立光）

第八章

骨伤的中医疗法

中西医结合治疗骨伤科疾病是从整体观念出发，正确贯彻动静结合、筋骨并重、内外兼顾、医患合作的治疗原则。因此，在中西医结合骨伤科的治疗中，既要重视局部情况，更要重视机体整体的情况，把局部与整体、内治与外治、功能锻炼与休息固定辩证地统一起来，运用辨病治疗或辨证治疗的方法采取有针对性的治疗措施予以治疗。临床上可根据病情的需要，正确地选用手法、手术、固定、功能锻炼、内外用药等多项治疗措施。

第一节　手法治疗

手法是医者用手施行各种式式，直接作用于患者体表的特定部位，以进行治疗疾病的一种技术操作。中医传统手法对骨伤科疾病的治疗有着丰富的经验和严格的要求。清·吴谦《医宗金鉴·正骨心法要旨》所言："夫手法者，谓以两手安置所伤之筋骨，使仍复于旧也。"由此可见，中医把手法视为恢复所伤之筋骨原有的形态和功能的重要方法。

手法具有整复移位、消瘀散结、松解关节粘连、保健强身的作用，它是促进肢体功能恢复的重要方法，有时可起到药物治疗不易达到的效果。《医宗金鉴·正骨心法要旨》说："手法者，诚正骨之首务哉。"

临床上根据手法的作用，将其分为治骨手法和治筋手法两大类。治骨手法又分为整骨手法和上髎手法两类。手法操作时应做到及时、稳妥、准确、轻巧而不加重损伤。

一、治骨手法

（一）整骨手法

整复、固定和功能锻炼，是治疗骨折的 3 个基本步骤。骨折整复的目的在于使移位的骨折端恢复正常或接近正常的解剖位置，为重建骨骼的支架作用创造条件。骨折整复的标准有二，即解剖复位和功能复位。解剖复位是指骨折的畸形和移位完全纠正，恢复骨的正常解剖关系，对位、对线完全良好；功能复位是指骨折在整复后，无重叠移位，或仅有轻微的重叠移位，旋转、成角畸形基本得到矫正，肢体力线基本正常，长短大致相等，骨折愈合后，肢体功能可以恢复到满意程度，不影响患者在生产和生活上的活动需要。

《医宗金鉴·正骨心法要旨》总结为摸、接、端、提、按、摩、推、拿八法（旧八法），现经过古代文献整理，结合西医学，通过实践，总结出新整骨八法。

1. 手摸心会

手摸心会是施行手法的首要步骤，且贯穿于整复过程的始终。在骨折整复前，术者必须用手仔细地在骨折端触摸，先轻后重，由浅入深，从远到近，结合患者肢体的实际情况和X线摄片上显示的骨折端移位的方向，在术者脑中对于各种情况进行连贯起来的思索，构成一个骨折移位的立体形象，以达到"知其体相，识其部位，一旦临证，机触于外，巧生于内，手随心转，法从手出"的目的。

2. 拔伸牵引

拔伸牵引主要是克服肌肉拉力，矫正重叠移位，恢复肢体的长度。按照"欲合先离，离而复合"的原则，由两助手分别握住骨折远近段，按肢体原来位置，即顺畸形方向进行拔伸，把刺入骨折部周围软组织内的骨折断端慢慢地拔伸出来，然后将骨折远端置于与骨折近端一致的方向进行牵引，使重叠的骨折端拉开，为施行其他手法打好基础。牵引力的大小因人、因部位而定，必要时行骨牵引，如股骨干骨折。

3. 旋转回绕

旋转回绕主要用于矫正有旋转及背向移位的骨折。旋转手法施用于牵引过程中，以远段对近段，使骨折的远、近两段恢复在同一轴线上。回绕手法多用于骨折断端之间有软组织嵌入的股骨干或肱骨干骨折，或背对背移位的斜面骨折。回绕时注意避免损伤血管和神经。施行手法时应先加重牵引，使骨折端分开，嵌入的软组织常可自行解脱，然后放松牵引，施以手法。

4. 屈伸收展

屈伸收展多用于有移位及成角畸形的关节附近的骨折或关节内骨折。因为关节附近骨折的近关节的骨折段太短，不易用手握持固定，而且受单一方向的肌肉牵拉，因此，在操作时，在牵引的基础上，只有将远侧骨折段辖同与之形成一个整体关节远段肢体，采用或屈、或伸、或收、或展的手法，共同牵向近侧骨折段所指的方向，以便能配合其他的手法用来矫正骨折的成角和移位（如单轴性关节中的肘关节、膝关节）。伸直型肱骨髁上骨折，需在拔伸牵引下屈肘，而屈曲型则需在拔伸牵引下伸肘。对多轴关节，如肩关节附近的骨折，一般在3个平面上移位（矢状面、冠状面及水平面），复位时要改变几个方向，才能将骨折复位。如肱骨外科颈内收型骨折，应先在内收内旋位拔伸牵引，而后外展，再前屈上举至头顶，最后内旋叩紧骨折，慢慢放下上举的肩关节，才能矫正骨折断端的嵌插重叠、向外向前的成角及旋转移位。

5. 成角折顶

成角折顶用于矫正肌肉丰厚的横断或锯齿形骨干骨折。重叠畸形经牵引不能矫正者，即以两拇指并列抵压骨折突出的一端，以两手其余四指重叠环抱骨折下陷的一端，在牵引下，两拇指用力挤按突出的骨端，并使骨折处的成角加大，估计骨折远、近段断端的骨皮质已经对顶相接，再突然用环抱的四指将下陷的骨端猛向上提，进行反折，同时拇指继续下按突出的骨端，这样便能矫正移位的畸形。

6. 端挤提按

重叠、旋转、成角畸形矫正后，侧方移位就成为骨折的主要畸形。对侧方移位，可用拇指直接用力，作用于骨折断端迫使就位。以人体中轴为界，内、外侧移位（即左、右移位）用端挤手法；前后侧移位（即上、下移位）用提案手法。操作时，用一手固定骨折近端，另一手握住骨折远端或外端内挤或上提下按。部位要准确，用力要适当，着力点要稳。

7. 夹挤分骨

夹挤分骨用于矫正并列部位的双骨折移位，如尺桡骨、胫腓骨等。骨折段因骨间膜的牵拉而成角移位及侧方移位致互相靠拢时，术者可用拇指及示、中指由骨折部的两面（掌背面或前后面），夹挤两骨间隙，使骨间膜张开，靠拢的骨折断端便分开，这样并列的双骨折就能像单骨折一样一起复位。

8. 摇摆触碰

在横形或锯齿形骨折整复时，断端之间仍可能留有裂隙，用该法可使骨折面紧密接触。术者两手固定骨折部，让牵引骨折远端的助手沿骨干纵轴方向左右或上下稍稍摇摆骨折远端，使骨擦音变小，直至消失。若骨折发生在干骺端，则可沿纵轴轻叩骨折远端，这有利于骨折端的紧密对合，整复可更加稳定。

（二）上骹手法

关节脱位俗称脱臼，也称脱骹、出髎。整复关节脱位的手法谓之"上骹""上髎"。对急性外伤性关节脱位，应争取在适当的麻醉下早期手法复位。对绝大多数关节脱位的患者都可以通过闭合手法复位而获得满意的效果，即使某些合并有骨折的脱位，在关节脱位整复后骨折也随之复位。对陈旧性脱位在 2 个月以内者，如无外伤性骨化性肌炎、骨折、明显的骨质疏松等并发症，仍可试行手法复位或先行持续牵引后手法复位治疗。

正确的手法复位，可不使关节周围软组织再受损伤，对功能的恢复有着重要的意义。上骹手法从总的原则上与正骨手法相一致，但有其特点。清·胡廷光《伤科汇纂·上髎歌诀》说："上髎不与接骨间，全凭手法及身功，宜轻宜重为高手，兼吓兼骗是上工，法使骤然人不觉，患如知也骨已拢。"突出强调拔伸牵引力量与手法灵巧的重要性。手法复位时，应根据各关节的不同结构和脱出的方向和位置，灵活选用拔伸牵引、屈伸收展、旋转回绕、端提挤按等手法，利用杠杆原理将脱位的骨端轻巧地通过关节囊破裂口返回至原来位置。

二、治筋手法

治筋手法，又称理筋手法，俗称按摩推拿疗法。治筋手法在筋伤疾病的治疗中运用十分广泛。筋伤早期，恰当地运用手法，能收到舒筋活络，宣通气血，解除肌肉痉挛，消肿止痛的良好效果。筋伤后期，手法是治疗筋伤的重点。手法具有调和气血，疏通经络，剥离粘连的作用，它是损伤后期功能恢复治疗中不可缺少的环节，能取得药物治疗不易达到的效果。

手法应用必须遵循辨证施治的原则，因人有老少，体有强弱，伤有轻重，证有虚实，肌肉有厚薄之不同，受伤组织有皮肉、筋骨、关节之分，治疗部位有大小之别。手法的轻重须适宜，以不引起患者剧烈疼痛为度。一般在急性损伤或损伤早期，手法以轻柔为主。在临床上，凡新伤肿胀较重或伴有肌肉断裂者，多不主张在局部按摩，以免加重组织损伤。陈伤治疗，除重点使用理筋手法外，有关节粘连者，应注意及时施以关节功能活动手法。肢体经络寒凝湿滞，患处喜热畏寒，遇冷痛加重者，应加强搓、摩等手法，以温煦肌肤，透达腠理。

治筋手法可分为理筋手法和关节活动手法两大部分。目前国内有不同流派、上百种手法。将各种手法进行分门别类，确定其施术机制，将诸多治筋手法归纳为 20 种基本手法，即推法、拿法、按法、摩法、捋顺法、弹拨法、归挤法、㨰法、戳法、揉捻法、搓法、散法、点穴法、击打法、振法、屈伸法、旋转法、摇法、扳法、抖法。

（王　渊）

第二节 固定方法

固定是治疗骨伤科疾病的一种重要手段。骨折整复后，必须进行固定，方能使已整复的骨折继续保持在良好的位置，直至骨折端愈合。关节脱位整复后和急性筋伤，为了有利于筋肉、关节囊的修复，通常也需要进行固定。某些骨关节疾病，如骨关节结核、化脓性骨髓炎以及矫形术后和关节融合术后，也需采用固定。固定的方法有外固定和内固定两种。

一、外固定

（一）夹板固定法

小夹板局部外固定治疗骨干骨折已有几千年的历史，积累了丰富的临床经验。随着现代科学技术的发展，夹板的规格已统一化，治疗上已趋于标准化，使并发症的发生大大减少。

1. 夹板

夹板是采用不同的材料，如杉树皮、柳木板、硬纸板等内加衬垫制作而成，这是因为这些材质具有一定的可塑性、韧性、弹性和易透性。对于手指、足趾、掌骨、跖骨等小骨的骨折，或婴幼儿的骨折，可使用小竹片、硬纸板或铝板。夹板固定的优点是取材方便，一般不需固定上、下关节，便于早期进行功能锻炼。同时，利用功能锻炼时肌肉的收缩力，使肢体直径增大，夹板和固定垫与肢体间的压力增大，产生固定力和一定程度的侧方挤压力，有一定程度的逐渐矫正侧方移位的作用。

夹板局部外固定是从肢体的生理功能出发，根据肢体运动学的原理，通过以下力量使肢体内部动力因骨折所致的不平衡重新恢复到平衡。①布带对夹板的约束力。②夹板对骨折断端的弹性固定力。③纸压垫的效应力。④充分利用肌肉收缩活动时所产生的内在动力。⑤骨折端的啮合力。

其固定的原则是如下。①应用力量相等而方向相反的外固定力，抵消骨折端的移位倾向力。②以外固定"装置"的杠杆来对抗肢体的内部杠杆。③通过外固定装置和患者的自觉活动与努力，可把肌肉收缩活动由使骨折移位的消极因素转变为维持固定、矫正残余畸形的积极因素。

夹板的长度随患者肢体长度而选定，分超关节固定和不超关节固定两种。所用夹板宽度总和应小于患肢周径，约为患肢周径的4/5，使每块夹板之间留有间隙。《仙授理伤续断秘方》指出："凡夹缚用杉木皮数片，周围紧夹缚，留开皆一缝。"夹板过宽或过窄，均可影响固定的可靠性。夹板的厚度一般为2~4 mm，股骨的夹板可以稍厚一些。

2. 固定垫

利用固定垫产生的压力或杠杆力，作用于骨折部，以维持骨折断端在整复后的良好位置。固定垫的制作，可选用质地柔软、有一定弹性及支持力、能吸水、可散热的毛边纸或棉花片。固定垫应具有一定的大小和厚薄，大小和厚薄决定固定时作用力的大小。常用的固定垫有平垫、塔形垫、梯形垫、高低垫、葫芦垫、横垫、合骨垫、分骨垫等，使用时应根据骨折再移位的倾向力而定。

常用的固定垫放置法有3种。一垫固定法：直接压在骨折片或骨折部位上。多用于移位倾向较强的撕脱性骨折分离移位或较大的骨折片，如肱骨内上髁骨折、外髁骨折（空心垫）、桡骨头骨折（葫芦垫）等。二垫固定法：将两垫分别置于两骨折端原有移位的一侧，以骨折线为界，不能超过骨折线。适用于有侧方移位倾向或有残余侧方移位的骨折。三垫固定法：一垫置于骨折成角移位的角尖处，另两垫置于尽量靠近骨干两端的对侧，三垫形成加压杠杆力。用于成角倾向或残余成角移位的骨折。

固定垫的作用仅限于防止再移位的发生，临床上不可依赖固定垫进行矫正复位，否则，加压过度可造成皮肤压疮甚至肢体缺血坏死。

3. 扎带

扎带的约束力是夹板外固定力的直接来源，捆扎的松紧一般以布带捆扎后能在夹板上左右移动 1 cm 为标准（临床证明约为 800 g），最为适宜。一般选取 1.5 ~ 2.0 cm 宽的双层布带 3 ~ 4 条，用以捆绑夹板。

捆扎方法为：依次捆扎中间、远端、近端，捆扎时两手须将布带对齐，平均用力，缠绕两周后打结，活结扎在前侧或外侧，以便于调整松紧。

4. 夹板固定的适应证和禁忌证

（1）适应证：①四肢闭合性骨折，股骨干骨折因大腿肌肉有较大的收缩力，常配合骨牵引；②四肢开放性骨折，创口较小经处理者；③四肢陈旧性骨折适合于手法复位者。

（2）禁忌证：①较严重的开放性骨折；②难以整复的关节内骨折；③不易牢靠固定部位的骨折。

5. 夹板固定步骤

（1）受损部位外敷药或用棉花包绕，厚薄、范围要适宜。

（2）放置固定垫：将选好的固定垫准确地放置在肢体的适当部位，最好用胶布予以固定。

（3）安放夹板：按照各部位骨折的具体要求，依次安放选定的夹板。夹板安放妥当后，由助手用两手扶托固定。

（4）布带捆扎：注意松紧程度。捆扎太紧易压伤肢体，影响患肢血液循环，太松不能起到固定的作用。

6. 夹板固定后的注意事项

（1）麻醉未消退前，因患肢肌肉无力，患者自己不能控制患肢，搬动患者时，要注意防止骨折再移位。

（2）抬高患肢，以利肢体肿胀消退。

（3）将患肢关节固定在有利于骨折稳定和功能恢复的适当位置，并注意观察肢端血运，如颜色、温度、感觉及肿胀程度等。特别在骨折后 4 日内更应注意。

（4）经常调整布带的松紧度。一般在复位固定后的 3 ~ 5 日内，因复位的继发性损伤，部分浅静脉回流受阻，局部损伤性反应，患肢功能活动未完全恢复，夹板内压力有上升趋势。应每日将布带调整一次，保持扎带在夹板上左右有 1 cm 的正常移动度。以后夹板内压力日渐下降，要注意防止布带过松。2 周后肿胀消退，夹板内压力趋向平稳。

（5）骨折复位后，应定期检查夹板与固定垫的位置，如有移动，应及时调整。

（6）定期作 X 线透视或摄片检查，以了解骨折是否再发生移位。特别是在复位后 2 周内要勤于复查，若再发生移位，应再次进行复位。一般遵循：固定后 3 日、7 日、10 日复查并行 X 线摄片检查。

（7）注意有无固定的疼痛点。若疼痛点固定在压垫处、夹板两端或骨突处，应及时进行检查，防止产生压迫性溃疡。

（8）指导患者进行功能锻炼，并督促其使用正确的练功方法。练功必须遵守不增加损伤为前提，以恢复肢体固有的生理功能为中心，以主动练功为主，循序渐进，持之以恒地坚持练习。

7. 夹板解除时间

复查 X 线片，达到临床愈合标准后，可予以解除。

（二）石膏外固定法

石膏固定是骨伤科外固定方法之一，已有百余年历史，适用于全身各处。它是利用熟石膏($Ca_2SO_4 \cdot H_2O$)遇水接触后，即很快吸收水分而硬固的物理性质，制作成石膏绷带缠在肢体上，从而起到固定作用。其优点是固定坚强，搬动便利；但缺点是弹性小，石膏固定后，变成一个坚硬的外壳，当肌肉收缩时，石膏壳不能随着肢体一起活动。尽管制作时比较合适，但当早期肿胀消退或晚期肌肉收缩时，石膏与肢体之间就有一定的空隙，骨折往往在石膏内变位。石膏绷带又常需固定骨折上下两关节，影响功能锻炼，甚至发生关节强直。因此，过去大部分四肢骨折用石膏固定的，在我国现在差不多为夹板固定所代替，石膏绷带在骨折治疗上已大大缩小其使用范围。但目前对于关节内骨折，手术切开复位后的骨折，骨与关节结核，化脓性骨髓炎，矫形术后以及关节融合术后，仍需采用石膏固定。

1. 常用石膏绷带的类型

（1）石膏托：将石膏绷带按需要长度折叠成石膏条带固定肢体的一侧，即石膏托。一般上肢石膏托需用 10 cm 宽的石膏绷带 10~12 层，下肢石膏托需要 15 cm 宽的石膏绷带 12~15 层。石膏托的宽度一般以能包围肢体周径的 2/3 左右为宜。操作时，将做好的石膏条带叠好，放入温水中，直至没有气泡，完全浸透，取出轻挤两端，放在石膏台上铺开、抹平后，放置在衬棉上，连同衬棉置于伤肢的背侧或后侧，衬棉侧接触皮肤，并用手托贴于肢体上，用绷带包缠固定，以达到固定肢体的目的。浸透的石膏绷带应立刻使用，否则会变硬，如勉强使用，由于石膏层间不能紧密接触，会影响固定效果。

（2）石膏夹板：按照做石膏托的方法制作两条石膏带，分别于被固定肢体的伸侧及屈侧，按上法用绷带包绕而成。

（3）石膏管型：指用石膏绷带与石膏条带结合包缠固定肢体的方法，即在石膏夹板的基础上将纱布绷带改为石膏绷带，作均匀而螺旋式移动，卷带边相互重叠 1/3~2/3，切忌漏空。同时不断用手抹平和塑形，使每层之间紧密相接。使前后石膏形成一个整体，适用于上肢和下肢。通常应注明固定日期及拆除日期。

（4）躯干石膏：采用石膏条带与石膏绷带相结合包缠、固定躯干的方法，常用的躯干石膏有头颈胸石膏、石膏围领、肩人字石膏、石膏背心、石膏腰围及髋人字石膏等。

2. 注意事项

（1）石膏绷带包扎前，应将肢体尽量置于功能位置。暴露肢端，利于观察血液循环。

（2）在石膏固定的过程中，应以手掌托扶石膏，切忌用手指压迫，以免该处凹陷，局部压力增大，而造成压迫性皮肤溃疡。

（3）石膏固定完成后，要维持体位，直至完全干燥、固定，防止因活动过早而折断。为加速石膏的干燥、固定，可用电吹风或红外线烤灯烘干。

（4）患者须用软垫垫好石膏。注意保持石膏清洁，勿使污染。变动体位时，应保护石膏，避免折断或骨折错位。同时应注意外露部位的保温。

（5）石膏固定期间，患者应定期行 X 线摄片检查。

3. 石膏的拆除

主要针对管型石膏，常用的工具有长柄石膏剪、短柄石膏剪、石膏刀、石膏锯、撑开器、电锯等。

二、持续牵引法

持续牵引法是通过牵引装置，沿肢体长轴或躯干纵轴利用作用力和反作用力原理（悬垂之重量为作用力，身体重量为反作用力），使骨折、脱位得以复位、固定。持续牵引既是一种固定的方法，又是一种整复的方法，它可以克服肌肉的收缩力，矫正重叠移位和肢体的挛缩，可使软组织痉挛与局部疼痛得到缓解。抬高床脚可加大牵引力，或者用支架（如托马斯架）上端的圆圈抵住骨盆的坐骨结节，作为牵引时的反作用力的支撑点。常用的牵引种类有皮肤牵引、牵引带牵引和骨牵引。

（一）皮肤牵引

皮肤牵引是用胶布贴于伤肢的皮肤周围，连接牵引重锤，通过滑车进行牵引。其牵引力是通过皮肤，间接牵开肌肉的收缩力而作用于骨骼的。皮肤牵引简单、易行、安全、无痛苦，但牵引的重量有限，故牵引力较小。皮肤牵引多用于下肢。

1. 适应证

（1）小儿下肢骨折。

（2）老年人肌肉萎缩的不稳定型的下肢骨折。

（3）防止或矫正髋、膝关节屈曲、挛缩畸形。

2. 术前准备

（1）皮肤准备：在牵引部位剃毛，用清水洗净，以免影响胶布粘合力，并用乙醇消毒，防止偶因皮肤牵引而致皮肤感染。

（2）皮肤牵引装置的准备：根据患者肢体的粗细，取宽 6～8 cm 的胶布，长度为从骨折线上方约 4 cm 至足底长的 2 倍，再加 20 cm，后者为绕过足底巾在木板上和留出空隙的长度，在胶布的中段贴上方形木板，并将胶布末端撕开 10～30 cm。方形木板的宽度较两踝稍宽一些，中间有一孔，并穿入牵引绳，以备牵引。

（3）其他用品：准备复方安息酸酊 1 瓶，绷带数卷，牵引支架 1 个，牵引重量若干。

3. 操作步骤

（1）在骨突起处，如内踝、外踝、腓骨小头等，用棉花或纱布垫做好保护，不使胶布直接贴在该处，以免压迫皮肤形成坏死。

（2）在患肢两侧皮肤涂一层复方安息酸酊，以增加皮肤黏性，并可防止皮肤发生水疱。

（3）将预先准备好的胶布，从超过骨折线以上 4 cm 处起平整地贴于肢体内、外侧皮肤上。为了适应肢体形状，可在其边缘上剪一些斜形水口。

（4）胶布外面用绷带自下而上地缠绕固定。但不要盖住上端，以便观察胶布有无滑脱。

（5）将患肢置于牵引架上，系上牵引重量，通过滑车进行牵引，其重量应根据患者年龄、体重和骨折移位情况而定。开始用 2～3 kg，以后根据情况调节牵引重量，但一般不超过 6 kg。牵引时间最多不超过 6 周。

（二）骨牵引术

骨牵引是在患肢远端的选定部位，在无菌条件及局部麻醉下，将骨圆针、克氏针或牵引钳穿入骨骼内，系上牵引装置进行牵引的方法。骨牵引为直接牵引，牵引后便于检查患肢。因牵引力是直接作用于骨骼，故可承受较大的牵引重量，牵引力较大，而且阻力小，并可持久，是持续牵引最常用的方法。

1. 适应证

（1）多用于肌肉发达的成年人及需要较长时间或较大重量的牵引。尤其是不稳定型骨折、开放性骨折、骨盆骨折、髋臼骨折及股骨头坏死晚期需人工假体置换者。

（2）颈椎骨折、严重寰枢关节半脱位者。

2. 准备器械

消毒的骨圆针、手摇钻（或电钻）、金属锤子。牵引架、牵引弓、牵引绳、滑车和牵引重量。

3. 牵引部位

（1）尺骨鹰嘴牵引：适用于难以复位或肿胀较重的肱骨髁上骨折，粉碎型肱骨下端骨折。体位：患者仰卧，屈肘 90°，前臂中立位。进针点：尺骨鹰嘴尖端下 2 cm，尺骨嵴旁开一横指处。方向：由内向外，注意保护尺神经。牵引重量：2 ~ 5 kg。

（2）颅骨牵引：适用于有移位的颈椎骨折脱位。体位：剃光头发后，取仰卧位，头下垫一沙袋，将头放正。进针点：二乳突之间向上画一连线（额状线），再从鼻根到枕外隆凸画一头颅矢状直线，以此两线交叉点为中心点，在离中点两侧等距处（5 ~ 6 cm）为牵引点；或者由两侧眉分外缘向颅顶画两条平行的矢状线，两线与上述额状线相交的两点为牵引点。方向：钻头在颅骨表面斜向内侧约 45°角。深度：用安全钻头，成人约 4 mm，儿童约 3 mm。牵引重量：第 1、第 2 颈椎一般用 4 kg，以后每下一椎增加 1 kg。

（3）股骨髁上牵引：适用于需要牵引力量较大的股骨干骨折、转子间骨折、髋关节中心性脱位以及骨盆骨折合并骶髂关节脱位的患者。体位：患者仰卧位，膝后垫枕，膝关节屈曲 40°位。进针点：髌骨上缘一横指处引一横线，再由腓骨小头前缘向上述横线引一垂线，两线之交点为穿刺点或者在内收肌结节上方 2 cm 处进针。方向：由内向外。牵引重量：体重的 1/8 ~ 1/6。

（4）胫骨结节牵引：适应证同股骨髁上牵引。体位：仰卧，患肢用枕头垫起。进针点：胫骨结节最高点向后 2 cm 和向下 2 cm 处。方向：由外向内侧穿针。

（5）跟骨牵引：适用于胫腓骨不稳定型骨折、膝关节屈曲挛缩畸形者。体位：小腿下方垫一沙袋，使足跟抬高。进针点：自内踝尖部和足跟后下缘相连线的中点处，由内向外侧穿针。方向：由内向外，针与踝关节面呈倾斜 15°，即内侧进入口低，外侧出口处高。牵引重量：3 ~ 5 kg。

骨牵引注意事项：保持牵引绳与肢体长轴方向一致。牵引期间，应鼓励患者经常进行功能锻炼，以防止肌肉萎缩、关节僵直，增强体质，促进骨折愈合。注意加强护理，防止压疮的形成。

（三）牵引带牵引

牵引带牵引是利用牵引带系于患者肢体某一部位，再用牵引绳通过滑轮连接牵引带和重锤对患部进行牵引。这种牵引对骨折和脱位有一定的复位和固定作用，还可缓解和治疗软组织痉挛、疼痛和挛缩。根据使用部位不同，有枕颌、骨盆、上肢和下肢牵引带。

1. 枕颌带牵引

适用于颈椎病、颈椎间盘突出症和无移位的颈椎骨折与脱位等。体位：仰卧位或坐位。使用方法：将枕颌带套在患者下颌和枕骨粗隆部，捆好扎带，用扩张器将两带分开，拴好牵引绳，连结砝码作滑动牵引，每次 20～30 分钟，每日 1～2 次。方向：牵引角度在牵引的治疗中起着极其重要的作用。一般对颈型、神经根型颈椎病患者进行牵引时，头颈宜前屈约 30°；椎动脉型颈椎病患者多采用垂直位牵引。无关节交锁的颈椎骨折，采用头颈略后伸的卧位牵引。伸直型骨折采用中立位卧位牵引。牵引重量一般不超过 5 kg。

2. 骨盆兜悬吊牵引

适用于骨盆骨折合并耻骨联合有明显分离，髂骨翼骨折向外移位，严重的骶髂关节分离。体位：仰卧位。使用方法：将骨盆牵引兜放于腰及臀后部，于带之两端各穿一横木棍，并以绳索系于棍的两端，用铁丝"S"状钩挂于两侧牵引绳上悬吊于床架上，然后通过滑轮进行牵引。牵引重量：以能使臀部稍离开床面为宜。

3. 骨盆带牵引

适用于腰椎间盘突出症、腰椎小关节紊乱症、腰肌劳损等。体位：仰卧位。使用方法：有两种。一种为用骨盆牵引带包托于骨盆，两侧各一个牵引带，每侧牵引重量约 10 kg（即每侧牵引的重量约为体重的 1/5），足跟一端床架略微抬高（约 15°）便于对抗牵引；另一种为利用机械大重量间断牵引，即用胸部固定带固定胸部，将两侧腋部向上，对抗牵引，另用骨盆带包托进行牵引。牵引重量：5～12 kg。每日牵引 1 次，每次牵引 20～30 分钟。

三、骨外固定器固定

外固定疗法的应用始于 19 世纪中叶。骨外固定是将骨圆针或带螺纹的骨针经皮钻入骨折远、近两端的骨骼，再用一定类型的金属、塑料等材料制成的杆或框架结构加以连接，使骨折端得到固定的疗法。

（一）骨外固定器的适应证

（1）不稳定的新鲜骨折；开放性与感染性骨折，有利于创口换药和观察病情。

（2）软组织损伤、肿胀严重的骨折。

（3）陈旧性骨折：骨折畸形愈合、延迟愈合或不愈合。

（4）关节融合术或矫形术后。

（5）下肢短缩，施行延长术后。

（二）禁忌证

小儿骨折、稳定型骨折、瘫痪肢体的骨折不宜应用。

（三）注意事项

（1）避免神经、血管等重要组织的损伤。

（2）严格遵守无菌技术操作，应在手术室内进行手术操作。

（3）保持针孔部位清洁、干燥。

（4）随时检查固定针有无松动。

四、内固定

内固定是在骨折复位后，用金属内固定物维持复位的一种方法。有两种植入法：一是切开复位后植入；二是闭合复位后，在 X 线透视下植入。《仙授理伤续断秘方·口诀》指出："凡伤损重者，大概要拔伸捺正，或取开捺正。"

（一）切开复位及内固定的适应证

（1）骨折断端间嵌有软组织组织，经多次整复仍不能使其离开骨断端，在复位时无骨摩擦音，或有神经嵌入骨断端应采取手术治疗。

（2）关节内骨折累及关节面，采用闭合复位不能恢复关节面平整并影响关节功能，可采用手术治疗。

（3）合并血管、神经损伤或肌腱、韧带完全断裂的复杂骨折，在探查或修复血管、神经、肌腱及韧带时同期施行内固定。

（4）开放性骨折，在 8 小时内清创，如伤口污染较轻且清创彻底者，可同时行内固定，否则延期进行。火器伤、电击伤禁忌内固定，应选用适当外固定支架进行治疗。

（5）多发性骨折和多段骨折，为了预防严重的并发症，便于护理和患者的早期活动，可以选择多发性骨折的重要部位进行适当的内固定。

（6）手法复位外固定不能维持复位后的位置而可能影响骨折愈合者，可采用内固定，如股骨颈囊内骨折。

（7）陈旧性骨折畸形愈合造成功能障碍者，在矫形术的同时应施行内固定。

（8）骨折不愈合，骨缺损在行植骨术的同时应进行内固定。

（二）并发症

（1）骨折延迟愈合或不愈合。

（2）骨感染。

（3）关节及周围组织粘连。

（4）内固定失败。发生内固定物弯曲、变形、折断、松动或脱出而导致内固定失败。

（三）内固定的种类

1. 缝合线内固定

缝合线包括金属、尼龙线、丝线等。髌骨骨折、尺骨鹰嘴骨折、趾骨骨折、肱骨内外髁骨折、胫骨嵴骨折常用缝合线固定。

2. 钢针内固定

主要用于短小骨的骨折或近关节的骨折，如掌骨、指骨骨折或跖骨、趾骨骨折、肱骨内外髁骨折。

3. 螺钉内固定

主要用于关节内骨折的固定和管状骨的斜形骨折，固定螺钉应当与骨干垂直，手术后需要外固定。

4. 髓内针内固定

主要用于较大的骨折，如股骨、肱骨、尺骨、桡骨及胫骨的横断骨折和螺旋骨折。根据髓内针的形态可分为 V 形针、三角针、梅花针、圆形针、四边形针等。

5. 钢板螺钉内固定

适应于骨干骨折。钢板应当够长，骨干直径大的，钢板应当相应长些。骨折线的两端应当各有 2～3 枚螺钉，螺钉方向应当与骨干垂直，以穿透两侧皮质为度。

6. 特殊内固定针

如股骨颈骨折用的三翼钉、加压螺钉，转子间骨折用的鹅头钉、Jeweet 钉、Ender 钉，以及各种特异接骨钢板和棒等。

（王　渊）

第三节　功能锻炼

功能锻炼又称练功疗法，古称导引。张介宾曾说："导引，谓摇筋骨，动肢节，以行气血也。"它是通过肢体自身的运动来防治骨伤科疾病，促使肢体功能得到锻炼，从而加速骨伤疾病康复的一种治疗方法。

功能锻炼是贯彻以"动静结合"为治疗原则的一项重要手段，是治疗骨伤疾病的主要治疗方法之一，尤其是在损伤后遗症的治疗中占有重要的地位，对骨关节疾病和骨关节手术后的康复也有很好的作用，也是伤残患者重新获得生活和工作能力的重要途径。因此，它不仅是骨伤科中的重要疗法之一，在现代康复医学中也占有相当重要的地位。

一、原则

（1）功能锻炼应以不加重局部组织的损伤为前提。
（2）功能锻炼应以恢复和增强肢体的固有生理功能为中心。
（3）功能锻炼应以徒手锻炼、主动锻炼为主，以器械锻炼、被动锻炼为辅。

二、分类

功能锻炼分为徒手锻炼（分局部和全身）、器械锻炼两种。骨伤科以局部锻炼为主，全身锻炼和器械锻炼为辅。

三、作用

（1）活血化瘀、消肿定痛，促进伤部肿胀的消退和加速骨折愈合。
（2）濡养患肢关节筋络，防止肌肉萎缩，促进关节功能的恢复。
（3）避免关节粘连和骨质疏松。
（4）防止骨质疏松。
（5）有利于伤残患者重新获得生活和工作能力。

四、注意事项

（1）制订锻炼计划，鼓励患者自觉、主动地进行锻炼。
（2）医师认真地指导患者锻炼。
（3）锻炼应循序渐进，持之以恒。
（4）避风寒，保温暖。

五、各部位锻炼方法

（一）颈项部锻炼方法

与项争力，往后观瞧，颈项侧弯，前俯后仰，回头望月，颈椎环转。

（二）腰背部锻炼方法

按摩腰眼，前屈后伸，左右侧屈，风摆荷叶（腰部旋转），转腰推碑，仰卧起坐，俯卧背伸（飞燕点水），仰卧拱桥，摇椅活动。

（三）上肢锻炼方法

上提下按，双手托天，左右开弓，按胸摇肩，双臂旋转，弯肱拔刀，双肩外展，屈肘挎篮，箭步云手，手指爬墙，反臂拉手，旋前旋后，抓空增力。

（四）下肢锻炼方法

举腿蹬足法，仰卧举腿，旋转摇膝，行者下坐，左右下伏，屈膝下蹲，四面摆踢，搓滚舒筋，侧卧外摆。

（王　渊）

第四节　中药疗法

中药疗法是中医骨伤科的重要疗法之一，它是在辨证论治的基础上具体贯彻内外兼治，即局部与整体兼顾的主要手段。《正体类要·序》述："肢体损于外，则气血伤于内，营卫有所不贯，脏腑由之不和，岂可纯任手法，而不求之脉理，审其虚实，以施补泻哉？"中药在骨伤科方面的应用可以促进肿胀的消退、疼痛缓解、软组织修复、骨折愈合和功能恢复，特别是大面积软组织损伤应用中药治疗更显优势。骨伤科的中药治疗分内治法和外治法两类，临床可根据病情有针对性地选用。

一、内治法

内治法是通过内服药物以达到全身治疗的方法，故也可称为药物内服法。局部皮肉筋骨损伤或疾病，也可导致气血、津液、脏腑、经络的功能紊乱，外伤与内损、局部与整体之间有着密不可分的关系。因此，在诊治过程中，应从整体观点出发，以四诊八纲为依据，对皮肉筋骨、气血津液、脏腑经络之间的生理病理关系加以分析，根据疾病的虚实、久暂、轻重、缓急以及患者的内在因素等情况，选用不同的治法，实施正确的治疗。骨伤科常用三期辨证论治法。

（一）初期治法

适用于骨伤疾病早期而致的蓄血、瘀血和出血等病证，以"下""消"法为主，常用的治法有攻下逐瘀法、行气消瘀法、活血止痛法、软坚散结法和调血止血法等。

1. 攻下逐瘀法

本法适用于筋骨损伤早期蓄瘀证。症见胸腹胀满、大便不通、腹胀、舌红、苔黄厚、脉数的内热燥实患者。常用方剂有桃仁承气汤、鸡鸣散、大成汤、黎洞丸等。

攻下逐瘀法属于"下"法，常用苦寒通下以攻逐瘀血，通泄大便，排除积滞的治法，药性相当峻猛，临床不可滥用。对年老体弱、气血虚衰、失血过多、素有宿疾者及妇女妊娠、产后及月经期间应当禁用或慎用。

2. 行气消瘀法

本法适用于损伤早期，气滞血瘀、局部肿痛，无里实热证，或宿伤而有瘀血内结，或有某种禁忌而不能猛攻急下者。症见：损伤后肢体胀痛、聚散无常、游走不定，可因呼吸、咳嗽等动作而加剧疼痛；或疼痛稍有固定，经久不愈，痛处拒按，多呈胀痛或刺痛，局部可有青紫瘀斑或血肿等症状。常用方剂有：以消瘀活血为主的复元活血汤、活血止痛汤、活血化瘀汤；以行气为主的柴胡疏肝散、加味乌药汤、金铃子散；以及行气活血并重的膈下逐瘀汤、顺气活血汤、血府逐瘀汤等。

行气消瘀法属"消"法，有消散和破散的作用。行气消瘀方剂一般并不峻猛，对于禀赋体弱或妊娠、月经期间不宜使用破散者，可酌情使用。

3. 清热凉血法

本法适用于筋骨损伤后热毒蕴结于内引起血热错经妄行者。若因血热妄行者，治宜凉血止血，方用十灰散、四生丸等；出血兼有瘀滞者应当配伍活血祛瘀之品，可用田三七、蒲黄等，以防止留滞；若因脾阳不足所致的出血证，宜用温阳止血，方用黄土汤等；若突然大出血者，宜补气摄血，方用独参汤、当归补血汤等，以防气随血脱；损伤失血严重者，还应当结合输液、输血等疗法。

清热凉血法属"消"法，是用性味寒凉药物以清泄邪热而止血的一种治法。清法须量人虚实而用。

4. 开窍通关法

本法是用辛香走窜、开窍通关的药物，以治疗标证的救急方法。常用方剂有苏合香丸、安宫牛黄丸、紫雪丹、至宝丹、行军散等。

（二）中期治法

损伤诸症经过初期治疗，肿痛减轻，但瘀肿尚未消尽，即可改用中期的各种治法。中期治法以"和"法为主，常用的治法有和营止痛法、接骨续筋法、舒筋活络法等。

1. 和营止痛法

本法适用于损伤中期，虽用"消""下"法治疗，而仍有瘀凝气滞，肿痛尚未消尽，而继续用攻下之法又恐伤正气者。常用方剂有和营止痛汤、定痛和血汤、正骨紫金丹、和营通气散、七厘散等。

2. 接骨续筋法

本法适用于骨折中期，骨位已正，筋已理顺，瘀肿渐消，筋骨已有连接但未坚实，尚有瘀血未去的患者。瘀血不去则新血不生，新血不生则骨不能合、筋不能续，故主要使用接骨续筋药，佐以活血化瘀之药，以起到活血化瘀、接骨续筋的作用。常用方剂有续骨活血汤、新伤续断汤、接骨紫金丹等。

3. 舒筋活络法

本法适用于损伤肿痛稳定后而有瘀血凝滞、筋膜粘连的伤筋中期，或兼有风湿，或受伤之处筋络发生挛缩、强直，关节屈伸不利等证，或气血不得通畅，肢体痹痛者。常用方剂有舒筋活血汤、蠲痹汤、独活寄生汤等。

（三）后期治法

损伤后期治疗较常用的有 3 种方法，主要以补养为主，包括补气养血、补养脾胃及补益肝肾 3 种补法。

1. 补气养血法

适用于内伤气血，外伤筋骨，以及各种损伤后期长期卧床不起的患者，出现筋骨萎弱，创口经久不愈，损伤肿胀不消，身体日渐虚弱，舌淡、苔薄，脉弦细弱的患者。常用方剂有四君子汤、四物汤、八珍汤、十全大补汤等。

2. 补养脾胃法

适用于损伤后期，损伤日久、耗伤正气、气血脏腑亏损，或长期卧床，缺少活动，而导致脾胃虚弱、运化失职、饮食不消、营养之源日细的患者。常用方剂有补中益气汤、参苓白术散、健脾养胃汤、归脾汤等。

3. 补益肝肾

适用于筋骨及腰部损伤的后期，骨折迟缓愈合，骨病筋骨萎缩，骨质疏松，以及老年体弱，肝肾虚损的患者。因肝主筋，肾主骨、主腰脚。常用方剂有壮筋养血汤、生血补髓汤、六味地黄丸、金匮肾气丸、健步虎潜丸、左归丸、右归丸等。

二、外用药物

外用药物是指对病变部位的局部用药。骨伤科外用药物种类较多，内容丰富，其临床应用剂型主要有敷贴药、搽擦药、熏洗药和热熨药等类型。因局部用药，药力可直达病所，取效迅速，疗效确切。

（一）敷贴药

敷贴药是将药物制剂直接敷贴在病变局部，使药力发挥作用，可收到较好的疗效。常用的有药膏、膏药、药散。

1. 药膏

又称敷药或软膏。

（1）药膏的配制：将药物碾成细末，然后选用蜂蜜、饴糖、香油、酒、醋、水、鲜药汁或凡士林等，调和均匀如厚糊状，按损伤部位的大小摊在相应的棉垫或桑皮纸上敷于患处。为减少药物对皮肤刺激和换药时容易取下，可在药面加一张极薄的棉纸。

（2）药膏的种类：消瘀退肿止痛类、舒筋活血类、接骨续筋类、温经通络类、消热解毒类、生肌拔毒长肉类。

（3）临床应用注意事项：具体如下。①换药的时间可根据病情的变化、肿胀消退的程度、天气的冷热来决定，一般是 2~4 日换药 1 次，后期患者也可酌情延长。古人的经验是"春三、夏二、秋三、冬四"。生肌拔毒长肉类应根据创面情况，每隔 1~2 日换药 1 次，以免脓水浸淫皮肤。②药膏一般应随调随用。凡用水、酒、鲜药汁调敷药时，因其易蒸发，所以应勤换药。用饴糖调敷的药膏，室温下药膏容易发酵，梅雨季节易发霉，故一般一次不宜调料太多。③少数患者对外敷药膏过敏而产生接触性皮炎，皮肤奇痒或有丘疹水疱出现时，应注意及早停药，并给予脱敏药物外擦。

2. 膏药

古称薄贴，是中医外用药中的一种特殊剂型。

（1）膏药的配制：是将药物碾成细末，配合香油、黄丹或蜂蜡等基质炼制而成。

熬膏药肉：将药物配齐，浸于植物油中，主要用香油，即芝麻油。通过加热熬炼后，再加入铅丹，又称黄丹或东丹，其主要成分为四氧化三铅，也有用主要成分为一氧化铅的密陀僧制膏的。经过"下丹收膏"制成膏药，以老嫩合度，富有黏性，烊化后能固定于患处，贴之即粘、揭之易落者为佳。膏药熬成后浸入水缸中浸泡数天，再藏于地窖阴暗处以去火毒，可减少对皮肤的刺激，防止发生接触性皮炎。

摊膏药：用时将膏药肉置于小锅中用文火加热烊化，然后摊在膏药皮纸或布上备用，摊膏时应注意四面留边。

膏药内掺药的用法：一是熬膏药时将药料浸在油中，使有效成分溶于油中；二是将小部分具有挥发性、不耐高温的药物（如乳香、没药、樟脑、冰片、丁香、肉桂等）先研成细末，待膏药在小锅中烊化后加入，搅拌均匀，再摊膏药。贵重的芳香开窍药物或特殊需要增加的药物，临贴时可加在膏药上。

（2）膏药的种类：具体如下。①橡皮膏药：现代市售的橡皮膏药，是以橡胶为主要基质，与树脂、脂肪或类脂性辅料与药物混合后，摊涂在布或其他裱褙材料上而制成的外用制剂，如伤湿祛痛膏等。②黑膏药：治损伤与寒湿类，适用于损伤者有坚骨壮筋膏，适用于风湿者有狗皮膏、伤湿宝珍膏等，适用于损伤兼风湿者有万灵膏、万应膏、损伤风湿膏等，适用于陈伤气血凝滞、筋膜粘连者有化坚膏等；提腐拔毒类，适用于创面溃疡者有太乙膏、陀僧膏，一般常在创面另加药粉。

（3）膏药的临床应用注意事项：具体如下。①骨伤科膏药的配伍多数由较多的药物组成，有的专攻一证，有的照顾全面，适用于多种疾患。②膏药遇温则烊化而具有黏性，能粘贴在患处，应用方便，药效持久。使用时将膏药烘烤烊化后趁热贴于患处，但须注意温度适当，以免烫伤皮肤，一般 3~5 日换药 1 次。③一般多用于肢体筋伤、骨折后期或患有筋骨痹痛者，对于新伤初期肿胀不明显者，也可应用；用于创面溃疡者，一般常在创面上另加药粉，如九一丹、生肌散等。④对含有丹类药粉的膏药，由于 X 线不能穿透，所以 X 线检查时宜取下。

3. 药散（又称掺药）

（1）药散的制作：是将药物碾成极细的粉末，收贮瓶内备用。

（2）药散的种类：止血收口类、祛腐拔毒类、生肌长肉类、温经散寒类、活血止痛类。

（3）药散的使用：使用时将药散掺撒在膏药或软膏上，外敷贴患处，或直接掺撒在创口上。

（二）搽擦药

将药物制成液状药剂，直接涂擦或配合推擦手法使用在患部的一种外用药物剂型。搽擦药的种类如下。

1. 酒剂

酒剂指外用药酒或外用伤药水，是用药与白酒、醋浸制而成，一般酒与醋之比为8：2，也有单用酒或乙醇溶液浸泡。常用的有活血酒、舒筋药水等。具有活血止痛、舒筋活络、追风祛寒作用。

2. 油膏与油剂

用香油把药物熬煎去渣后制成油剂，也可加黄蜡收膏而成油膏，具有温经通络、消散瘀血的作用。适用于关节筋络寒湿冷痛等证，也可在手法及练功前后作局部搓擦。常用的有伤油膏、跌打万花油、活络油膏等。

（三）熏洗湿敷药

1. 热敷熏洗

古称淋拓、淋渫、淋洗与淋浴，是将药物置于锅或盆中加热煮沸后，先用热气熏蒸患处，候水温稍减后用药水浸洗患处的一种方法。冬季：可在患肢上加盖棉垫，使热能持久，每日 2 次，每次 20 ~ 30 分钟。适用于关节强直拘挛、酸痛麻木或损伤兼夹风湿者。多用于四肢关节的损伤，对腰背部可视具体情况而酌用。根据熏洗澡药的功用可分为活血散瘀类、温经通络类。

使用熏洗法应注意：①伤处红肿热痛者不用；②熏洗时防止烫伤患处；③熏洗后伤部注意保暖，并适当结合练功。

2. 湿敷洗涤

古称溻渍、洗伤等。多用于创伤。是将药物制成水溶液，供创口或感染伤口湿敷洗涤用。常用野菊花煎水、2% ~ 20% 黄柏溶液以及蒲公英鲜药煎汁等。

（四）热熨药

热熨法是一种借助物理热疗促进药物吸收的局部治疗方法。临床上常选用温经散寒、祛风止痛、行气活血的中药，加热后用布包裹，热熨患处。适用于风寒湿型的筋骨疼痛、陈旧性损伤、腹胀痛、尿潴留等症。主要用于腰背躯体部位，也可用于四肢肌肉丰厚处和关节周围，主要有下列几种。

1. 熨药

熨药又称腾药。将药置于布袋中，扎好袋口放在锅中，蒸气加热后熨患处，适用于各种风寒湿肿痛证，常用的有正骨烫药。

2. 坎离砂

坎离砂又称风寒砂。系用铁砂加热后与醋水煎成的药汁搅拌后制成。临床用时加醋少许拌匀，置布袋中。坎离砂加醋后，可慢慢地产生化学变化而发热，温度慢慢升高，最高可达 80 ~ 90 ℃，用于热熨患处。适应于慢性腰痛和关节炎症。

3. 简便热熨药

如用粗盐、黄砂、米糠、麸皮、吴茱萸等炒热后装入布袋中，热熨患处，简便有效。适用于各种风寒湿型筋骨痹痛、陈旧性损伤、腹胀痛、尿潴留等症。

（五）中药离子导入

是通过直流电疗机将药物离子引入人体的一种局部治疗方法。此法由于兼有电疗和药物的双重作用，目前已在临床上广泛应用，成为常用的中药外用疗法之一，对骨关节的慢性损伤性疾病疗效较好。

（王　渊）

第九章

常见骨科疾病的中医治疗

第一节 落枕

落枕为一中医病名，也称"失枕"，是一种常见病，好发于青壮年，以冬、春季多见。多在晨起后有项背部酸痛，颈项僵硬，活动受限。落枕病程较短，1 周左右可痊愈，及时治疗可缩短病程；不治也可愈，但易复发。

一、病因病理

多因夜间睡眠时姿势不良，枕头过高或过低，头颈长时间处于过度偏转的位置或过屈、过伸状态，致使颈部一侧肌肉受到牵拉，颈椎小关节明显扭转，时间较长而产生静力性损伤，致肌肉出血、肿胀、痉挛。或者因受寒凉刺激，使颈项部肌肉痉挛而引起本病。经常发生颈项疼痛、活动不利者，可因颈部肌肉劳损或颈椎退行性变所致。

二、临床诊断

晨起后突感颈后部、上背部疼痛不适，以一侧为多。由于疼痛，使颈项活动受限，尤以旋转受限为重，转头时躯干随之旋转，重者屈伸也受限，颈项强直，头偏向病侧。

检查时，颈部肌肉有压痛，能找到压痛点，多在乳突、肩胛内上角、冈上窝等处。胸锁乳突肌和斜方肌有明显痉挛，触之如"条索"。压头试验及神经根牵拉试验均为阴性。

依据典型的发病经过及疼痛部位、症状，诊断本病比较容易。但如病程迁延，治疗后不缓解者，需摄颈椎 X 线片以确诊。

三、治疗

（一）手法治疗

（1）理筋手法：先在痛点及其邻近穴位如风池、肺俞、肩中俞等用点按法，至有酸胀感为宜。然后用拿捏法在颈项及肩背部操作。对于肌肉僵硬者，可同时加用弹拨法和插肩胛法，然后以按揉法进行放松。

（2）颈椎摇法和旋转扳法：在施用理筋手法后，根据病情可加用颈椎摇法和旋转扳法，以纠正椎间小关节的紊乱。常可听到弹响声，但要注意控制扳的力度和旋转的幅度。

（3）牵引手法：术者一手扶患者下颌，一手托枕部，两手缓慢用力向上牵引 1～2 分钟，可重复 3～5 次。在牵引的同时，可将患者头部向两侧转动，以理顺筋络，活动关节。

（二）药物治疗

药物治疗以活血舒筋为主，佐以疏风散寒。方用活血止痛散、独活寄生汤、麻桂温经汤等；外用伤湿止痛膏。

（三）针灸疗法

取风池、大椎、外关、肩中俞、肺俞等穴。用泻法，强刺激，留针 5～10 分钟，每日 1次，效果较好。

（四）其他

热敷散局部外用、中药离子导入、理疗及超短波等，对本病都有一定疗效。

（袁昌振）

第二节　胸背部筋伤

一、胸廓出口综合征

胸廓出口综合征又称为颈肋综合征、前斜角肌综合征、胸小肌综合征、肋锁综合征及过度外展综合征等。是指胸廓上口出口处，由于某种原因导致臂丛神经、锁骨下动静脉受压迫而产生的一系列上肢血管、神经症状的总称。临床上主要表现为肩、臂及手的疼痛、麻木，甚则肌肉萎缩无力，手部青冷发紫，桡动脉搏动减弱。是肩臂痛的常见病因之一。青壮年较多见，男女之比约为 1：2.2。发病率未见报道。多数患者无明显外伤史。

（一）解剖生理

胸廓出口的骨性结构是由第 1 肋骨与其上方的锁骨交叉构成。锁骨的近端与胸骨形成胸锁关节，其远端与肩峰形成肩锁关节，连接着胸廓与上肢带骨。胸廓出口有许多肌肉附着，前斜角肌位于胸锁乳突肌的深面，其止点在第 1 肋骨的前中 1/3 的斜角肌结节。该肌将肋锁间隙分为前、后两部分，锁骨下静脉位于前斜角肌的前方和锁骨后方。中斜角肌位于前斜角肌的后方，止于第 1 肋骨。前、中斜角肌与第 1 肋骨形成斜角肌三角间隙，臂丛神经和锁骨下动脉由此通过。臂丛神经由第 5～8 颈神经根和第 1 胸神经根的前支组成，在其行程中要经过斜角肌间隙、锁骨后方至锁骨下肌及胸小肌腱的后方（图 9-1、图 9-2）。

（二）病因病理

正常情况下肋锁间隙足以容纳通过的神经、血管而不产生压迫症状。但如有先天或后天因素使其解剖结构变异，则间隙狭窄，形成了对血管、神经束的压迫。

1. 颈肋

第 7 颈椎肋骨残存或横突过长，可改变出口的结构，易使臂丛跨越颈肋时受到压迫。有颈肋者不一定出现症状，只有出现症状者方需治疗。

2. 斜角肌三角间隙变窄

锁骨下静脉在前斜角肌的前方，臂丛和锁骨下动脉在前斜角肌的后方，在此区域内的动、静脉和神经可单独或同时受压而产生症状。前斜角肌痉挛、挛缩或纤维化、肌肉异常发育或过度肥大，或者止点外移，以及增厚的中斜角肌筋膜和韧带，都可使间隙狭窄，神经、血管受到卡压。

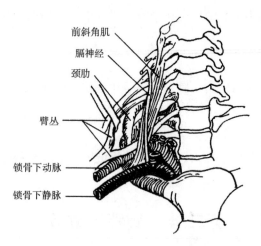

图 9-1　颈肋、前斜角肌与臂丛和血管的关系

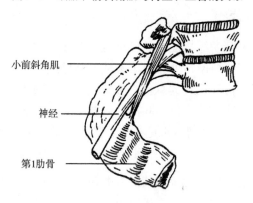

图 9-2　过度外展综合征

3. 肋锁通道结构变异

第 1 肋骨或锁骨的畸形、外生骨疣，以及外伤骨折、肱骨头脱位等均可使肋锁间隙变小，产生臂丛神经和血管压迫症状。当肩部上抬时锁骨上升，裂隙加大；肩部下垂时，锁骨下降，致肋锁接近，通道变狭窄。

4. 其他

肩部外展时，肋喙韧带或胸小肌腱后的神经、血管受卡压。此外，肩部向后下垂，颈部伸展，面部转向对侧，以及深吸气都可使肋锁间隙狭窄，对神经、血管产生压迫。

（三）临床诊断

本病常发生在青中年，女性多见。常在先天因素的基础上，由外伤、劳损或其他原因诱发；单侧发病多于双侧。

1. 症状

（1）神经症状：患侧颈肩部疼痛，或前臂、手痛，一般多在尺神经和正中神经支配区，多为持续性，呈钝痛或刀割样痛。有的患者有感觉异常，如麻木感、烧灼感、蚁行感、痛觉过敏等，以尺神经支配区最明显，任何外展活动都可使症状加重。据报道，90%以上的患者出现神经症状。

（2）血管症状：动脉受压迫时，可导致患肢血流障碍，出现疼痛、无力、发凉、畏寒、手指苍白，并有缺血性疼痛。患肢上举时疼痛加重，桡动脉搏动减弱或消失，此征阳性率可达72%。静脉受压时，患肢肿胀，手部发绀、水肿、静脉扩张等。

（3）运动障碍：患肢在出现神经、血管症状的同时，常有疲劳感、握拳无力、持物不稳或脱落，但肌力无明显改变。病程长者，日久可出现受累肌肉的萎缩、肌力下降、精细动作困难等。

2. 体征

（1）斜角肌试验：患者正坐位，双手置于膝上，医生摸其患侧桡动脉，再令患者头后仰并转向患侧，同时深吸气。当桡动脉搏动减弱或消失、血压下降时，则为阳性。

（2）肩外展外旋试验：当肩关节外展外旋90°，桡动脉搏动减弱或消失时，则为阳性。

（3）直肘后伸试验：让患者尽量将肩部移向后下方，两肘伸直，当桡动脉搏动减弱或消失时，则为阳性。

（4）前斜角肌压迫试验：当用手指压迫前斜角肌止点，患者感局部疼痛并放射至前臂尺侧，尺神经支配区有麻木、沉重感时，则为阳性。

（5）过度外展试验：患肢伸直并被动过度外展，当桡动脉搏动减弱或消失时，则为阳性（图9-3），表示动脉受到胸小肌腱的挤压。

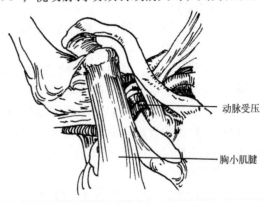

动脉受压

胸小肌腱

图9-3 胸廓出口解剖关系图

（6）举臂运动试验：双侧上肢外展外旋90°，双手做快速连续的屈伸活动，当患侧上肢在数秒钟后即出现疼痛、麻木、乏力且自行落下时，则为阳性。

3. 检查

（1）X线检查：常规拍摄颈椎正侧位片及上胸部正位片，以便确定有无颈肋或上肺部肿瘤、锁骨或第1肋畸形等。

（2）尺神经传导速度：尺神经传导速度的正常值在胸廓出口处为72 m/s，有胸廓出口征的患者则减少到平均53 m/s。此种检查对治疗方法的选择、诊断及疗效评定等都有一定价值。

（3）血管造影：血运障碍较重者，可行锁骨下动、静脉造影，以了解血管受压、闭塞或狭窄部位及侧支循环情况。

（4）斜角肌阻滞：用1%普鲁卡因行前斜角肌封闭后，当颈部活动范围增大而疼痛减轻或肩外展外旋90°而动脉症状减轻时，则有助于确定诊断。

（5）肌电图检查：检查肌肉在静止和收缩时的生物电变化，有助于确定病变是在周围神经还是在肌肉本身。

根据病史、症状和体征，参照胸部和颈椎X线摄片、尺神经传导速度及肌电图等，一般可确定诊断。

（四）鉴别诊断

1. 颈椎疾病

颈椎病，尤其是神经根型、椎管内肿瘤、颈椎间盘急性突出等，都可引起上肢疼痛、麻木及功能障碍。一般来讲，这些疾病的桡动脉搏动多无异常。本病颈部僵直，活动受限，压头试验及神经根牵拉试验多为阳性，上肢腱反射减弱，颈椎 X 线摄片示生理曲度消失、椎间隙狭窄、骨质增生及颈椎失稳等。必要时，行 CT 扫描则更易鉴别。

2. 臂丛神经及其末梢支损伤

如腕管综合征、肘管综合征等症状多局限在肘部以下，且无血管搏动减弱征象。打击、牵拉引起的臂丛损伤，多有明确外伤史，伤后即有症状，不难鉴别。

3. 血管病变

以血管改变为主的疾病，如雷诺病、血栓性静脉炎、动脉栓塞等，应注意与本病鉴别。

（五）治疗

原则上应采取保守疗法，临床上有 50%~70% 的病例可经适当的非手术治疗而改善。

1. 非手术疗法

适用于症状较轻，尺神经传导速度高于 60 m/s 者。

首先要改变上肢姿势，如睡眠时将上肢高举过头，日常避免提重物，减少上肢过度外展、外旋或下垂、后伸的动作。平时加强颈肩部肌肉锻炼，对于血管痉挛者可给予扩血管药，前斜角肌痉挛者可口服解痉止痛药物，也可用按揉、弹拨的手法在其止点处按摩。针灸、理疗、热敷、超声波等疗法都可根据病情酌情选用。

2. 手术疗法

适用于神经、血管障碍明显，疼痛严重影响工作和生活，且经非手术治疗无效，尺神经传导速度低于 60 m/s 者。手术方法：有前、中斜角肌切断或部分切断术，颈肋或 C_7 横突部分切除术，纤维束带切除术，神经、血管松解术及第 1 肋骨切除术等。术后约有 90% 的病例症状消失。

二、棘上韧带损伤

棘上韧带损伤是指由于外伤或劳损而致棘上韧带的撕裂或炎症反应变性及钙化所致。多见于青壮年体力劳动者，为多发病。治疗不彻底时，常会迁延成慢性劳损，引起腰背部疼痛。

（一）解剖生理

棘上韧带是附着在各椎骨棘突上的索状纤维组织，自上而下呈纵行，比较坚韧，深层纤维连接 2 个棘突，中层联结 3 个，表层可达 3~4 个。据统计，73% 的棘上韧带止于第 4 腰椎棘突，22% 止于第 3 腰椎棘突，5% 止于第 5 腰椎棘突，因而下腰部抗应力较弱。腰部的活动范围较大，30~40 岁者，75% 的棘上韧带有不同程度的组织变性，易受损伤，尤其弯腰时，腰背部弧形最外层所受抗应力最大，更易受损。

（二）病因病理

1. 急性损伤

棘上韧带损伤可由直接暴力和间接暴力所致，当暴力超过负荷时可发生韧带断裂。

（1）直接暴力：直接外力作用于背部使腰部前屈或腰部直接受外力作用，均可造成棘上韧带的损伤。如用石块、棍棒击打腰背部，受击部棘上韧带可首先受伤断裂，工程事故及汽车撞伤等也属直接暴力。伤处为闭合性或开放性时，可并发棘突、椎骨损伤或脱位。

（2）间接暴力：间接暴力所致棘上韧带损伤远较直接暴力多见。如弯腰搬取重物时，韧带失去骶棘肌肉的保护，骤然猛烈收缩时，极易造成棘上韧带损伤；或从高处坠下时，足、臀部着地，胸腰段脊柱由于惯性过度前屈，使棘上韧带受牵拉而出现断裂；重者并发棘间韧带损伤和棘突骨折。

2. 慢性劳损

长期伏案工作或长期弯腰工作者，因棘上韧带长期受到牵拉刺激，可多次产生慢性小损伤，局部有出血、渗出，修复后组织增生，可使韧带变性、钙化等。

（三）临床诊断

1. 病史

患者多为 20～50 岁体力劳动者，有明显弯腰劳动或腰背部外伤史，多为突然发病。

2. 症状

受伤时，患者自觉伤处有帛裂声或撕裂感，随即局部突然疼痛，呈针刺刀割样痛。局部皮下有瘀斑，略肿胀。主诉疼痛位于脊背正中，轻者酸痛，重者不敢仰卧。

3. 体征

腰部肌肉痉挛，活动明显受限，前屈时疼痛明显加重。压痛点多位于棘突或棘突间；棘突间可有凹陷，棘上韧带不连续，棘突间距增宽。仰卧屈髋时，疼痛加重。局部封闭后，疼痛可减轻或消失。

4. X 线检查

一般棘上韧带损伤多无异常，前屈位时可有棘突间隙增宽，主要是排除骨折及骨病等。

根据以上病史、症状和体征，本病诊断并不困难，但应与急性腰扭伤和小关节紊乱相鉴别。损伤早期，有时上述疾病同时存在，但损伤部位及组织不同，详细检查后不难区别。

（四）治疗

急性期应卧床休息，减少弯腰活动，以利于损伤组织的修复。

1. 手法治疗

如属韧带拉伤而未断裂者，可用按摩手法治疗，以拇指按揉法为主。手法应轻柔、稳妥，以不加重损伤为原则。

如属棘上韧带撕裂或于棘突上剥离者，可用手法复位理顺。患者取坐位，术者以双拇指触摸棘突，找到棘上韧带剥离处后，嘱患者稍向前弯腰。术者一拇指按于剥离的棘上韧带上端，向上推按；另一拇指左右拨动损伤的韧带，此时嘱患者直腰，双拇指顺脊柱纵轴方向按压于原位。可反复顺压数次，使损伤之韧带归于原位。

2. 封闭疗法

痛点封闭既可用于诊断，也有治疗作用。0.55% 普鲁卡因 5 mL 加强的松龙 1 mL 做痛点封闭，有较好止痛效果。每周 1 次，3 次为 1 个疗程。

3. 药物治疗

（1）外用药：局部可外敷止痛膏、消肿止痛膏、骨痛贴等。

（2）内服药：以活血化瘀、消肿止痛为原则，可选用大成汤、复原活血汤、活血止痛汤加减。后期治疗以补益肝肾、强筋壮骨为主，可选用补肾壮筋汤、壮筋养血汤等加减。

4. 其他疗法

对稳定性韧带损伤，后期遗留慢性疼痛者，可采用理疗、针灸、拔火罐、局部热敷及针刀疗法，一般无须手术治疗。

三、棘间韧带损伤

棘间韧带损伤主要是指位于棘突之间的韧带发生变性、撕裂或松弛，从而产生腰背疼痛。棘间韧带损伤很常见，有学者统计占慢性腰背痛患者的 10%，是导致腰背痛的常见病因。

（一）解剖生理

棘间韧带是一种致密的胶原结缔组织，它与相邻的棘突连接在一起，靠韧带的力量加强脊柱的稳定性，限制脊柱过度前屈。在一般情况下，因有骶棘肌保护而不易受损；但如本身变性或遭过度牵拉，则常易受累。

棘间韧带纤维连接于相邻两个棘突间，分为 3 层，中层纤维由后上斜向前下，两侧纤维则由前上斜向后下。3 层纤维呈交叉状排列，以保证脊柱活动时椎体间的稳定，但易造成纤维间的摩擦劳损。一般 20 岁以后开始发生变性，据统计，有不同程度退变者占 21%；30~40 岁为退变高峰，达 75%。退变纤维呈玻璃样变性、肿胀、萎缩或断裂，它是发生损伤的基础。

棘间韧带在有棘上韧带处常同时损伤，当腰椎前屈超过 90°时，骨盆前倾，维持脊柱姿势的骶棘肌失去保护作用，此时棘上、棘间韧带受牵拉以维持脊柱稳定。过度牵拉的慢性积累性劳损，会造成韧带的损伤。

L_5、S_1 和 L_4、L_5 之节段无棘上韧带，由棘间韧带连接两个棘突。此部位活动度较大，且骶椎固定，故此处棘间韧带受力最大，为损伤好发部位。据统计，L_5、S_1 棘间韧带损伤约占全部棘间韧带损伤的 92%。

（二）病因病理

1. 外伤

当人体过度弯腰搬取重物时，骶棘肌松弛，失去对棘间韧带的保护，使力点全部落在韧带上。骤然发力，可导致棘间韧带的损伤。久治未愈则转为慢性腰痛。

2. 变性

主要指 20 岁以后的青壮年，棘间韧带有不同程度的变性。由于组织变性，棘间韧带承载能力下降，轻度的损伤即可使其发生断裂并产生疼痛。

3. 劳损

长期弯腰工作的人，棘间韧带处于被牵拉状态。长期慢性的积累性劳损，反复的微小损伤，可使韧带劳损变性，产生疼痛。

病理：棘间韧带损伤也分为急性和慢性。急性者为突然暴力所致，受损韧带可完全或部分断裂，受损处可有出血、渗出、白细胞及巨噬细胞浸润；慢性损伤主要为慢性牵拉，劳损或相邻棘突间的扭挫伤所致，椎间盘退变后椎间失稳，可加重棘间韧带劳损，主要表现为退变及小的纤维断裂。

（三）临床诊断

患者常诉腰痛、无力。多有腰部扭伤病史，特别是弯腰搬重物受伤史。开始为突发性腰痛，呈撕裂样，疼痛常向骶部或臀部扩散。重者可有局部肿胀、瘀血，直立位或腰椎过伸位时疼痛减轻或无痛。也有长期从事弯腰工作造成棘间韧带慢性劳损，自觉腰部酸痛无力，压痛部位处于棘突间，较棘上韧带损伤深在，坐位腰椎前屈时疼痛加重，休息后减轻。L_5、S_1间隙多见。局部普鲁卡因封闭后疼痛消失。卧床休息时，腰部可垫一小枕，保持腰椎轻度伸位则较舒适。

X 线检查：腰椎平片无异常，偶可见棘突发育不良；腰椎过屈位侧片，可见棘突间隙加宽。可靠的确诊方法可采用棘间韧带造影术。

（四）治疗

急性损伤患者应卧床休息，减少弯腰活动，保证损伤组织修复。慢性疼痛者，可采用针灸、理疗、局部热敷等法。手法治疗可在局部施行点按、捻散或扳推等手法。局部封闭为常用治疗方法，1% 普鲁卡因 2 mL 加强的松龙 1 mL 做棘间韧带局封，可止痛、抗炎，效果良好。

对于长期保守治疗无效、疼痛严重而影响工作者，可考虑行韧带修补术或脊椎融合术。

（袁昌振）

第三节　肩关节脱位

肩关节是全身关节脱位中最常见的部位之一，有关资料报告肩关节脱位占全身关节脱位的 50%。多发生于 20~50 岁的男性。

肩关节易于发生脱位是受其解剖结构及生理功能所决定的。肩关节由肱骨头及肩胛骨的关节盂构成，是典型的球窝关节。肩盂小且浅，只占肱骨头关节面的 1/4~1/3，因此，该关节的骨性结合很不牢固。此外，肩关节囊松大薄弱，前方尤为明显，这种结构为增大肩关节的活动度提供了良好的条件，但对关节的稳定则是不利因素。维持关节稳定的另一因素是肌肉的作用，而肩关节的稳定主要依赖于肌肉（静止状态或运动状态）的协调平衡作用来维持。一旦肩部的主要肌肉麻痹或部分肌肉受损伤，肌力下降，肩部的肌肉就失去了平衡、协调和稳定肩关节的作用，从而可使本不稳定的关节更不稳定。在肩关节广泛的活动范围内，任何一个活动角度或部位，或活动的任一瞬间，如某一结构遭受破坏，或肌肉的协调作用失去平衡，都可破坏肩关节的相对稳定性而致肩关节脱位。

一、病因病机

肩关节脱位根据脱位的时间长短和脱位次数的多少，可分为新鲜性、陈旧性和习惯性脱位 3 种。根据脱位后肱骨头所在的部位，又可分为前脱位和后脱位两种；而前脱位又可分为喙突下、盂下、锁骨下及胸腔内脱位，其中以喙突下脱位最多见。由于肌肉的收缩、牵拉作用，盂下脱位多转变为喙突下脱位。新鲜脱位处理不及时或不妥当，往往转变为陈旧性脱位，脱位通常可伴有肱骨外科颈或大结节骨折。

（一）肩关节前脱位

间接暴力是导致肩关节前脱位的主要原因。患侧于肩关节外展、外旋位跌倒，手掌或肘部着地，此时肩前下方关节囊处于相对紧张状态，肱骨头顶于关节囊前下方。地面的反作用力由下向上，沿肱骨纵轴传递到肱骨头，超过了关节囊的强度，肱骨头自肩胛下肌和大圆肌之间薄弱部分冲击关节囊，将关节囊的前下部顶破而脱出，向前滑出至喙突下空隙，而发生常见的喙突下脱位。若外力继续作用，肱骨头可被推至锁骨下部成为锁骨下脱位。当肩关节处于极度外展（外旋）位或肩关节处于后伸位时跌倒，由于肱骨颈部与肩峰相接触，形成杠杆支点，迫使肱骨头向前下方脱位至关节盂下，形成盂下脱位。当脱位时伴有一侧方应力作用，可使肱骨头向内侧移位，从而可使肱骨头冲破肋间隙进入胸腔，造成罕见的胸腔内脱位。偶因直接暴力作用于肩外侧或后外侧，如打击伤或跌倒时肩外侧着地，使肱骨头向前脱位，发生前脱位（图9-4）。

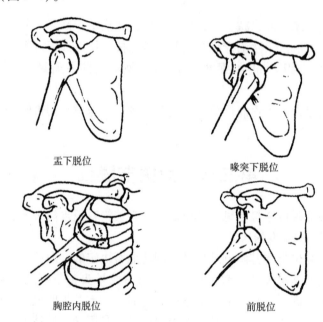

盂下脱位　　　　　　　　　　喙突下脱位

胸腔内脱位　　　　　　　　　　前脱位

图9-4　肩关节前脱位的类型

（二）肩关节后脱位

主要由直接暴力导致，跌倒时肩关节处于内收、内旋位，以手或肘部着地，外力沿肱骨干向上传导，肱骨头受到向后的暴力，致使肱骨头冲破后侧关节囊，滑至肩胛冈下，形成肩关节后脱位。

（三）陈旧性肩关节脱位

肩关节脱位未处理或处理不当，超过3周者为陈旧性脱位。因为时间的迁延，关节周围和关节腔内的血肿机化，大量纤维瘢痕组织充满关节腔内外，并与关节盂、肩袖和三角肌紧密粘连，将肱骨头固定在脱位后的位置；关节囊的破裂口被瘢痕组织封闭，并与肌肉组织粘连；挛缩的三角肌、肩胛下肌、背阔肌、大圆肌、胸大肌等也阻碍了肱骨头复位。

（四）习惯性肩关节脱位

首次外伤性脱位后，在特定体位或较小的外力作用下，肩关节再次发生脱位而成为习惯性脱位。往往是因为首次脱位后关节囊松弛，或破裂的关节囊未得到良好的修复，或伴有关节盂唇撕脱、肱骨头后外侧的压缩性骨折、关节盂骨折缺损，肩关节骨性结构及关节囊复合结构等稳定装置遭到破坏，当肩关节遭到轻微暴力或处于不当体位时，如乘车时拉扶手，穿衣时伸手入袖，抬手挂衣服或打哈欠，做上臂外展、上举动作时，可发生肩关节再次脱位。

肩关节脱位的主要病理变化是关节囊撕裂和肱骨头移位，同时肩关节周围的软组织还发生不同程度的损伤，或合并肩胛盂边缘骨折、肱骨头骨折与肱骨大结节骨折、肱骨外科颈骨折等。其中30%～40%的病例合并大结节撕脱骨折，是最常见的并发症。偶见腋神经损伤。

二、临床诊断

肩关节脱位有其特殊的体征。受伤后，局部疼痛、肿胀，肩部活动障碍。伴有骨折时，则疼痛、肿胀更甚。

（一）前脱位

患者常以健手扶持患肢前臂，头倾向患侧，以减轻肩部疼痛。肩部失去正常圆钝、平滑的曲线轮廓，肩峰显著突出，形成"方肩"畸形。肩部软组织肿胀，肩峰至肱骨外上髁距离增长。上臂处于轻度外展、前屈位，并弹性固定于外展20°～30°位，试图做任何方向的活动都可引起疼痛加重。触诊肩峰下空虚，常可在喙突下、腋窝处或锁骨下触到脱位的肱骨头。搭肩试验（Dugas征）阳性。

（二）后脱位

肩关节后脱位是所有大关节脱位中最易误诊的一个损伤。肩关节后脱位大多数为肩峰下脱位，且没有前脱位时那样明显的方肩畸形及肩关节弹性交锁现象。防止误诊的关键在于对肩部外伤需考虑到后脱位的可能，而且体检时要严格、认真、细致。主要表现为有肩部前方暴力作用的病史，喙突突出明显，肩前部塌陷扁平，可在肩胛冈下触到突出的肱骨头，上臂呈现轻度外展及明显内旋畸形。

（三）肩关节陈旧性前脱位

以往多有外伤史，基本体征同新鲜肩关节前脱位。只是肿胀、疼痛较轻，依脱位时间和肢体使用情况不同，肩关节可有不同程度的活动范围。肩部肌肉萎缩明显，尤以冈上肌及三角肌明显。此种患者多数已经多次手法整复，因此合并肩部骨折及臂丛神经损伤发生率较高。

（四）习惯性肩关节脱位

有多次肩关节脱位病史，多发生于20～40岁，脱位时，疼痛多不剧烈，但肩关节活动仍有障碍，久而可导致肩部周围肌肉发生萎缩，当肩关节外展、外旋和后伸时，容易诱发再脱位。

肩关节正位和穿胸侧位X线摄片可明确脱位的方向、程度及是否合并骨折等。拍摄肩部上下位或头脚位X线片，可以明确显示肱骨头向后脱位。拍摄肩后前位及上臂60°～70°内旋位或上臂50°～70°外旋位X线片，可明确肱骨头后侧是否有缺损，轴位X线摄片可显示关节盂前方的骨缺损。CT 扫描能清晰显示盂肱关节横断面的解剖关系，对脱位方向、程度及是否合并骨折等能提供重要信息。三维 CT 重建更能立体地显示脱位及骨折状态，有利于进一步明确诊断。MRI 对分辨脱位时合并的软组织损伤具有优势。

根据受伤史、临床表现和 X 线检查可作出诊断。

（五）合并其他损伤的肩关节脱位

合并骨折、肩袖损伤、血管神经损伤者，根据其相应的临床表现及影像学检查可作出诊断。

（1）肩袖损伤：肩关节本身严重疼痛和明显功能障碍，常混淆和掩盖了肩袖损伤的体征，所以易造成漏诊。因此，对于肩关节脱位在复位后，应详细检查肩外展功能；对于肱骨头移位明显的病例，如无大结节骨折，则应考虑肩袖损伤的可能。诊断不能肯定时，可行肩关节造影，如发现造影剂漏入肩峰下滑囊，则证明已有肩袖撕裂。在解除外固定后，患肩不能自主外展，但在他人帮助下，外展 30°～60°后，患肩又可继续上举，这一特殊体征有助于冈上肌肌腱断裂的诊断。

（2）肱骨大结节骨折：除肩关节脱位一般症状外，往往疼痛、肿胀较严重，可在肱骨头处扪及骨碎片及骨擦音。

（3）肱二头肌长头肌腱滑脱：临床上往往无明显症状，只有在整复脱位时，有软组织嵌插于关节盂与肱骨头之间而妨碍复位。

（4）血管、神经损伤：较容易遭受牵拉伤的是腋神经，损伤后，三角肌瘫痪，肩部前外、后侧的皮肤感觉消失。血管损伤则极少见，损伤后前臂及手部发冷和发绀，桡动脉搏动持续减弱或消失。

（5）肱骨外科颈骨折合并肱骨外科颈骨折时，疼痛、肿胀更为严重。与肩关节脱位不同之处是上臂无固定外展畸形，可有一定的活动。临床上有时很难鉴别，但 X 线摄片可以帮助诊断及了解骨折移位情况。

三、治疗

肩关节脱位应及早进行手法复位、固定治疗。操作时应注意手法轻柔、准确，切忌暴力。对新鲜肩关节脱位，只要手法应用得当，一般都能成功。陈旧性脱位在 1 个月左右者，关节内外若无钙化影，也可采用手法复位。若手法复位失败及习惯性肩关节脱位者，应考虑手术治疗。

（一）整复方法

1. 新鲜肩关节脱位

（1）牵引推拿法：患者仰卧，用布带绕过胸部，第一助手向健侧牵拉，第二助手用布带绕过腋下向上、向外牵引，第三助手紧握患肢腕部，向外旋转，向下牵引，并内收患肢。3 名助手同时徐缓、持续不断地牵引，可使肱骨头自动复位。若不能复位，术者可用一手拇指或手掌根部由前上向外下，将肱骨头推入关节盂内。第三助手在牵引时，应多做旋转活动，一般均可复位。

（2）手牵足蹬法：记载于明代朱橚所著《普济方·折伤门》。该方法较可靠、省力，适用于基层医疗单位。患者取仰卧位，以右肩为例，术者立于患侧，双手握住患肢腕部，右膝伸直并用足掌蹬于患者腋下，顺势用力牵拉伤肢，持续1～3分钟，先外展、外旋后，内收、内旋患肢，充分利用足背外侧为支点的杠杆作用，将肱骨头撬入关节囊内。当有还纳感时，即表明复位成功（图9-5）。

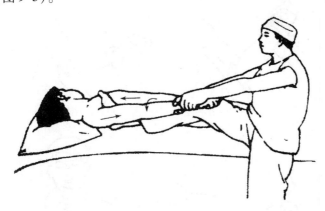

图9-5　手牵足蹬法

此法在整复时，足背外侧尽量抵住患者腋窝底部。动作要徐缓，不可使用暴力，以免伤及腋窝内的神经、血管。若整复不成功时，多为肱二头肌长头肌腱阻碍而不能复位，可将患肢向内、向外旋转，使肱骨头绕过肱二头肌长头腱，再进行复位，可获成功。

（3）拔伸托入法：患者取坐位，第一助手立于患者健侧肩后，两手斜形环抱固定患者做反牵引，第二助手一手握肘部，一手握腕上，向外下方牵引，用力由轻而重，持续2～3分钟，术者立于患肩外侧，两手拇指压其肩峰，其余手指插入腋窝内，在助手对抗牵引下，术者将肱骨头向外上方钩托，同时第二助手逐渐将患肢向内收、内旋位牵拉，直至肱骨头有还纳感，复位即告完成（图9-6）。

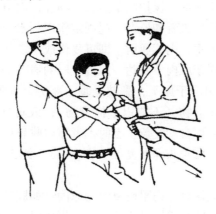

图9-6　拔伸托入法

（4）牵引回旋法：患者取坐位或卧位，患肘关节屈曲90°。术者一手握住患腕，另一手握住患侧肘部，先沿上肢畸形方向牵引，保持牵引的同时，轻柔、匀缓地外旋上臂至极限位，再内收上臂，使肘关节贴近胸壁并横过胸前至体中线，此时，内旋上臂，使患掌搭于健侧肩上，即可复位（图9-7）。此复位方法是利用牵引和杠杆作用将脱位的肱骨头还纳复位的，复位时应力较大，肱骨外科颈受到相当大的扭转力，因此操作宜轻稳，若用力过猛，可造成肱骨外科颈骨折，尤其是骨质疏松的老年患者更应注意。

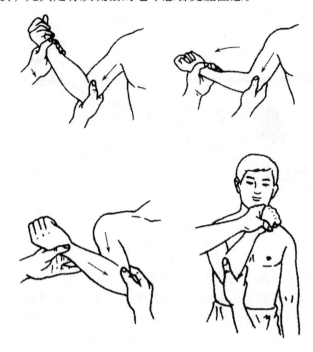

图 9-7 牵引回旋法

（5）椅背复位法：唐代蔺道人描述了用椅背作为支点整复肩关节脱位的方法。即让患者坐在靠背椅上，用棉垫置于腋部，保护腋下血管、神经，以免受损伤。将患肢放在椅背外侧，胁肋紧靠椅背，一助手扶住患者和椅背，起固定作用；术者握住患肢，先外展、外旋牵引，再逐渐内收，并将患肢下垂，内旋屈肘，即可复位成功。此法是应用椅背作为杠杆支点整复肩关节脱位的方法，适用于肌肉不发达、肌力较弱的肩关节脱位者。

（6）悬吊复位法：患者俯卧于床上，患肢悬垂于床旁，根据患者肌肉发达程度，在患肢腕部系布带并悬挂 2 ~ 5 kg 重物（不要以手提重物），依其自然位牵引，持续 15 分钟左右，肩部肌肉松弛后肱骨头多可自动复位。有时术者需内收患肢或以双手自腋窝向外上方轻推肱骨头，或轻轻旋转上臂，肱骨头即可复位（图 9-8）。此方法安全有效，对于老年患者尤为适宜。

若手法复位确有困难，应认真考虑阻碍复位的原因：如肱二头肌长头肌腱套住肱骨头阻碍复位；撕破的关节囊呈扣眼状阻碍肱骨头回纳；骨折块阻拦脱位整复；脱位时间较长，关节附近粘连尚未松解；患者肌肉发达，牵引力不够大，未能有效对抗痉挛的肌肉收缩力；麻醉不够充分，紧张的肌肉未松弛，或手法操作不当等因素。当遇到此等情况时，再次试行整复时应更换手法，反复内旋、外旋，并改变方向；切不可粗暴操作，用力过猛。

2. 陈旧性肩关节脱位

其治疗因患者年龄、全身情况、脱位时间长短，以及存在的症状和功能情况而有很大不同。老年患者，脱位时间较长，无任何临床症状者，不采取任何治疗；年龄虽在 50 岁左右，体质强壮，脱位时间在 2 个月以上，但肩关节外展达 70°～80°者，也可任其自然，不作治疗；年龄虽轻，脱位时间超过 2 个月，但伴有骨折或大量瘢痕组织形成者，不宜采用手法复位，应行切开复位。手法治疗适合于脱位时间在 2 个月以内，无血管、神经损伤的青壮年患者。

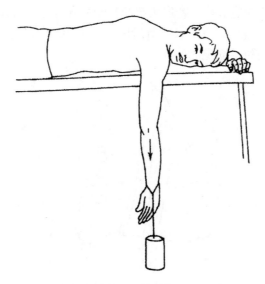

图9-8 悬吊复位法

（1）功能治疗：对于陈旧性肩关节脱位，治疗时医务人员和患者不要把整复脱位作为唯一目标，而应以最后的功能恢复效果为治疗目的。对于年老体弱、骨质疏松的患者，或脱位时间超过 2 个月的患者，功能锻炼是一种积极、有效的治疗方法。功能锻炼应循序渐进，活动量及活动范围逐渐加大，绝对禁止强力被动推拿按摩，以免增加创伤而影响功能恢复。

（2）闭合复位：适用于青壮年脱位在 1 个月以内而又无骨折及神经、血管受损等并发症者，脱位在 1～2 个月者也偶有成功的机会。复位时应采用全身麻醉，以使肌肉完全松弛。复位时必须先行手法松动肱骨头周围的粘连，一助手固定患者肩胛骨，另一助手握住患者前臂行牵引，术者握住患者上臂做轻轻摇动并旋转脱位的肱骨头，逐渐增大活动范围以松解肱骨头周围的粘连，随着周围粘连组织撕裂的响声，肱骨头的活动范围逐渐增大。维持牵引下拍摄 X 线片，证实脱位的肱骨头已接近肩胛盂、肱骨头与肩胛盂间无骨性阻挡时，方可试行复位。复位手法要轻柔，禁用暴力和杠杆应力，以免造成骨折。

3. 习惯性肩关节脱位

一般可自行复位，或轻微手法即可复位，可多考虑应用新鲜性脱位复位手法。但复位后容易复发，故通常需手术治疗。

4. 肩关节后脱位

通常采用闭合复位，麻醉后沿肱骨轴线纵向牵引，同时内旋上臂以使肱骨头与肩盂后缘解脱，此时术者以一手自后方向前推挤肱骨头，同时再外旋上臂，一般即可使肱骨头复位。

（二）固定方法

肩关节前脱位复位整复后采用胸壁绷带固定，将患侧上臂保持在内收、内旋位，肘关节屈曲60°～90°，前臂依附胸前，用绷带将上臂固定在胸壁上，前臂用颈腕带或三角巾悬吊于胸前。固定时于腋下和肘部内侧放置纱布棉垫，将胸壁与上臂内侧皮肤隔开，防止因长时间接触而发生溃烂（图9-9）。固定时间一般2~3周，30岁以下应固定3~5周。固定时间要充分，使破裂的关节囊得到修复愈合，预防以后形成习惯性脱位。年龄越小，形成习惯性脱位的概率越高。而对于老年患者，因其易发生关节粘连，影响关节功能，故应适当减少固定时间，早期进行肩关节功能锻炼。若肩关节脱位合并肱骨外科颈骨折者，则应根据肱骨外科颈骨折的治疗方法进行固定。新鲜肩关节后脱位，采用肩"人"字石膏固定上臂于外展40°、后伸40°和适当外旋位，固定时间为3周。

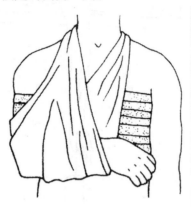

图9-9 肩关节前脱位整复后固定

（三）功能锻炼

固定后即鼓励患者进行肘、腕、手各关节的功能锻炼。新鲜脱位1周后去除绷带，保留三角巾悬吊前臂，开始练习肩关节前屈、后伸活动；2周后去除三角巾，逐渐开始主动锻炼肩关节各方向的运动。

（四）药物治疗

新鲜脱位，早期宜活血祛瘀、消肿止痛，内服舒筋活血汤、活血止痛汤等，外敷活血散、消肿止痛膏；中期肿痛减轻，宜舒筋活血、强壮筋骨，可内服壮筋养血汤、补肾壮筋汤等，外敷舒筋活络膏；后期体质虚弱者，可内服八珍汤、补中益气汤等，外洗方可选用苏木煎等，煎水熏洗患处，促进肩关节功能的恢复。

陈旧性脱位者，应加强通经活络之品以内服，并加强温通经络之品以外洗，以促进关节功能恢复。习惯性脱位者，应提早补肝肾、益脾胃，以强壮筋骨。对于各种并发症，如合并骨折者，按骨折三期辨证用药；如合并神经损伤者，应加强祛风通络之品，用地龙、僵蚕、全蝎等；如合并血管损伤者，应加强活血祛瘀通络之品，可用当归回逆汤加减。

（五）手术治疗

新鲜肩关节脱位合并肱二头肌长头肌腱向后滑脱，或肱骨外科颈骨折，或关节盂大块骨折，或肱骨大结节骨折等，手法复位不能成功者；或脱位合并血管、神经损伤，临床症状明显者，可考虑切开复位。

陈旧性脱位半年以内的青壮年患者或脱位时间虽短，但合并有肱骨大结节骨折，或肱骨外科颈骨折，或手法整复失败者，或合并肱二头肌长头肌腱向后滑脱阻碍复位者，建议采用切开复位。

习惯性肩关节脱位诊断一旦确定，应针对病因和主要病理改变进行肩关节稳定结构的修复和重建，手术方式包括肩胛下肌腱重叠缝合，修复关节囊及联合肌腱止点移位等。

近年来，关节镜下微创手术的发展，为肩关节脱位提供了一种微创治疗的新方法。

四、预防与调护

年老体弱者易并发肩周炎，在治疗过程中应注意"动静结合"的治疗原则，以防止肩关节周围组织粘连和挛缩。在制动期间限制肩关节外展、外旋活动，禁止强力被动牵拉患肢，以防止软组织损伤及并发骨化性肌炎等。

（袁昌振）

第四节 髋关节脱位

髋关节的主要功能是负重，将躯干的重量传达至下肢，并能减轻震荡，其活动范围很大，为人体提供前屈、后伸、内收、外展和旋转的活动功能，因此，具有稳定、有力而灵活的特点。髋关节脱位常为强大暴力造成，故患者多为青壮年男性。

髋关节骨性结构由髋臼和股骨头组成。髋臼位于髋骨外侧中部，朝向前外下方。髋臼下缘之缺口，由位于髋臼切迹之间的横韧带弥补，使之成为完整的球窝。通过髋臼切迹与横韧带之间的小孔，股骨头圆韧带动脉进入股骨头。髋臼及横韧带四周镶以一圈关节盂缘软骨，借以增加髋臼深度，股骨头呈球状，其2/3纳入髋臼内。

除骨性稳定外，关节囊及周围韧带、肌肉对髋关节的稳定也起重要作用。髋关节囊坚韧，由浅层的纵行纤维及深层的横行纤维构成。关节囊的前后均有韧带加强，这些韧带与关节囊的纤维层紧密交错，以致不能互相分离。髂股韧带位于髋关节囊之前，呈倒"Y"形，位于股直肌深面，与关节囊前壁纤维层紧密相连。其尖端起于髂前下棘，向下分为两束，分别抵于转子间线的上部及下部。在伸髋及髋外旋时，该韧带特别紧张。在髋关节的所有动作中，除屈曲外，髂股韧带均保持一定的紧张状态。髋关节脱位时，即以此韧带为支点，使患肢保持特有的姿势；而在整复髋关节脱位时，也利用此韧带为支点复位。

根据脱位后股骨头所处在髂前上棘与坐骨结节连线的前、后位置，可分为前脱位、后脱位及中心性脱位；前脱位又可分为耻骨部脱位和闭孔脱位，后脱位又可分为髂骨部脱位和坐骨部脱位，临床上以后脱位多见。根据脱位后至整复时间的长短，可分为新鲜和陈旧性脱位，脱位超过3周为陈旧性脱位。

一、病因病机

直接暴力和间接暴力均可引起脱位，以间接暴力多见。髋关节结构稳定，一旦发生脱位，则说明外力相当强大，因而在脱位的同时，软组织损伤也较严重，且往往合并其他部位多发损伤。本病多因车祸、塌方、堕坠等引起。

（一）后脱位

多因间接暴力所致。当屈髋90°时，过度内旋、内收股骨干，使股骨颈前缘紧抵髋臼前缘支点，此时股骨头位于较薄弱的关节囊后下方，当受到前方来自腿部、膝前向后及后方作用于腰背部向前的暴力作用时，可使股骨头冲破关节囊而脱出髋臼，发生后脱位。或当屈髋90°，来自膝前方的暴力由前向后冲击，暴力可通过股骨干传递到股骨头，在造成髋臼后缘或股骨头骨折后发生脱位。关节囊后下部撕裂，髂股韧带多保持完整。脱位后，若股骨头位于坐骨切迹前的髂骨翼上，为髂骨部脱位，较多见；小部分股骨头位于坐骨部位，为坐骨部脱位（图9-10）。

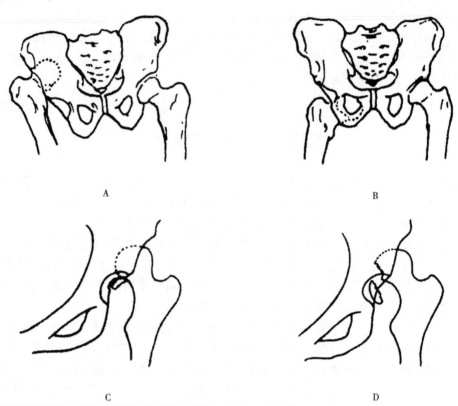

图9-10 髋关节后脱位类型

A. 髂骨部脱位；B. 坐骨部脱位；C. 合并髂骨后缘骨折；D. 合并股骨头骨折

（二）前脱位

临床较少见，多数由强大的间接暴力所致，一般以杠杆力作用为主。当髋关节因外力强度外展、外旋时，大转子顶部与髋臼上缘撞击，股骨头因受杠杆作用而被顶出髋臼，突破关节囊的前下方，形成前脱位。脱位后，若股骨头停留在耻骨支水平，则为耻骨部脱位，可引起股动、静脉受压而出现下肢血液循环障碍；若股骨头停留在闭孔，则成为闭孔部脱位，可压迫闭孔神经而出现麻痹（图9-11）。

（三）中心性脱位

多因传达暴力所致。暴力从外侧作用于大转子外侧时，可传递到股骨头而冲击髋臼底部，进而引起臼底骨折。当暴力继续作用时，股骨头可连同髋臼的骨折块一同向盆腔内移位，成为中心性脱位；或当髋关节在轻度外展位，顺股骨纵轴加以冲击外力，也可引起中心性脱位。中心性脱位必然引起髋臼骨折，骨折可成块状或粉碎。中心性脱位时，关节软骨损伤一般较严重，而关节囊及韧带损伤则相对较轻。严重的脱位，股骨头整个从髋臼骨折的底部穿入骨盆，股骨颈部被髋臼骨折片夹住，复位困难。有时发生脱位的同时，会造成股骨头压缩性骨折（图9-12）。

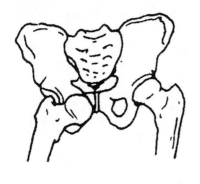
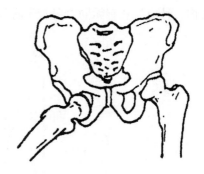

A   B

图 9-11　髋关节前脱位的类型

A. 耻骨部脱位；B. 闭孔部脱位

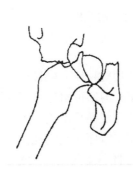
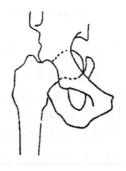

图 9-12　髋关节中心性脱位

（四）陈旧性脱位

脱位超过3周，则为陈旧性脱位。此时髋关节周围肌腱、肌肉挛缩，髋臼内有纤维瘢痕组织充填，撕破的关节囊裂口已愈合，血肿机化或纤维化后包绕股骨头；长时间的肢体活动受限，可发生骨质疏松及脱钙。

有时，特别强大的暴力可在造成脱位的同时造成股骨干骨折。发生时，多是先造成脱位，然后暴力或杠杆力继续作用于股骨干再造成骨折。此种类型较常见于后脱位。

二、临床诊断

有明显的外伤史，伤后患髋疼痛、肿胀，功能障碍，畸形并弹性固定。不同部位的脱位有不同表现。

（一）后脱位

伤后患髋剧痛，髋部肿胀，臀后部有膨隆，大粗隆向后上移位，常可于臀部触及隆起的股骨头。患肢呈屈曲、内收、内旋及缩短的典型畸形（图9-13）。髋关节主动活动丧失；被动活动时，出现疼痛加重及保护性痉挛。若髂股韧带同时断裂（少见），则患肢短缩、外旋。X 线摄片检查见股骨头呈内旋、内收位，位于髋臼的外上方，股骨颈内侧缘与闭孔上缘所连的弧线（沈通氏线）中断。对每一例髋关节后脱位的患者，都应该认真检查有无坐骨神经损伤，且应注意有无同侧股骨干骨折。

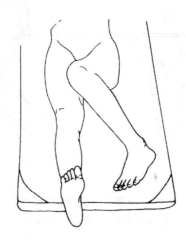

图 9-13　髋关节后脱位的下肢畸形

（二）前脱位

患髋前部疼痛、肿胀，关节弹性固定，活动功能障碍。呈外展、外旋和轻度屈曲的典型畸形，并较健肢长（图 9-14）。在闭孔附近或腹股沟韧带附近可扪及股骨头。若股骨头停留在耻骨上支水平，则压迫股动、静脉而出现下肢血液循环障碍，可见患肢大腿以下苍白、青紫、发凉，足背动脉及胫后动脉搏动减弱或消失。若停留在闭孔内，则可压迫闭孔神经而出现麻痹症状。X 线摄片可见股骨头在闭孔内或耻骨上支附近，股骨头呈极度外展、外旋位，小转子完全显露。

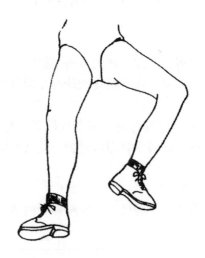

图 9-14　髋关节前脱位的下肢畸形

（三）中心性脱位

髋部肿胀多不明显，但疼痛显著，下肢屈伸功能障碍。脱位严重者，患肢可有短缩，大转子不易扪及，阔筋膜张肌及髂胫束松弛。骨盆分离及挤压试验时疼痛，有轴向叩击痛。若骨盆骨折血肿形成，患侧下腹部有压痛，肛门指检常在伤侧有触痛。X线检查可显示髋臼底部骨折及突向盆腔的股骨头。CT检查可明确髋臼骨折的具体情况。

（四）陈旧性脱位

症状、体征同上，但时间已超过3周，弹性固定更为明显。X线摄片检查可见局部血肿机化，或因时间长而出现股骨头、颈部骨质疏松，或有关节面呈不规则改变。陈旧性脱位以后脱位多见。

（五）合并骨折

脱位可合并髋臼缘骨折或股骨干骨折。臼缘骨折一般在X线摄片上可显示，而临床上不易扪及，可因骨折块大而压迫或直接刺伤坐骨神经。强大暴力造成的股骨干骨折，除有髋关节脱位症状外，并有患侧大腿肿胀、疼痛，异常活动和骨擦音，有成角、缩短畸形。患处压痛及纵轴叩击痛明显。X线摄片可见后脱位合并股骨干上1/3骨折时，近折端内收，或骨折向内成角；前脱位合并骨折时，近端呈极度屈曲、外展畸形（图9-15）。

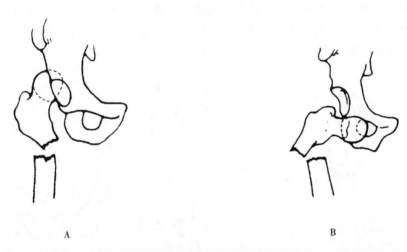

A   B

图9-15　髋关节脱位合并股骨干骨折
A. 髋关节后脱位合并股骨干骨折；B. 髋关节前脱位合并股骨干骨折

三、治疗

新鲜脱位一般以手法闭合复位为主；陈旧性脱位力争手法复位，若有困难，可考虑切开复位；脱位合并臼缘骨折，一般随脱位的整复，骨折也随之复位；合并股骨干骨折，先整复脱位，再整复骨折。复位多采用单纯腰椎麻醉或硬膜外麻醉，陈旧性脱位粘连严重者可采用全身麻醉。

（一）整复方法

1. 后脱位复位手法

（1）屈髋拔伸法：患者仰卧于木板床或铺于地面的木板上。助手用两手按压髂前上棘以固定骨盆。术者面向患者，弯腰站立，骑跨于患肢上，术者用一上肢的肘窝套住患肢腘窝部，另一手托住肘后部，使其屈髋、屈膝各90°。先在内旋、内收位顺势拔伸，然后垂直向上拔伸牵引，使股骨头接近关节囊裂口，略将患肢内、外旋转，以解脱关节囊对股骨头的嵌顿，使股骨头滑入髋臼，在听到入臼声后，再将患肢伸直，即可复位（图9-16）。

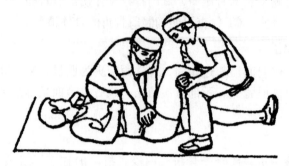

图9-16　髋关节后脱位屈髋拔伸法

（2）回旋法：患者仰卧，助手以双手按压双侧髂前上棘固定骨盆。术者立于患侧，一手握住患肢踝部，另一手以肘窝提托腘窝部，在向上提拉的基础上，将大腿内收、内旋，髋关节极度屈曲，使膝部贴近腹壁，然后将患肢外展、外旋、伸直。在此过程中听到入臼声，复位即告成功。因为此法的屈曲、外展、外旋、伸直是一连续动作，形状恰似一个问号"？"（左侧）或反问号（右侧），故也称为划问号复位法（图9-17）。

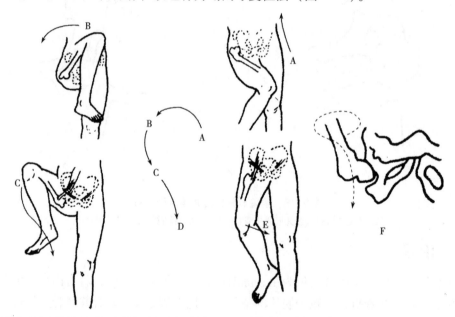

图9-17　髋关节后脱位回旋复位法

A. 内收内旋；B. 屈髋；C. 外旋外展；D. 伸髋；E. 整复时股骨干的路线

回旋法是利用杠杆力，采用与脱位过程相反的顺序进行复位。当屈髋牵引，内收、内旋髋关节时，股骨头与髋臼上缘分离；然后继续屈髋、屈膝，使股骨头向前下方滑移，再外展、外旋髋关节；利用髂骨韧带为支点，依靠杠杆作用，使股骨头移至髋臼下缘；最后伸直大腿，使股骨头向上滑入髋臼。由于回旋法的杠杆作用力较大，施行手法时动作要柔和，不要使用暴力，以免引起骨折或加重软组织损伤。

（3）拔伸足蹬法：患者仰卧，术者两手握患肢踝部，用一足外缘蹬于患者坐骨结节及腹股沟内侧（左髋脱位用左足，右髋脱位用右足），手拉足蹬，身体后仰，协同用力，两手可略将患肢旋转，即可复位（图9-18）。

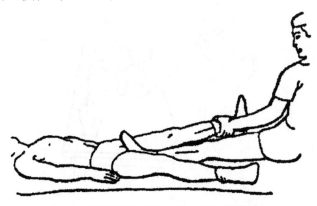

图9-18　髋关节后脱位拔伸足蹬法

（4）俯卧下垂法：此法适用于肌肉软弱或松弛的患者。患者俯卧于床缘，双下肢完全置于床外。健肢由助手扶持，保持在伸直水平位。患肢下垂，助手用双手固定骨盆，术者一手握其踝关节上方，使其屈膝90°，利用患肢的重量向下牵引，术者在牵引过程中，可轻旋患侧大腿，用另一手加压于腘窝，增加牵引力，使其复位（图9-19）。

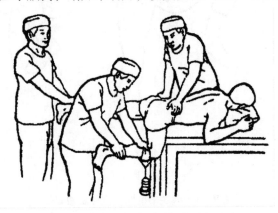

图9-19　髋关节后脱位俯卧下垂复位法

2. 前脱位复位手法

（1）屈髋拔伸法：患者仰卧在铺于地面的木板上，一助手将骨盆固定，另一助手将患肢微屈膝，并在髋外展、外旋位时渐渐向上拔伸至屈髋90°；术者双手环抱患者大腿根部，将大腿根部向后外方按压，可使股骨头回纳髋臼内（图9-20）。

（2）侧牵复位法：患者仰卧于木板床上。一助手用两手按压两髂前上棘以固定骨盆，另一助手用一宽布绕过大腿根部内侧，向外上方牵拉，术者两手分别扶持患膝及踝部，连续伸屈患髋，在伸屈过程中，可慢慢内收、内旋患肢，如感到腿部突然弹动，同时可听到响声，畸形随着响声消失，即为复位成功。

（3）反回旋法：其操作步骤与后脱位相反，先将髋关节外展、外旋，然后屈髋、屈膝，再内收、内旋，最后伸直下肢（图9-21）。

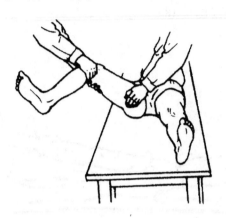

图9-20　髋关节前脱位屈髋拔伸复位法

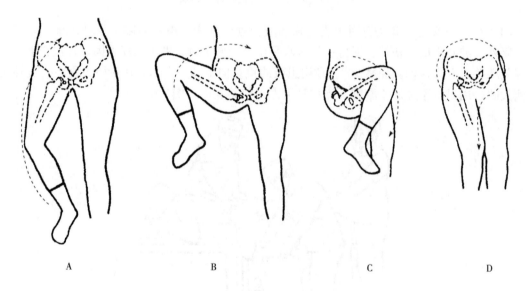

图9-21　髋关节前脱位反回旋法复位
A. 外展外旋；B. 屈膝屈髋；C. 内收内旋；D. 伸髋

3. 中心性脱位复位手法

（1）拔伸扳拉法：若为轻微移位，可用此法。患者仰卧，一助手握患肢踝部，使足中立，髋外展约30°，在此位置下拔伸、旋转，另一助手将患者腋窝行反向牵引。术者立于患侧，先用宽布带绕过患侧大腿根部，一手推骨盆向健侧，另一手抓住绕大腿根部之布带向外拔伸、扳拉，可将内移之股骨头拉出。触摸大转子，与健侧相比，两侧对称，即为复位成功（图9-22）。

（2）牵引复位法：适用于股骨头突入骨盆腔较严重的患者。患者仰卧位，患侧行股骨髁上牵引，重量为8~12 kg，可逐步复位。若复位不成功，可在大转子部前后位用骨圆针贯穿，或在大转子部钻入一带环螺丝钉，做侧方牵引，侧牵引重量为5~7 kg，在向下、向外两个分力同时作用下，可将股骨头牵出（图9-23）。经床边X线摄片，确实已将股骨头拉出复位后，减轻髁上及侧方牵引重量至维持量，继续牵引8~10周。用此法复位，往往可将移位的骨折片与脱位的股骨头一起拉出。

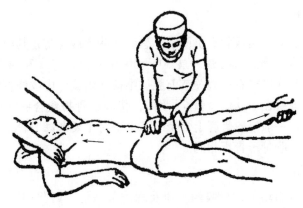

图9-22 髋关节中心性脱位拔伸扳拉复位法

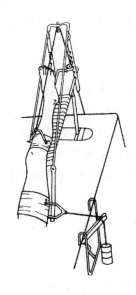

图9-23 髋关节中心性脱位牵引复位法

4. 陈旧性脱位

一般来讲，脱位未超过2个月者，仍存在闭合复位的可能，可先试行手法复位。在行手法复位前，先行股骨髁上牵引1~2周，重量为10~20 kg，由原来的内收、内旋和屈髋位逐渐改变牵引方向，至伸直和外展位，待股骨头牵至髋臼水平或更低，即可在麻醉下行手法复位。施行手法时，用力应由轻到重，活动范围应由小到大，逐步解除股骨头周围的粘连。松动至最大限度，再按新鲜脱位的手法复位。切忌使用暴力，以防发生股骨头塌陷或股骨颈骨折等并发症。如手法复位遭遇困难，不应勉强反复进行，而应改行手术治疗。

5. 合并同侧股骨干骨折

两处损伤的处理顺序，应视具体情况而定。在多数情况下，先处理髋关节脱位为宜。复位方法，用一斯氏针穿过股骨粗隆部或用一螺丝装置拧入股骨近端，用以牵拉复位。对股骨干骨折，多主张行切开复位内固定术。

（二）固定方法

复位后，可采用皮肤牵引或骨牵引固定，患肢两侧置沙袋防止其内、外旋，牵引重量为 5 ~ 7 kg。髋关节后脱位一般维持在髋外展 30° ~ 40° 中立位，持续 3 ~ 4 周；若合并髋臼缘骨折，牵引时间可延长至 6 周左右。髋关节前脱位维持在内旋、内收伸直位，牵引 4 周，避免髋外展。中心性脱位维持在中立位牵引 6 ~ 8 周，待髋臼骨折愈合后才可考虑解除牵引。合并同侧股骨干骨折者，一般以股骨髁上骨牵引，牵引时主要考虑股骨干骨折的部位及移位方向，时间及注意事项与股骨干骨折相同。

（三）练功活动

整复后即可在牵引制动下，行股四头肌及踝关节锻炼。解除固定后，可先在床上做屈髋、屈膝、内收、外展、内旋、外旋锻炼。以后逐步做扶拐不负重锻炼。3 个月后，行 X 线摄片检查，见股骨头血供良好，方能下地做下蹲、行走等负重锻炼。中心性脱位，因关节面有破坏，床上练习可适当提早，而负重锻炼则应相对推迟，以减少创伤性关节炎及股骨头缺血性坏死的发生。

（四）药物治疗

损伤早期以活血化瘀为主。若患处肿胀、疼痛较甚，方选活血舒肝汤；若伴腹胀、大便秘结、口干舌燥苔黄者，宜加通腑泄热药，如厚朴、枳实、芒硝等。中期宜理气活血、调理脾胃，兼补肝肾，以四物汤加续断、五加皮、牛膝、陈皮、茯苓等。后期补气血、养肝肾、壮筋骨、利关节，方选健步虎潜丸或六味地黄丸。

外用中药，早期可敷消肿散，后期以海桐皮汤或下肢损伤洗方熏洗。

（五）手术治疗

后脱位合并大块臼缘骨折，妨碍手法复位者，可行切开复位，用螺丝钉固定骨折块，修补关节囊。

中心性脱位，骨折块夹住股骨头难以脱出者，也可考虑切开复位。如臼底骨折为粉碎者，则不宜切开复位。如考虑有坐骨神经、闭孔神经、股动静脉受压，手法复位不能解除压迫，则应尽快切开复位，以便及时解除压迫。复位后，持续的足背或胫后动脉搏动消失，是手术探查动脉的指征。坐骨神经损伤一般是压迫所致，如考虑为臼缘骨折块脱落压迫，要及时去除压迫，使损伤神经早日恢复。

陈旧性脱位时间在 3 ~ 6 个月者，以及上述闭合复位失败者，可行手术切开复位。脱位时间已超过 6 个月，以及上述不宜再复位的患者，截骨术往往是首先考虑的治疗方法，可通过截骨矫正畸形，恢复负重力线，改进功能。

四、预防与调护

　　股骨头缺血性坏死是髋关节脱位的常见并发症。早期复位可缩短股骨头血液循环受损时间，是预防股骨头缺血性坏死最有效的方法。单纯性脱位及时复位固定后功能恢复良好，但延迟负重时间对预防股骨头缺血性坏死有很大好处。即使下地活动后也应尽可能减少患肢负重，以有效地防止股骨头缺血性坏死的发生和发展。

（袁昌振）

参考文献

[1] Jason C. Eck，Alexander R. Vaccaro. 脊柱外科手术学[M]. 皮国富，刘宏建，王卫东，译. 郑州：河南科学技术出版社，2017.

[2] 莫文. 中医骨伤常见病证辨证思路与方法[M]. 北京：人民卫生出版社，2020.

[3] 赵文海，詹红生. 中医骨伤科学[M]. 上海：上海科学技术出版社，2020.

[4] Mark R. Brinker. 创伤骨科学精要[M]. 2 版. 章莹，夏虹，尹庆水，译. 北京：科学出版社，2018.

[5] 张光武. 骨折、脱位、扭伤的救治[M]. 郑州：河南科学技术出版社，2018.

[6] 李增春，陈峥嵘，严力生，等. 现代骨科学[M]. 北京：科学出版社，2018.

[7] 邱贵兴. 中华骨科学[M]. 北京：人民卫生出版社，2017.

[8] 艾尼·米吉提，沈洪涛，陈聪. 临床骨科学[M]. 厦门：厦门大学出版社，2020.

[9] 王一民，刘黎军，邓雪峰. 实用创伤骨科学[M]. 北京：科技文献出版社，2019.

[10] 雒永生. 现代实用临床骨科疾病学[M]. 西安：西安交通大学出版社，2016.

[11] 汤亭亭，卢旭华，王成才，等. 现代骨科学[M]. 北京：科学出版社，2016.

[12] 胥少汀，葛宝丰，徐印坎. 实用骨科学[M]. 北京：人民军医出版社，2016.

[13] 刘玉杰. 实用关节镜手术学[M]. 北京：化学工业出版社，2017.

[14] 梅西埃. 实用骨科学精要[M]. 北京：人民军医出版社，2016.

[15] 霍存举，吴国华，江海波. 骨科疾病临床诊疗技术[M]. 北京：中国医药科技出版社，2016.

[16] 冯华，张辉. 膝关节运动损伤与下肢力线不良[M]. 北京：人民卫生出版社，2021.

[17] 托马斯·亨德里克森. 骨科疾病评估与手法治疗[M]. 张志杰，刘春龙，译. 北京：北京科学技术出版社，2019.

[18] 邱贵兴. 骨科学高级教程[M]. 北京：中华医学电子音像出版社，2019.

[19] Richard E Buckley，Christopher G Moran，Theerachai Apivatthakakul. 骨折治疗的 AO 原则[M]. 危杰，刘璠，吴新宝，等译. 上海：上海科学技术出版社，2019.

[20] 侯树勋，邱贵兴. 中华骨科学骨科总论卷[M]. 北京：人民卫生出版社，2017.